Atuação do Técnico de Enfermagem na Terapia Intensiva

PERGUNTAS E RESPOSTAS ESCLARECEDORAS

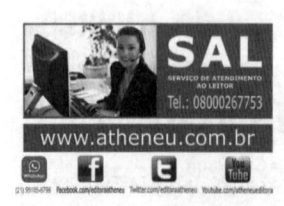

Atuação do Técnico de Enfermagem na Terapia Intensiva

PERGUNTAS E RESPOSTAS ESCLARECEDORAS

Editora

Sabrina dos Santos Pinheiro

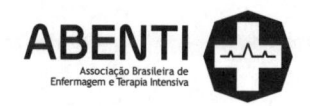

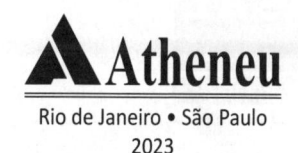

Rio de Janeiro • São Paulo
2023

São Paulo	—	Rua Maria Paula, 123 – 18° andar
		Tel.: (11) 2858-8750
		E-mail: atheneu@atheneu.com.br
Rio de Janeiro	—	Rua Bambina, 74
		Tel.: (21) 3094-1295
		E-mail: atheneu@atheneu.com.br

CAPA: Equipe Atheneu
PRODUÇÃO EDITORIAL: MWS Design

CIP-BRASIL. CATALOGAÇÃO NA PUBLICAÇÃO
SINDICATO NACIONAL DOS EDITORES DE LIVROS, RJ

A898

Atuação do técnico de enfermagem na terapia intensiva : perguntas e respostas esclarecedoras / editora Sabrina dos Santos Pinheiro ; colaboradores Adriana Souza de Souza ... [et al.]. - 1. ed. - Rio de Janeiro : Atheneu, 2023.
   : il. ; 24 cm.

   Inclui bibliografia e índice
   ISBN 978-65-5586-639-1

   1. Enfermagem - Prática. 2. Técnicos de enfermagem - Treinamento. 3. Enfermagem de tratamento intensivo. I. Pinheiro, Sabrina dos Santos. II. Souza, Adriana Souza de.

	CDD: 610.736
22-80282	CDU: 616-083

Meri Gleice Rodrigues de Souza - Bibliotecária - CRB-7/6439

28/09/2022   04/10/2022

Editora

Sabrina dos Santos Pinheiro

Enfermeira. Doutoranda no curso de Enfermagem da Universidade Federal do Rio Grande do Sul – UFRGS. Mestre em Saúde da Criança e do Adolescente da Faculdade de Medicina da UFRGS. Título de Especialista em Terapia Intensiva Pediátrica pela Associação Brasileira de Enfermagem em Terapia Intensiva Pediátrica – ABENTI. Especialista em Nefrologia. Coordenadora Científica Pediátrica da Certificação Profissional da ABENTI (Gestão 2017-2018; Gestão 2019-2020; Gestão 2021-2022). Membro do Departamento de Enfermagem da Associação de Medicina Intensiva Brasileira – AMIB (Gestão 2020-2021; Gestão 2022-2023). Graduada em Enfermagem pela Universidade Luterana do Brasil – ULBRA (2002).

Colaboradores

Adriana Souza de Souza

Técnica de Enfermagem na UTI Pediátrica do Hospital de Clínicas de Porto Alegre – HCPA.

Carla de Matos

Graduanda em Saúde Coletiva e Programa de Saúde Familiar para Enfermeiros Faculdade Dom Alberto. Pós-Graduada em Oncologia Pediátrica e Docência pela Faculdade Unileya. Bacharel em Enfermagem pela Faculdade Factum. Experiência como Enfermeira da Estratégia da Saúde da Família e Técnica de Enfermagem na Unidade de Oncologia Pediátrica do Hospital de Clínicas de Porto Alegre – HCPA.

Cíntia Souza

Enfermeira no Camerino Residencial Geriátrico.

Cristiane Stein

Enfermeira. Especialista em Saúde da Criança e do Adolescente pelo Programa de Residência Integrada Multiprofissional em Saúde do Hospital de Clínicas de Porto Alegre – HCPA. Pós-Graduação em Terapia Intensiva Pediátrica pelo Hospital Moinhos de Vento. Enfermeira Assistencial no HCPA.

Cristina Guedes Bisch

Técnica de Enfermagem na UTI Pediátrica do Hospital de Clínicas de Porto Alegre – HCPA.

Dina Angela Camac Espinoza

Técnica de Enfermagem no Hospital Cristo Redentor do Grupo Hospitalar Conceição – GHC. Acadêmica de Enfermagem da Universidade Federal do Rio Grande do Sul – UFRGS.

Elide Salete Martinelli

Técnica de Enfermagem na UTI Pediátrica do Hospital de Clínicas de Porto Alegre – HCPA.

Fernanda da Silva Flores

Enfermeira pela Universidade Federal do Rio Grande do Sul – UFRGS. Residente do Programa Saúde da Criança da Residência Integrada Multiprofissional em Saúde do Hospital de Clínicas de Porto Alegre – HCPA.

Fernanda Rodrigues Girard Abdallah

Mestranda pelo Programa de Pós-Graduação em Pediatria da Universidade Federal de Ciências da Saúde de Porto Alegre – UFCSPA. Especialista em Enfermagem Materno-Infantil pela Faculdade de Desenvolvimento do Rio Grande do Sul/Instituto de Educação e Pesquisa do Hospital Moinhos de Vento – FADERGS-IEP-HMV. Enfermeira Assistencial em UTI Neonatal e Emergência Pediátrica.

Gisele Oliveira Xavier

Técnica de Enfermagem na UTI Pediátrica do Hospital de Clínicas de Porto Alegre – HCPA. Graduada em Enfermagem.

Giullia Garcia de Medeiros

Enfermeira Residente de Saúde Coletiva pela Universidade Federal do Rio Grande do Sul – UFRGS.

Jacqueline Dutra Valério Gouvea

Técnica de Enfermagem na UTI Pediátrica do Hospital de Clínicas de Porto Alegre – HCPA.

Joice Gonçalves Prestes

Enfermeira. Pós-Graduada em Terapia Intensiva pela Universidade Federal do Rio Grande do Sul – UFRGS. Chefia de Enfermagem das Unidades de Internações do Hospital da Criança Santo Antônio da Santa Casa de Misericórdia de Porto Alegre/RS.

Kelly Mesquita

Mestre em Ensino na Saúde pela Universidade Federal de Ciências da Saúde de Porto Alegre – UFCSPA. Graduada em Enfermagem pela Universidade do Vale do Rio dos Sinos – Unisinos. Especialista em Enfermagem Pediátrica e Neonatal pela Faculdade Unyleya, Especialista em Acessos Vasculares e Terapia Infusional na Escola de Saúde La Salle. Atuando na Área da Saúde, mais precisamente na Assistência de Enfermagem, Ensino e Consultoria. Enfermeira Sênior com sólida trajetória em Terapia Infusional, Emergência, Neonatal, UTI Pediátrica e Pediatria Oncológica.

Liana Nunes de Wallau

Técnica de Enfermagem na UTI Pediátrica do Hospital de Clínicas de Porto Alegre – HCPA. Graduada em Enfermagem.

Liege Lessa Godoy

Enfermeira. Pós-Graduada em Pediatria e Neonatologia. Enfermeira Assistencial na Unidade de Internação Pediátrica do Hospital de Clínicas de Porto Alegre – HCPA.

Luana Figueiredo Araújo

Técnica de Enfermagem.

Magne Barbosa Graboski

Técnica de Enfermagem na UTI Pediátrica do Hospital de Clínicas de Porto Alegre – HCPA.

Marcélia Regina de Sena Lima

Enfermeira pela Universidade Federal de São João del-Rei – UFSJ. Enfermeira no Centro de Terapia Intensiva Pediátrico Pós-Cirúrgica no Grupo Santa Casa de Misericórdia de Belo Horizonte.

Marcia Helena Marchi

Enfermeira na UTI Pediátrica do Hospital de Clínicas de Porto Alegre – HCPA.

Matheus Daniel Santos Romualdo

Acadêmico de Enfermagem. Graduando na Universidade Federal de Minas Gerais – UFMG. Técnico de Enfermagem na UTI Pediátrica da Santa Casa de Misericórdia de Belo Horizonte.

Merianny de Avila Peres

Enfermeira. Mestre em Enfermagem pela Universidade Federal do Rio Grande do Sul – UFRGS. Enfermeira Assistencial na UTI Pediátrica do Hospital de Clínicas de Porto Alegre – HCPA.

Mirian Neis

Doutoranda do Curso de Programa de Pós-Graduação em Enfermagem da Universidade Federal do Rio Grande do Sul – PPG-UFRGS. Mestre em Saúde da Criança e do Adolescente pela UFRGS. Especialista em Enfermagem Pediátrica pela Sociedade Brasileira de Estomatologia e Patologia Oral – SOBEP. Enfermeira na UTI Pediátrica do Hospital de Clínicas de Porto Alegre – HCPA.

Monique Pereira

Técnica de Enfermagem na UTI Pediátrica do Hospital de Clínicas de Porto Alegre – HCPA. Graduada em Enfermagem.

Samanta Antônia de Couto

Pós-Graduada em Saúde Coletiva e Programa Saúde da Família para Enfermeiros pela Faculdade Dom Alberto. Bacharel em Enfermagem pela Faculdade Factum. Atualmente, atua como Enfermeira da Estratégia da Saúde da Família. Preceptora do Programa de Educação pelo Trabalho para Saúde – PET-Saúde/Interprofissionalidade. Experiência como Técnica de Enfermagem no Hospital da Criança Conceição, com participação do Time de Quedas.

Sofia Panato Ribeiro

Enfermeira pela Universidade Federal do Rio Grande do Sul – UFRGS. Residente do Programa Saúde da Criança da Residência Integrada Multiprofissional em Saúde do Hospital de Clínicas de Porto Alegre – HCPA.

Sulevan Francis de Araújo Ferreira

Acadêmico de Enfermagem da Faculdade Pitágoras – Campus Timbiras. Técnico de Enfermagem do CTI Pediátrico da Santa Casa de Belo Horizonte.

Taiane Pivetta

Técnica de Enfermagem na UTI Pediátrica do Hospital de Clínicas de Porto Alegre – HCPA.

Taynan Dutra

Enfermeira. Especialista em Terapia Intensiva pela Universidade Federal do Rio Grande do Sul – UFRGS. Enfermeira Assistencial na UTI Pediátrica do Hospital da Criança Santo Antônio da Santa Casa de Misericórdia de Porto Alegre.

O Juramento da Enfermagem

"Solenemente, na presença de Deus e desta assembleia, juro: Dedicar minha vida profissional a serviço da humanidade, respeitando a dignidade e os direitos da pessoa humana, exercendo a Enfermagem com consciência e fidelidade; guardar os segredos que forem confiados; respeitar o ser humano desde a concepção até depois da morte; não praticar atos que coloquem em risco a integridade física ou psíquica do ser humano; atuar junto à equipe de saúde para o alcance da melhoria do nível de vida da população; manter elevados os ideais de minha profissão, obedecendo aos preceitos da ética, da legalidade e da moral, honrando seu prestígio e suas tradições."

Dedicatória

Aos Técnicos de
Enfermagem que
amam o que fazem!

Aos meus pais, Maria
Cândida e Sidney.

E ao amor da minha
vida, Júlia Maria.

Agradecimentos

Aos pacientes e seus familiares que nos permitem "tocar" as suas vidas.

Aos colegas Técnicos de Enfermagem e Enfermeiros que aceitaram esse desafio junto comigo! Tenham a certeza que entregamos o nosso melhor.

A todos os Técnicos de Enfermagem que passaram na minha vida e formaram a Enfermeira que sou hoje. Obrigada pelos ensinamentos, pela confiança e pela parceria nos plantões.

À Editora Atheneu e ao Dr. Paulo Rzezinski, pela confiança, parceria e por acreditar na enfermagem.

À ABENTI e à AMIB, por acreditarem na importância da enfermagem na assistência ao paciente crítico.

A você, Deus! Que nos permitiu realizar e entregar esta obra.

Prefácio I

Atualmente, no cenário da pandemia do COVID-19 que estamos vivendo, apresenta-se esta obra com o título *Atuação do Técnico de Enfermagem na Terapia Intensiva – Perguntas e Respostas Esclarecedoras*. A proposta, como o próprio título já diz, é servir de apoio a esses profissionais no desenvolvimento de suas atividades na unidade de terapia intensiva. Semelhante a primeira obra destinada aos Enfermeiros, *Intensivismo Pediátrico – O que Todo Enfermeiro Deve Saber*, a apresentação se dá no formato de perguntas e respostas, utilizando uma linguagem simples e coloquial. O livro compõe-se de 24 capítulos que abrangem todas as atividades realizadas pelos técnicos de enfermagem na terapia intensiva. Os conteúdos que compõem cada capítulo tiveram a participação de profissionais com vasta experiência na área assistencial, bem como na docência. Esta obra não tem referências secundárias por ser um livro único.

A pandemia do COVID-19 trouxe diversos aprendizados, algumas memórias e várias descobertas de situações, que já ocorriam no dia a dia da humanidade, mas que, por motivos diversos, não recebiam a atenção merecida. Uma delas é a importância do profissional de enfermagem. Técnicos de enfermagem estão na linha de frente da assistência. Nas Unidades de Terapia Intensiva (UTIs), esses profissionais prestam assistência primordial, integral e qualificada, com uma sistemática que tem ação determinante na recuperação dos pacientes. Por outro lado, os próprios técnicos de enfermagem redescobriram a importância de sua atuação na sociedade, experimentando novos desafios e reflexões.

Tenho a convicção de que os técnicos de enfermagem do intensivismo ganham um precioso material que precisa ser utilizado e disseminado entre todos, a fim de que esses possam utilizar os conhecimentos contidos nos capítulos para alcançar a excelência assistencial.

Enfermeira MS Swetlana Cvirkun Urbanskyy
Mestre em Ensino à Saúde
MBA em Gestão Empresarial

Prefácio II

As Unidades de Terapia Intensiva (UTIs) são destinadas à prestação dos cuidados especializados ao doente em estado crítico, cuja necessidade de um controle rigoroso dos parâmetros vitais e uma assistência de enfermagem ininterrupta são imprescindíveis.

Nesse ambiente, características, como a tomada de decisão, o uso da tecnologia, as situações iminentes de emergência e a necessidade constante de agilidade, em especial do Técnico de Enfermagem (que está ao lado do paciente), são primordiais para o atendimento seguro.

Cuidar de pessoas em estado crítico demanda conhecimento, disciplina e dedicação, competências que exigem estudo e atualização contínua. Além disso, é importante saber assistir o doente de maneira humanizada, com conhecimentos estruturados no "fazer enfermagem", que é o cuidado pautado nos saberes da prática assistencial, vinculado ao saber manusear e interpretar dados vitais fornecidos pelos equipamentos que amparam o resgate da saúde.

No entanto, a formação tem deixado a singularidade do ser humano (valores, crenças, sentimentos e emoções) em segundo plano, em detrimento da patologia, como, por exemplo, o "fígado doente", a "função renal prejudicada", fatores que comprometem significativamente o cuidado humanizado.

Frente a todas essas questões, esta obra procura, justamente, desvelar as competências necessárias para a assistência segura e humanizada na terapia intensiva, focando todo o seu conteúdo no protagonismo do Técnico de Enfermagem.

Não tenho dúvidas de que este é um livro de cabeceira para os profissionais que desejam promover o melhor cuidado, norteado por conhecimento, ética e humanização. Em 24 capítulos, os autores abordam temáticas desde o preparo do leito e admissão até questões de ética e bioética.

Finalmente, parafraseando Florence Nightingale, "existe cuidado sem cura, mas não existe cura sem cuidado" e para cuidarmos precisamos nos dedicar, estudar, buscar fontes seguras para uma boa leitura e vislumbro nesta publicação uma excelente oportunidade para o aprimoramento e o conhecimento frente a atuação do Técnico de Enfermagem na terapia intensiva.

Por tudo isso, desejo aos leitores um excelente estudo!

Professora Doutora Renata Andréa Pietro P. Viana

Membro Fundadora da Associação Brasileira de Enfermagem em Terapia Intensiva – ABENTI.

Presidente do Departamento de Enfermagem da Associação de Medicina Intensiva Brasileira – AMIB.

Embaixadora da Federação Mundial de Enfermagem em Cuidados Críticos – WFCCN.

Prefácio III

Com imenso prazer e orgulho que apresento mais uma obra relevante para prática de enfermagem em terapia intensiva. O livro *Atuação do Técnico de Enfermagem na Terapia Intensiva – Perguntas e Respostas Esclarecedoras*, organizado pela querida Dra. Sabrina dos Santos Pinheiro.

Atuação do Técnico de Enfermagem na Terapia Intensiva traz em uma abordagem prática o papel do profissional técnico de enfermagem no cuidado intensivo sob a perspectiva desses importantes profissionais e fundamentada na literatura, dentro do contexto de uma prática colaborativa e de trabalho em equipe, segundo as competências esperadas e o escopo de atuação.

Assim, a editora, em uma linguagem simplificada e moderna, com a colaboração de técnicos de enfermagem intensivistas, apresenta as melhores evidências científicas aplicadas na prática de enfermagem ao paciente crítico.

O livro, em 24 capítulos, apresenta práticas essenciais, que incluem preparo e organização do leito, registros de enfermagem, monitorização hemodinâmica, controle de diurese e balanço hídrico, manejo de tecnologias, administração de medicamentos, oxigenoterapia, suporte nutricional, cuidado com a pele e higiene corporal, cuidados com drenos e transporte do paciente crítico, dentre outras.

"Uma obra completa, imprescindível ao técnico de enfermagem que deseja estar instrumentalizado e atualizado para o cuidado."

"Um marco referencial para formação e atualização do profissional de nível médio em cuidados intensivos."

Agradeço imensamente à querida amiga Dra. Sabrina dos Santos Pinheiro, pela importante contribuição para o desenvolvimento da nossa profissão por meio desta obra. Como presidente da Associação Brasileira de Enfermagem em Terapia Intensiva (ABENTI), expresso minha especial admiração à equipe de técnicos de enfermagem colaboradores, que nessa iniciativa mostram o seu potencial, reafirmam o seu valor dentro do time de enfermagem e inspiram os nossos profissionais.

Rennan Martins Ribeiro
Presidente da Associação Brasileira de Enfermagem em
Terapia Intensiva – ABENTI (Gestão 2021-2022).

Apresentação

O que seria da assistência à saúde se não existem os técnicos de enfermagem? Eu pergunto e eu respondo: não seria!

Na minha percepção, essa categoria profissional é a força motriz que faz as instituições de saúde funcionarem. São a maioria em número e experiências diretas com o paciente. São aqueles que ficam 24 horas à beira do leito, são os meus olhos e ouvidos. Nenhuma Enfermeira consegue permanecer constantemente ao lado dos pacientes, precisamos de olhos e ouvidos, sim. Precisamos ensinar, mostrar, treinar e confiar na equipe técnica que supervisionamos.

Quando organizei o meu primeiro livro de Unidade de Terapia Intensiva Pediátrica (UTIP) direcionado para os Enfermeiros fui cobrada pela equipe técnica com quem trabalhava, pois, ela também queria um livro mostrando todas as suas atividades dentro da UTIP. E foi nesse momento que desafiei a todos a me ajudarem a escrever esta obra. Este livro é composto de 24 capítulos, em que pelo menos um Técnico de Enfermagem está entre os autores, lancei a seguinte pergunta: O que você, Técnico de Enfermagem, que está treinando um colega novo na UTI acredita que ele deveria saber sobre o tema que lhe foi dado? E a partir dessa questão surgiram as perguntas e posteriormente as respostas que você encontrará neste livro. Foi um trabalho árduo? Foi! Escrever não faz parte da vida de quem assiste o paciente, a frase que mais escutei foi: "Querer escrever eu quero, mas não tenho nem ideia de como se faz isso". Minha resposta foi: querer já é uma grande coisa, vamos que te ajudo!

A maioria dos autores desta obra teve o seu início profissional na categoria de Técnicos de Enfermagem, estudaram e graduaram-se Enfermeiros. Pedi a eles que escrevessem como se fossem técnicos, trazendo questões que sempre tiveram dúvidas e que nunca lhes foi ensinado. Para quem não sabe, eu também fui técnica de enfermagem, me formei, mas nunca trabalhei.

Acredito muito que cada um de nós, Enfermeiros e Técnicos de Enfermagem, exercemos um papel fundamental na vida dos nossos pacientes. Acredito que temos funções diferentes no trabalho, mas o nosso objetivo é o mesmo: cuidar do paciente. Consigo perceber, como Enfermeira, a importância de ter sob minha supervisão um Técnico de Enfermagem treinado, capacitado, motivado e, sobretudo, feliz. Atualmente, agregar conhecimento à prática assistencial é a chave mestra para garantir a segurança do cuidado prestado ao paciente. Estudar é preciso! Doenças, tratamentos, cuidados, ... são mutáveis, modificam-se com o tempo e com cada indivíduo, precisamos nos atualizar para aprender ou reaprender para depois ensinar, direcionar. Porque você, Técnico de Enfermagem, também é um orientador, também ensina ao paciente e à sua família, também é um professor.

É com muita alegria que entrego esta obra a você, colega da enfermagem, desenvolvida pensando em cada momento que vivemos dentro de uma UTI, seja ela pediátrica ou adulta. Sim, porque apesar de eu ser enfermeira pediátrica e os autores, em sua maioria, também terem experiência com a pediatria, também os desafiei a escrever de uma maneira geral. Este livro é para o Técnico de Enfermagem que está chegando no Intensivismo, traz uma visão geral, ampla e objetiva, usando de perguntas e respostas para facilitar o aprendizado.

Tarefa dada às "minhas técnicas de enfermagem" é tarefa cumprida! Está aí um livro dedicado a todas vocês! Obrigada pela parceria e confiança.

Sabrina dos Santos Pinheiro
Enfermeira Intensivista Pediátrica

Sumário

1 Competências do Técnico em Enfermagem na Terapia Intensiva

Magne Barbosa Graboski
Taiane Pivetta
Sabrina dos Santos Pinheiro

A formação e a atuação dos profissionais da área da saúde, mais especificamente na enfermagem, têm motivado inquietações, debates e diversos questionamentos entre estudiosos da educação e da saúde, órgãos reguladores e outros agentes, que buscam compreender melhor essa modalidade formativa. Como resultado desse processo, a educação profissional passa a ser concebida como uma modalidade que não pode se reduzir à formação para o trabalho, isso é, ela tem que ser uma formação integral para o aluno, como cidadão que têm direitos e deveres; uma formação que o ajude a superar a divisão histórica entre trabalho manual e trabalho intelectual, formação profissional e formação geral, teoria e prática.[1]

Quando ocorreu o reconhecimento do profissional técnico em enfermagem no Brasil?

O primeiro reconhecimento do técnico de enfermagem como profissional de saúde foi em 1966, quando foi criado o primeiro curso na Escola Ana Néri, por meio do Parecer nº 171/66, primeiro do Sistema Federal de Ensino e do Parecer nº 224/66, referente à criação do curso Técnico em Enfermagem, da Escola Luiza de Marillac.

Legalmente, o técnico em enfermagem surge somente a partir da Lei nº 7.498,[2] de 25 de julho de 1986, e do Decreto nº 94.408/87[3], que dispõem sobre o exercício da enfermagem, passando a compor o quadro de profissionais da área de saúde. Com a Lei nº 7.498/86, também surge a necessidade da realização da inscrição no Conselho Regional de Enfermagem (COREN) da região de residência do profissional, que tem o objetivo de disciplinar e fiscalizar o exercício dessa profissão.

Qual a formação do técnico de enfermagem?

O curso técnico de enfermagem é uma formação de nível médio que inclui disciplinas teóricas e práticas, que duram em torno de quatro semestres.

São considerados técnicos de enfermagem:

- O portador do diploma ou certificado de técnico de enfermagem expedido de acordo com a legislação e registrado no órgão competente.
- O portador do diploma ou certificado legalmente conferido por escola ou curso estrangeiro, registrado em virtude de acordo de intercâmbio cultural ou revalidado no Brasil como diploma de técnico de enfermagem.

Existe especialização para trabalhar em UTI?

Existem cursos de especialização para técnico de enfermagem em UTI, entretanto, ter feito o curso não é uma exigência para trabalhar em uma UTI. É um curso de atualização focado nos cuidados aos pacientes críticos, geralmente dura em torno de 12 meses.

Existe uma relação numérica profissional de enfermagem-paciente em UTIs?

Conforme a RDC nº 7/2010, no artigo 14 para o funcionamento de uma UTI é necessário no mínimo 1 enfermeiro assistencial para cada 8 leitos em cada turno e no mínimo um técnico de enfermagem para cada dois leitos em cada turno, além de um técnico de enfermagem para serviços de apoio assistencial em cada turno.

Quais as atribuições dos técnicos de enfermagem?

Cabe ao técnico de enfermagem:

- Assistir o enfermeiro no planejamento das atividades de assistência, no cuidado ao paciente, na prevenção e na execução de programas de assistência integral à saúde, além da assistência de enfermagem segura, humanizada e individualizada ao paciente e seus familiares.
- Executar a prescrição médica e de enfermagem.
- Preparação do corpo pós-morte.
- Cuidados de higiene e conforto.
- Cuidados com contenção mecânica.
- Verificar e zelar pelo posicionamento de drenos, cânulas e vias de acesso do paciente.
- Aplicar oxigenoterapia, nebulização, enteroclisma, enema e calor ou frio.
- Prestar cuidados de enfermagem pré e pós-operatórios.
- Registro dos cuidados realizados de maneira clara e sem rasuras.
- Participar da organização de escalas, tarefas, folgas, férias, feriados, relatórios e outras atividades administrativas a critério da chefia, conforme combinações estabelecidas em reunião com a equipe.
- Zelar pela limpeza e conservação de recursos físicos, materiais e equipamentos da unidade, mantendo leitos, posto de enfermagem, rouparia, expurgo, sala de procedimento e sala de lanche organizadas e limpas.

- Manter equipamentos em condição de uso, assim como preparar materiais para esterilização, encaminhando e buscando no centro de material esterilizado.
- Realizar atividades de assistência de enfermagem, exceto as privativas do enfermeiro.
- Integrar a equipe de saúde.

Quais as atribuições dos técnicos de enfermagem nas UTIs?

O técnico de enfermagem atende e acompanha o paciente grave em cuidados intensivos em diferentes fases do tratamento e realiza diversos cuidados, é preciso lembrar que todos os cuidados prestados devem ser supervisionados e alinhados com o enfermeiro. Sobre a atuação do técnico de enfermagem na UTI podemos descrever alguns cuidados:

- Monitoramento dos sinais vitais.
- Prestar cuidados ao paciente com ventilação mecânica invasiva e não invasiva.
- Realizar balanço hídrico rigoroso.
- Realizar a aspiração de vias aéreas superiores (VAS), tubo endotraqueal (TOT) e cuidados com traqueostomia.
- Controlar infusão de hemoderivados e soroterapia.
- Realizar a diálise peritoneal de buretas.
- Prestar cuidados aos pacientes com danos neurológicos, verificando pressão intracraniana, mantendo cuidados com os sistemas de derivação ventricular.
- Participar do transporte de paciente grave.
- Participar dos cuidados pré e pós-operatório de transplantes e outros procedimentos cirúrgicos.
- Realizar o preparo e administração da maioria dos medicamentos e soroterapias.
- Realizar higiene e conforto do paciente.
- Participar dos atendimentos de urgência e emergência, como na ressuscitação cardiopulmonar.
- Auxiliar na realização de exames e procedimentos dentro da UTI.
- Registrar no prontuário do paciente todos os cuidados prestados no seu turno.
- Realizar curativos simples.
- Puncionar acesso venoso e coletar exames, seguindo a rotina da instituição.
- Aplicar escalas padronizadas pela instituição que trabalha.
- Atender ao paciente, bem como sua família e/ou responsável em relação ao seu bem-estar psicológico, social, religioso e físico.

Especificações da pediatria

Na pediatria é direito da criança e do adolescente até os 18 anos, internada ou em observação, ter a presença de um acompanhante. Sendo assim, a instituição de saúde deve proporcionar as condições adequadas para a sua permanência em tempo integral.

O técnico de enfermagem tem um papel fundamental perante essa família contribuindo com a prática da normatização, estimulando a presença, esclarecendo dúvidas e ou encaminhando-as aos profissionais aptos a resolvê-las, para bem-estar, conforto e melhora da terapêutica.

Qual o papel do técnico de enfermagem na monitorização do paciente em uma UTI?[5]

É papel do técnico de enfermagem verificar sinais vitais, aferindo temperatura axilar (Tax), frequência respiratória (FR), frequência cardíaca (FC), pressão arterial (PA), pressão arterial média (PAM), pressão venosa central (PVC), pressão intracraniana (PIC), capnografia (ETCO$_2$), oximetria (SpO$_2$), escala da dor, peso, altura e demais medidas antropométricas necessárias para os cuidados de enfermagem e demais equipes, bem como estar atento às alterações, comunicando à equipe.

- A PVC é uma medida hemodinâmica frequente na UTI. É determinada pela interação entre o volume intravascular, função do ventrículo direito, tônus vasomotor e pressão intratorácica.

- Os valores de referência da PIC variam com a idade, sendo 8 a 10 mmHg considerados valores normais para lactentes, e valores de PIC inferiores a 15 mmHg considerados normais para crianças maiores ou adultos. Hipertensão intracraniana foi definida como PIC acima de 20 mmHg, que persiste por mais de 20 minutos em adultos.

- Capnografia – os capnógrafos analisam e registram a pressão parcial de CO$_2$ durante o ciclo respiratório por um sensor aplicado nas vias aéreas do paciente ou pela aspiração de uma amostra de ar nas vias aéreas processadas por um sensor, o valor normal da pressão parcial de CO$_2$ é de 35 a 45 mmHg.

- BIS é índice bispectral, que é um parâmetro multifatorial que permite a monitorização do componente hipnótico da anestesia. O BIS provê medidas quantificáveis do efeito de anestésicos no cérebro que correlacionam com a profundidade anestésica, quando menor o valor do BIS, mais sedado está o paciente (Quadro 1.1).

Quadro 1.1. Valores de referência para o BIS	
BIS 100	Acordado Responde ao comando de voz
BIS 90	Responde ao comando alto de voz, ou ao estímulo
BIS 70	Sedação profunda
BIS 60	Anestesia geral, baixa probabilidade de consciência
BIS < 40	Estado hipnótico profundo
BIS 20	Apresenta taxa de supressão
BIS 0	Achatamento de linha no EEG

Fonte: Queiroz *et al.*[6]

Qual a importância dos registros de enfermagem?[7]

Os registros feitos pela equipe de enfermagem têm a finalidade de fornecer informações sobre a assistência prestada, assegurar a comunicação entre os membros da equipe de saúde e garantir a continuidade das informações nas 24 horas. Os registros refletem todo empenho e força de trabalho da equipe de enfermagem, valorizando, assim, suas ações. Esses registros devem configurar o instrumento legal de defesa dos profissionais, devendo, portanto, obrigatoriamente, serem efetivados em todos os cenários da prática profissional, na área hospitalar, ambulatorial, unidades básicas, unidades de saúde da família, instituições de longa permanência, na assistência domiciliar etc.

Toda documentação de enfermagem, para ser considerada autêntica e válida, deverá estar legalmente constituída, ou seja, possuir assinatura do autor do registro, não ter rasuras, entrelinhas, emendas, borrões ou cancelamentos.

Esse tema é melhor discutido no Capítulo 4.

Com relação ao preparo e administração de medicamentos, qual a importância do técnico de enfermagem?

O técnico de enfermagem é responsável por executar a prescrição médica e de enfermagem, no preparo de medicações endovenosas, intramusculares, subcutâneas, intradérmicas, retais, tópicas e orais; e, no preparo e controle de infusões contínuas e preparo de medicações de urgência. Controlar a validade, o armazenamento e demais condições das medicações. Tenha o hábito de perguntar ao colega qualquer dúvida sobre medicamento. Isso não é falta de conhecimento! E sim, uma atitude consciente para validar a cultura da segurança.

Esse tema é melhor discutido no Capítulo 12.

Quais são as atividades privativas do enfermeiro?[8]

São atividades privativas do enfermeiro:
- Direção do órgão de enfermagem integrante da estrutura básica da instituição de saúde, pública e privada, e chefia de serviço e de unidade de enfermagem.
- Organização e direção dos serviços de enfermagem e de suas atividades técnicas e auxiliares nas empresas prestadoras desses serviços.
- Planejamento, organização, coordenação, execução e avaliação dos serviços da assistência de enfermagem.
- Consultoria, auditoria e emissão de parecer sobre matéria de enfermagem.
- Consulta de enfermagem.
- Realização da sistematização da assistência (SAE).
- Cuidados de enfermagem de maior complexidade técnica e que exijam conhecimentos de base científica e capacidade de tomar decisões imediatas.
- Prescrição de medicamentos previamente estabelecidos em programas de saúde pública e em rotina aprovada pela instituição.

Alguns exemplos de cuidados de maior complexidade técnica definidos pelo Conselho Federal de Enfermagem:

- Punção arterial – Resolução COFEN nº 390/2011.
- Acesso venoso umbilical – Resolução COFEN nº 388/2011.
- Sondagem vesical – Resolução COFEN nº 450/2013.
- Sondagem nasoentérica para fins de nutrição – Resolução COFEN nº 453/2014.
- Aspiração de vias aéreas – Resolução COFEN nº 557/2017 (alguns casos).
- Administração de quimioterápicos – Resolução COFEN nº 569/2018.
- Classificação de riscos – Resolução COFEN nº 423/2012.
- Receber prescrição médica à distância – Resolução COFEN nº 487/2015.

Qual o papel do técnico de enfermagem frente ao sofrimento e ao desgaste do paciente e da sua família?

O técnico de enfermagem tem papel fundamental frente ao sofrimento do paciente e sua família. Tendo em vista que o técnico de enfermagem é o profissional mais próximo e presente durante o tratamento, ele tem o papel de dar apoio e escutar as queixas do paciente e sua família, além de estar atento às suas necessidades, compartilhando com a equipe multiprofissional da UTI.

Por que é importante que o técnico de enfermagem conheça o Código de Ética da Enfermagem e a legislação vigente referente ao exercício da sua profissão?

O Código de Deontologia de Enfermagem do Conselho Federal de Enfermagem, de 1976, foi o primeiro documento que descreveu as funções do enfermeiro, não existia a categorização de auxiliares, técnicos de enfermagem e obstetriz, bem como as proibições.

Em 1993, é publicado o Código de Ética dos Profissionais de Enfermagem, que foi reformulado em 2000 e 2007. E, por meio da Resolução COFEN nº **564/2017**[9] foi aprovado o novo Código de Ética dos profissionais de Enfermagem.

O que você encontra no atual Código de Ética da Enfermagem?

- Seus direitos.
- Seus deveres.
- As proibições.
- As infrações e as penalidades.
- A aplicação das penalidades.

É imprescindível que o profissional de enfermagem ao iniciar na profissão conheça todas as informações contidas no Código de Ética, é notório a quantidade de pessoas que atuam em hospitais, clínicas etc. e que não conhecem os seus direitos, as suas obrigações e muito menos as penalidades que podem sofrer caso façam alguma infração.

Conhecer a legislação vigente garante ao profissional atuar com segurança e tranquilidade, pois muitos trabalham sem saber se algumas tarefas, procedimentos, registros etc. é de sua responsabilidade ou de outro profissional da equipe multidisciplinar.

A seguir, descrevemos algumas legislações que se referem a atuação do técnico de enfermagem:

- Resolução COFEN nº 609/2019 – atualiza, no âmbito do Sistema COFEN –Conselhos Regionais de Enfermagem, os procedimentos para registro de especialização técnica de nível médio em Enfermagem concedida aos Técnicos de Enfermagem e aos Auxiliares de Enfermagem.

- Resolução COFEN nº 629/2020 – aprova e atualiza a Norma Técnica que dispõe sobre a Atuação de Enfermeiro e de Técnico de Enfermagem em Hemoterapia.

- Resolução COFEN nº 569/2018 – aprova o Regulamento Técnico da Atuação dos Profissionais de Enfermagem em Quimioterapia Antineoplásica.

- Resolução COFEN nº 619/2019 – normatiza a atuação da equipe de Enfermagem na sondagem oro/nasogástrica e nasoentérica.

- Resolução COFEN nº 611/2019 – atualiza a normatização referente à atuação da Equipe de Enfermagem no processo de doação de órgãos e tecidos para transplante, e dá outras providências.

- Resolução COFEN nº 557/2017 – aprova, no âmbito da equipe de Enfermagem, o procedimento de aspiração de vias aéreas, conforme o descrito na presente norma.

- Resolução COFEN nº 689/2022 – normatiza a atuação da equipe de Enfermagem no cumprimento de prescrições a distância, por meios eletrônicos.

Referências bibliográficas

1. Freitas MCM, Batista GA. Currículo e competências: Implicações para a formação de profissionais de saúde. Revista encontro de pesquisa em educação. Uberaba, v.1, n.1, p.138-152, 2013. Disponível em: https://revistas.uniube.br/index.php/anais/article/view/766 Acessado em 25/04/22.
2. Brasil. Presidência da República. Lei nº 7.498, de 25 de Junho de 1986. Dispõe sobre a regulamentação do exercício da enfermagem, e dá outras providências. Disponível em: http://www.planalto.gov.br/ccivil_03/leis/l7498.htm Acessado em 28/04/22.
3. Brasil. Presidência da República. Decreto nº 94.406 / 1987. Regulamenta a Lei nº 7.498, de 25 de junho de 1986, que dispõe sobre o exercício da enfermagem, e dá outras providências. Disponível em: http://www.planalto.gov.br/ccivil_03/decreto/1980-1989/d94406.htm Acessado em 26/04/22.
4. Brasil. Ministério da saúde. Resolução nº 7, de 24 de fevereiro de 2010. Dispõe sobre os requisitos mínimos para funcionamento de Unidades de Terapia Intensiva e dá outras providências. Disponível em: https://bvsms.saude.gov.br/bvs/saudelegis/anvisa/2010/res0007_24_02_2010.html Acessado em: 25/04/22.
5. Santana JCB et al. Monitorização Invasiva e não Invasiva. 1ª edição. São Paulo: Editora Atheneu. 2013
6. Queiroz LF et al. Uso correto do monitor de consciência. Revista Médica de Minas Gerais. 2011; 21(2 Supl 3): S50-S58. Disponível em: http://rmmg.org/artigo/detalhes/878 Acessado em: 26/04/2022.

7. Silva EE. Conceitos fundamentais para o registro de enfermagem. Disponível em: https://siteantigo. portaleducacao.com.br/conteudo/artigos/enfermagem/conceitos-fundamentais-para-o-registro-de-enfermagem/61489 Acessado em 26/04/22.

8. COREN-MG. Quais atividades são privativas do Enfermeiro? 2019. Disponível em: https://www.corenmg. gov.br/faq/quais-atividades-sao-privativas-do-enfermeiro/ Acessado em 26/04/2022.

9. COFEN. Resolução COFEN nº 564/2017. Aprovação do novo Código de Ética dos Profissionais de Enfermagem. Disponível em: http://www.cofen.gov.br/resolucao-cofen-no-5642017_59145.html Acessado em: 24/04/22.

2

O Paciente Crítico na UTI

Jacqueline Dutra Valério Gouvea
Luana Figueiredo Araújo
Sabrina dos Santos Pinheiro

Como definir o paciente crítico?

Entende-se por paciente crítico aquela pessoa que se encontra em estado grave ou com risco de morte devido a alteração de um ou mais dos sistemas corporais. Exige um cuidado individualizado, contínuo e qualificado, sendo assim o local na instituição de saúde onde pode ser ofertado com segurança é na unidade de terapia intensiva.[1]

Precisamos deixar claro que o paciente grave/crítico pode estar presente em qualquer unidade de atenção à saúde, tanto na rede básica quanto na hospitalar. E dentro da instituição hospitalar o paciente pode sofrer deterioração clínica e tornar-se com risco de morte. E a unidade de terapia intensiva é o local ideal para a prestação de cuidados com esse paciente.

Quais os principais sinais de deterioração clínica?[3]

- Taquipneia.
- Taquicardia.
- Hipotensão.
- Nível de consciência alterado (p. ex., letargia, confusão, inquietação ou queda do nível de consciência).

Qual a diferença entre uma unidade de terapia intensiva (UTI) e um centro de tratamento intensivo (CTI)?

- **UTI:** unidade que abriga pacientes que requerem assistência médica de enfermagem contínua, com monitorização clínica permanente.

- **CTI:** normalmente é formado por mais de uma unidade intensiva, onde cada uma é especializada em tipos específicos de patologias graves, ou seja, o CTI é formado por mais de uma UTI.

Segundo a legislação vigente, quais são os tipos de UTI[2]?

- **UTI-A:** unidade destinada aos cuidados de pacientes com idade igual ou superior a 18 anos, podendo admitir pacientes de 15 a 17 anos, conforme padronizado pela instituição de saúde.
- **UTI Especializada:** setor destinado à assistência a pacientes selecionados por tipo de doença ou intervenção, como cardiopatas, neurológicos, cirúrgicos etc.
- **UTI Neonatal:** local destinado à assistência a pacientes admitidos com idade entre 0 e 28 dias.
- **UTI Pediátrica:** unidade destinada à assistência a pacientes com idade de 29 dias a 14 ou 18 anos, sendo a faixa etária definida conforme as normas da instituição.
- **UTI Pediátrica Mista (UTIPm):** setor destinado aos cuidados com pacientes recém-nascidos e pediátricos, havendo separação física entre os ambientes de UTI Pediátrica e UTI Neonatal.

Quais os profissionais que compõem a equipe multidisciplinar da UTI?

Na RDC n° 7/2010[2], no artigo 14, encontramos as exigências mínimas de profissionais necessários para atendimento em uma UTI. No Quadro 2.1 descrevemos esses profissionais e o quantitativo recomendado:

Quadro 2.1. Quantitativo de profissionais recomendados para uma UTI	
Médico diarista/rotineiro	01 (um) para cada 10 (dez) leitos ou fração, nos turnos matutino e vespertino.
Médicos plantonistas	No mínimo 01 (um) para cada 10 (dez) leitos ou fração, em cada turno.
Enfermeiros assistenciais	No mínimo 01 (um) para cada 08 (oito) leitos ou fração, em cada turno.
Técnicos de enfermagem	No mínimo 01 (um) para cada 02 (dois) leitos em cada turno, além de 01 (um) técnico de enfermagem por UTI para serviços de apoio assistencial em cada turno.
Fisioterapeutas	No mínimo 01 (um) para cada 10 (dez) leitos ou fração, nos turnos matutino, vespertino e noturno, perfazendo um total de 18 horas diárias de atuação.
Auxiliares administrativos	No mínimo 01 (um) exclusivo da unidade.
Profissionais da higienização	Funcionários exclusivos, em cada turno.

Fonte: BRASIL.[2]

Além dos profissionais citados acima para o funcionamento de uma UTI é exigido legalmente, tanto por meios próprios como terceirizados, a presença de uma equipe multiprofissional, composta por: psicólogo, nutricionista, assistente social, farmacêutico, fonoaudiologista, terapeuta ocupacional, bem como, profissionais especializados em diferentes áreas, como neurolista, cardiologistas etc.

Existe um perfil profissional para trabalhar em uma UTI com prestação direta de cuidados aos pacientes críticos?

Os profissionais intensivistas precisam estar em constante aprendizado, pois o ambiente de UTI exige conhecimento pleno das tecnologias ali disponíveis e ainda ter controle emocional para lidar com as mais diferentes situações. Precisamos de conhecimento e competência técnica associados a um raciocínio rápido para atuarmos de maneira ágil e eficaz primando pela segurança da vida do paciente.

O profissional intensivista precisa "gostar" de máquinas, equipamentos e materiais porque são presença constante no dia a dia, são alarmes tocando a todo instante, aparelhos que apresentam falhas e precisamos saber identificar onde está o erro, novas tecnologias surgindo diariamente.

Sem contar que o paciente crítico, na maioria das vezes é mantido sedado e entubado, então se você gosta de pacientes conversando e caminhando e de crianças brincando a UTI não é o melhor local. Trouxemos essa visão porque muitos profissionais que iniciam em uma UTI não aguentam ver os pacientes na condição grave, alegando que gera sofrimento emocional, solicitando troca de unidade.

O profissional intensivista precisa ser atento, focado, hábil, o técnico de enfermagem além de executar a prescrição médica precisa realizar os cuidados de enfermagem. Em nosso país devido a falha no dimensionamento do quadro de enfermagem de muitas instituições a enfermagem trabalha sobrecarregada, fato que coloca em risco a assistência até mesmo de profissionais experientes. Trabalhar sobre pressão, tanto física quanto mental, é uma constante na equipe de enfermagem intensivista.

Qual o papel do técnico de enfermagem em uma UTI[2]?

O técnico de enfermagem é o profissional mais próximo ao paciente, seja ele crítico ou não, também tem mais contato direto e constante com o familiar, o que requer uma conduta apropriada, tentando na medida do possível, exercer a empatia e entender o momento por eles vivido.

O técnico de enfermagem deve ter preparo para lidar com pacientes graves, instáveis, confusos ou incapazes de se comunicarem. Também, estão em contato constante com tragédias e a morte, e por isso, o profissional deve ter postura humanística e saber agir de maneira adequada frente à uma situação de estresse. Lógico que nenhum profissional inicia em uma UTI com experiência em lidar com conflitos e situações difíceis, entretanto é imprescindível que esse profissional iniciante esteja disponível para aprender e prepara-se para estar ali.

O técnico de enfermagem é o profissional que permanece 24 horas na beira do leito e tem a responsabilidade de executar os cuidados necessários para a recuperação da saúde do paciente (Figura 2.1). Esse profissional, como já falamos, executa a prescrição médica e a de enfermagem e tem como competências os cuidados a seguir:

- Preparar o leito da UTI para receber o paciente.

- Verificar o funcionamento dos equipamentos como: monitor, aspiração, Ambu°, máscara do tamanho adequado ao peso e idade do paciente, conferir se tem à disposição na bancada, seringa com soro fisiológico, sondas de aspiração e demais materiais necessários para atender qualquer situação.
- Conferir o acesso venoso do paciente.
- Administrar medicamentos.
- Realizar higiene corporal (Figura 2.2).
- Realizar as anotações de enfermagem, dentre outros.

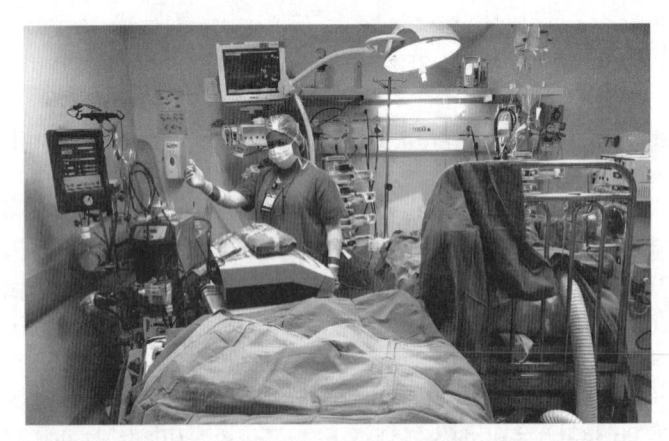

Figura 2.1. Enfermagem na UTI (Fonte: Acervo das autoras).

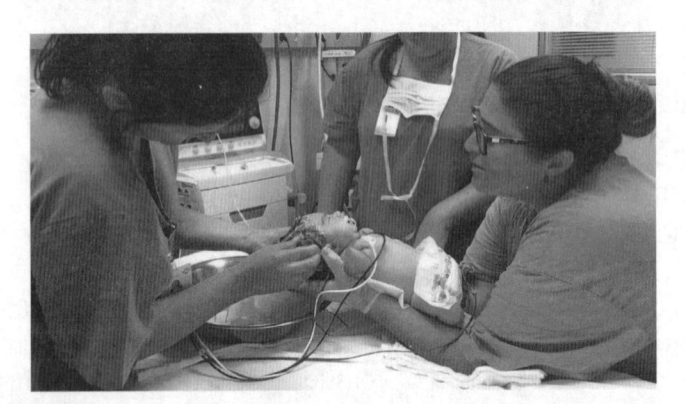

Figura 2.2. Enfermagem e cuidados de higiene ao paciente crítico (Fonte: Acervo das autoras).

Referências bibliográficas

1. Ceará. Secretaria de Educação do Ceará. Curso Técnico de Enfermagem Integrado ao Ensino Médio. Manual de Cuidados ao Paciente Crítico – Manual do Aluno. Colaboração Técnica: Alisson Salatiek Ferreira de Freitas e Anna Margarida Vicente Santiago. Ceará, 2013.
2. Brasil. Ministério da saúde. Resolução nº 7, de 24 de fevereiro de 2010. Dispõe sobre os requisitos mínimos para funcionamento de Unidades de Terapia Intensiva e dá outras providências. Disponível em: https://bvsms.saude.gov.br/bvs/saudelegis/anvisa/2010/res0007_24_02_2010.html Acessado em: 05/05/22.
3. Jevon P, Ewens B. Monitoramento do paciente crítico. Porto Alegre: ARTMED, 2009.

3 Preparo do Leito e Admissão do Paciente Crítico

Marcélia Regina de Sena Lima
Sabrina dos Santos Pinheiro

O que é um leito?[1]

É uma cama preparada e enumerada, de maneira específica, em uma unidade que é destinada para internação de pacientes em hospitais e serviços de saúde (Figura 3.1). A partir do momento em que o paciente é internado nesse leito, esse se torna o endereço/identificação do paciente em todo momento em que necessita manter-se internado.

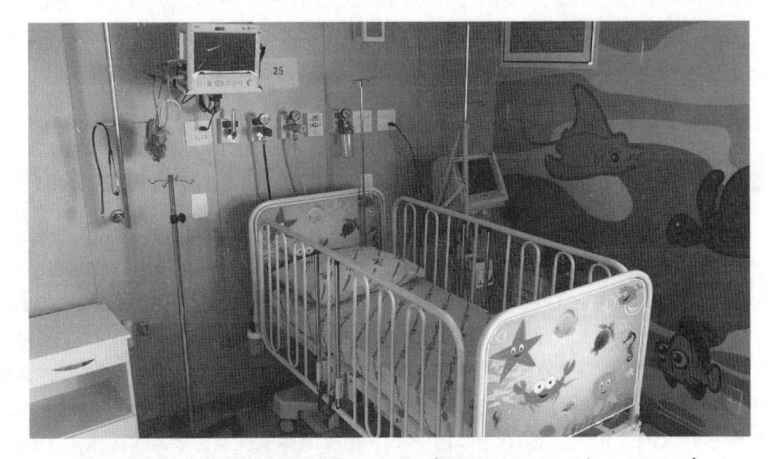

Figura 3.1. Leito de terapia intensiva (Fonte: Acervo das autoras).

Qual o conceito de leito de unidade de tratamento intensivo?[1]

É um leito destinado ao tratamento de paciente grave e de risco de morte que necessita de assistência médica e de enfermagem ininterruptas, além de equipamentos e recursos humanos especializados.

Como é realizado o preparo de leito do paciente crítico?[2]

Para o preparo de leito é necessário respeitar técnicas para que sejam alcançados os objetivos para melhor instalação do paciente, afim de evitar riscos de infecções, desconfortos, como também a ausências de equipamentos e materiais necessários. De início, é de suma importância a realização da limpeza terminal, seja pela alta hospitalar ou pelo óbito, assim, disponibilizamos um ambiente limpo. A higienização do leito e realizada pelo profissional da higienização, o técnico de enfermagem é responsável pela montagem do leito (fechado, aquele que não possui paciente até a sua admissão). Outro ponto importante para um alinhamento das ações é realizar o *checklist* dos equipamentos que fazem parte do leito confortável e biologicamente seguro. É importante que cada box disponibilize de saída de gases como ar comprimido e oxigênio além da saída do vácuo (para que seja realizada as aspirações do paciente sempre que necessário; dessa maneira, as instalações de válvulas para os gases deveram estar com a manutenção em dia. Para oferta de O_2 suplementar será utilizado o fluxômetro de O_2 e umidificador.

Além disso, o leito deve dispor de equipamentos básicos necessários, como monitor multiparamétrico, com cabos de eletrocardiograma, cabo de oximetria, cabo de pressão não invasiva, estetoscópio, observar de acordo com o serviço, neonato, pediátrico ou adulto, máscara-válvula-reservatório do tamanho adequado, ventilador mecânico testado e pronto para o uso, *kits* de admissão (alguns serviços de saúde disponibilizam de *kits* que obtém materiais como: agulhas, seringas, sondas de aspiração ou nasoenteral, transdutores de pressão venosa central, pressão intra-abdominal, eletrodos, gazes, fraldas, equipos de bombas de infusão, *kits* de micronebulização, entre outros) que são utilizados, na maioria das vezes, em sua admissão de urgência. As bombas de infusão deveram ser no mínimo três disponíveis, termômetros digitais, ou se o serviço dispor de termômetro de monitor e suporte de soro, látex, e o quantitativo de rouparia necessários para montagem do leito.

Como deve ser realizada a admissão de paciente crítico na terapia intensiva?

Para admissão do paciente critico é necessário um alinhamento entre a equipe multiprofissional que geralmente ocorre em unidade de terapia intensiva ou centro de terapia intensiva. Após o contato da unidade solicitando a vaga, seja ela proveniente do pronto atendimento, enfermaria ou bloco cirúrgico, é importante que haja a conferência das instalações, para que sejam respeitadas as rotinas para a admissão do paciente no leito. Quando o paciente dá entrada na unidade acompanhado da equipe que o transporta é de suma importância apresentar ao paciente (se estiver consciente) e familiares sobre a unidade e suas rotinas. Além disso, a equipe que transporta o paciente deve realizar a transferência dos cuidados para a equipe intensivista.

No início dessa transferência de cuidados, o técnico de enfermagem deve realizar a conferência dos dados do paciente por meio da etiqueta da pulseira de identificação. Após a certeza de estar admitindo o paciente certo é necessário realizar uma avaliação inicial e rápida do estado geral dele, bem como os dispositivos invasivos que estão sendo utilizados. Pontos que devem ser conferidos e registrados pelo técnico de enfermagem nas suas anotações:

- Nível de consciência do paciente.
- Uso de algum tipo de oxigenoterapia, como óculos nasal, ventilação não invasiva etc.
- Presença de tudo endotraqueal e parâmetros ventilatórios.
- Perviedade dos acessos venosos e artérias, quando presentes.
- Presença de sonda enteral, sonda vesical e drenos.
- Registrar lesões de pele que o paciente já possui.

O ideal é que durante a avaliação inicial, o paciente seja monitorizado, colocando os eletrodos do eletrocardiograma conectado ao monitor multiparâmetros, bem como o sensor de oximetria e o manguito de pressão arterial

Em um segundo momento, é necessário a identificação do box do paciente, que deverá ser realizada em uma placa com letras legíveis com nome do paciente, nome da mãe, data de nascimento, data da internação, leito, atendimento, alergias, risco de queda ou lesão (Figura 3.2), ou por algum outro método padronizado pela instituição de saúde. Por fim, após deixar o paciente devidamente monitorizado, com o gotejamento das infusões conforme a prescrição médica e confortável no leito é imprescindível iniciar o registro da admissão do paciente no prontuário e seguir com os cuidados intensivos.

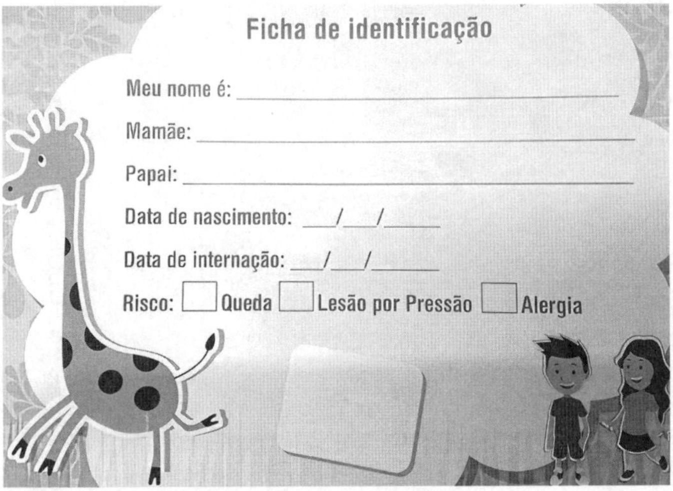

Ficha de identificação

Meu nome é: _____

Mamãe: _____

Papai: _____

Data de nascimento: ___/___/_____

Data de internação: ___/___/_____

Risco: ☐ Queda ☐ Lesão por Pressão ☐ Alergia

Figura 3.2. Modelo de placa de identificação do paciente no leito (Fonte: Acervo das autoras).

Ao falarmos de preparo do leito precisamos lembrar do enxoval de roupas, que normalmente é composto por lençóis, fronhas, colchas, cobertores e no caso das UTIs pediátricas e neonatais, cueiros e compressas. É de responsabilidade da equipe de enfermagem a troca do enxoval, diariamente, preferencialmente após o banho ou quando o paciente sair do leito, como sentar na poltrona. Na terapia intensiva nos deparamos com pacientes gravíssimos que devem ser manuseados o mínimo possível, assim como a realização do banho é uma decisão conjunta enfermeiro-técnico a mudança do enxoval com a mobilização do paciente também exige acordo entre os profissionais.

Referências bibliográficas

1. Brasil. Ministério da Saúde. Secretaria de Assistência à Saúde. Departamento de Sistemas e Redes Assistenciais. Padronização da nomenclatura do censo hospitalar / Ministério da Saúde, Secretaria de Assistência à Saúde, Departamento de Sistemas e Redes Assistenciais. – 2.ed. revista – Brasília: Ministério da Saúde, 2002. Disponível em: https://bvsms.saude.gov.br/bvs/publicacoes/padronizacao_censo.pdf Acessado em 21/05/22.
2. Sousa MCPS et al. Protocolo Operacional Padrão: Preparação do leito e admissão de paciente na UTI. 2020. Disponível em: https://www.gov.br/ebserh/pt-br/hospitais-universitarios/regiao-nordeste/hu-univasf/acesso-a-informacao/normas/protocolosinstitucionais/PreparaodoleitoeadmissodepacientenaUTI.pdf Acessado em 22/05/22.

4

Registros de Enfermagem

Cristina Guedes Bisch
Sabrina dos Santos Pinheiro

O que é o registro de enfermagem?[1]

O registro é a documentação onde se escreve todas as informações do paciente na ordem dos acontecimentos, bem como as ações e os cuidados prestados, garantindo a continuidade da assistência, a comunicação entre as equipes e a pesquisa aos dados registrados.

Qual o fundamento legal dos registros de enfermagem?[1,2]

São documentos legais perante defesa ou incriminação nas diversas esferas judiciais. Os registros servem de respaldo tanto para quem realiza como para quem recebe os cuidados.

Serve para avaliação das práticas, implementa melhorias e aperfeiçoamento dos cuidados e garante o direito de saúde aos pacientes.

Quais as legislações que fazem referências aos registros de enfermagem?[3]

- Constituição Federal, artigo 5°, inciso X.
- Lei 7498/86, regulamentada pelo Decreto n° 94406/87 – que dispõe sobre a exercício da enfermagem.
- Resolução COFEN 311/07 – Código de Ética dos Profissionais de Enfermagem. Artigos 186, 927/ 951.
- Código Civil, artigo 18, inciso II.
- Código Penal, Lei n° 8078/90.
- Código de Defesa do Consumidor, Lei Estadual n° 10241/99 (SP).
- Direito do Consumidor, COREN-SP 2009.

Quais os objetivos dos registros de enfermagem?[1,2]

- Fornece informações sobre o paciente e sobre a assistência prestada.
- Assegura a comunicação e a continuidade dos cuidados.
- Serve de base de acompanhamento do tratamento.
- Oferece informações para a confecção de um plano de cuidados individualizado do paciente.
- Fornece elementos para a realização de estudos e pesquisas.
- Favorece a auditoria dos prontuários nas instituições.

Quais as regras para os registros do técnico de enfermagem?[2]

Os registros devem ser realizados de maneira clara, objetiva, com letra legível, sem rasuras, sem espaços ou linhas em branco.

Não é permitido lápis ou corretivo. Anotações completas, legíveis e cronológicas. Sempre conter data, hora, cuidados de rotina, descrição de intercorrências, respostas do paciente aos cuidados, sinais, sintomas, descrição de características, como: quantidade, forma, coloração, tamanho. Pode conter abreviaturas estabelecidas pela literatura ou instituição.

Quais as diferenças entre anotação e evolução de enfermagem (Quadro 4.1)?

Quadro 4.1. Principais diferenças entre anotação e evolução	
Anotação	*Evolução*
• Dados brutos • Elaborado por toda equipe de enfermagem • Referente a um momento • Dados pontuais • Registro uma observação	• Dados analisados • Privativo do enfermeiro • Referente a um período de 6, 12 ou 24 horas • Dados processados e contextualizados • Registra a reflexão e análise dos doados

Fonte: COFEN.[1]

Onde registrar?[3]

Em impressos padronizados ou em sistema computadorizado disponível na instituição.

Como fazer esse registro?[1-3]

- O principal: data, hora, assinatura, identificação do profissional (número do registro COREN).
- O registro técnico deve ser realizado cefalocaudal, ou seja, descrevendo o paciente da cabeça aos pés. Descrevendo estado físico, comportamental, perceptivo, afetivo e social.
- É necessário cuidar a redação, a ortografia, a ordem cronológica, manter ética.

Quais os tipos de anotações de enfermagem?

- Admissão do paciente; alta; transferência; óbito; início do plantão; administração de medicamentos e cuidados; intercorrências, comunicados para equipe de enfermagem e médica.
- Estado geral: neurológico, respiratório, circulatório, digestivo, locomotor e geniturinário.
- Procedimentos invasivos: intubação, traqueostomia, extubação, sonda nasogástrica, sonda nasoenteral, punção venosa, drenos, entre outros.
- Cuidados: higiene corporal, aspiração de vias aéreas, curativos, troca de drenos, ostomias, fezes e diureses (tipo, consistências, odor, cor).
- Descrição das perdas: secreções traqueais, orais, de lesões, resíduo gástrico, ostomias, fezes e diurese.

Como descrever a admissão do paciente seguindo as orientações cefalocaudal?

Recebo a criança:

- Estado neurológico: sedado, dormindo, acordado, lucido, orientado, choroso, comatoso.
- Social: acompanhado de familiares ou não.
- Decúbito: dorsal, lateral ou direito, pronado.
- SNG, SNE, sonda aberta, fechada, recebendo dieta, quantidade e intervalo, NPO, em pausa.
- Ventilação: se em AA ou CEN, quantidade de O_2, alto fluxo, VNI, VM descrevendo parâmetros, VM de alta frequência.
- Acessos venosos: tipos de cateteres, vias, descrever as infusões contínuas.
- Drenos e curativos.
- Eliminações: SVD ou espontânea em fralda. Anotar SV.

Modelo de registro de admissão do paciente

15h – Recebo Carlos, 5 anos, acompanhado da mãe, Sra. Vanessa, procedente do bloco cirúrgico em pós-operatório de traqueoplastia. Transferido para a cama e instalado ECG. Sedado na chegada à UTI, pois acordou e levou a mão ao TET. Está com VM por TET, parâmetros 30×6/25/0,4. SNG aberta em frasco com drenagem amarelada em pouca quantidade. Curativo na região cervical com gazes e fita microporosa limpo e seco. Cateter duplo lúmen na jugular direita infundindo na via distal soroterapia a 50 mL/h e via proximal salinizada. Acessos venosos no antebraço esquerdo e dorso da mão direita. Abdômen depressível. Com sonda vesical de demora, urina amarelo clara, em torno de 100 mL na bolsa coletora. Verifico sinais vitais. Cristina Bisch COREN-RS 142433-TE

Como descrever as intercorrências?

Data e hora

Comece descrevendo sinais: criança apresenta tosse, agitação, batimento de asa de nariz, sudorese, palidez. Comunicar equipe de enfermagem e médica imediatamente.

Seguir a conduta orientada pela equipe. Em caso de intubação o médico conduz o procedimento solicitando medicações e material para o procedimento, um técnico prepara a medicação e separa o material, outro circula e o técnico do paciente anota e evolui todas as ações realizadas.

Modelos de "como anotar" procedimentos e cuidados:[3]

Acesso venoso

14h – Realizada punção venosa na fossa cubital direita, com Abocath® nº 20 e instalado SF 0,9%, com eletrólitos prescritos. Cristina Bisch COREN-RS 142433-TE

Administração de medicamentos

8h – Administrado vancomicina 500 mg por cateter venoso central na região subclávia direita. Cristina Bisch COREN-RS 142433-TE
8h10 – Iniciado infusão contínua de furosemida conforme prescrição médica por acesso periférico no dorso da mão esquerda, com gotejo de 1 mL/h. Cristina Bisch COREN-RS 142433-TE
9h – Término da vancomicina, infusão de SF 0,9% 5 mL em *bolus*, deixo via do cateter salinizado. Cristina Bisch COREN-RS 142433-TE

15h20 – Administrado ceftriaxona 1 g IM no glúteo direito. Cristina Bisch COREN-RS 142433-TE

17h – Administrado dipirona 1 g EV por acesso venoso periférico na fossa cubital direita, o horário foi alterado porque o paciente estava na tomografia. Cristina Bisch COREN-RS 142433-TE
Obs.: quando for alterado o horário de administração de algum medicamento o horário prescrito deve ser circulado e colocado ao lado novo horário e checado. Nas anotações é imprescindível escrever o porquê da troca de horários.

Curativos

11h – Realizada troca do curativo da ferida operatória abdominal, sem sinais flogísticos, feito antissepsia com SF 0,9% morno e oclusão com gazes e fita microporosa. Cristina Bisch COREN-RS 142433-TE

Dieta

9h – Instalada 100 mL de dieta por SNE colocada em BI a 33 mL/h. Mantido cabeceira elevada. Cristina Bisch COREN-RS 142433-TE

Diurese

9h – Realizada troca de fralda, presença de urina sem fezes, feito pesagem da fralda, 600 mL de urina concentrada e odor fétido. Cristina Bisch COREN-RS 142433-TE

Higiene

10h – Realizado banho de leito com água e sabão neutro, feito lavagem do couro cabeludo com xampu neutro; higiene oral com clorexidina. Durante a higiene perineal visualizado lesões cutâneas, mostrado ao médico que prescreveu nistatina pomada, a qual já foi utilizada no paciente. Cristina Bisch COREN-RS 142433-TE

Dreno

15h – Dreno de J-Vac no flanco abdominal direito, com extravasamento pela inserção, curativo úmido e descolando, drenagem na bolsa coletora serossanguinolenta, 80 mL em 1 hora. Comunicado a enfermeira sobre a necessidade da troca do curativo da inserção. Cristina Bisch COREN-RS 142433-TE

Referências bibliográficas

1. COFEN. Guia de recomendações para registro de enfermagem no prontuário do paciente e outros documentos de enfermagem. Disponível em: http://www.cofen.gov.br/wp-content/uploads/2016/08/Guia-de-Recomenda%C3%A7%C3%B5es-CTLN-Vers%C3%A3o-Web.pdf Acessado em 24/05/22.
2. Daniel LF. A enfermagem planejada. 3ª ed. São Paulo: EPU, 1981.
3. Brito NMR et al. Manual de orientação: Anotação de enfermagem. Botucatu/SP: Hospital das Clínicas da Faculdade de Medicina de Botucatu, 2016. Disponível em: http://biblioteca.cofen.gov.br/manual-orientacao-anotacao-enfermagem/. Acessado em 24/05/22.

5 Ética e Bioética na Terapia Intensiva

Sabrina dos Santos Pinheiro

Os profissionais que atuam na área da saúde, principalmente os da enfermagem prestam cuidados diretos aos pacientes. E esses cuidados devem ser embasados na preservação da vida e nos direitos humanos, atuando na promoção, recuperação, reabilitação e prevenção de doenças, englobando o paciente, a sua família e a comunidade.

Devido a importância das atividades acima citadas foi criado o Código de Ética da Enfermagem (CEPE). O primeiro CEPE foi aprovado, em 1958, durante o XI Congresso Brasileiro de Enfermagem, promovido pela Associação Brasileira de Enfermagem (ABEn). Esse Código vigorou até 1975, quando foi substituído pelo Código de Deontologia de Enfermagem aprovado pelo Conselho Federal de Enfermagem (COFEN). Em 1993, ocorreu uma nova atualização do CEPE, a qual foi aprovada, pelas Resoluções COFEN nº 160 e nº 161/1993. No dia 12 de maio de 2007, por meio da Resolução COFEN nº 311/2007, o Código de Ética dos Profissionais de Enfermagem foi revisado, modificado e aprovado.

O Código de Ética dos Profissionais de Enfermagem, reúne normas e princípios, direitos e deveres, pertinentes a conduta ética do profissional que deverá ser assumido por todos.

Atualmente, o CEPE que utilizamos na prática diária é a versão revisada e atualizada pela Resolução COFEN nº 567/2017.[1] É aplicado aos enfermeiros, técnicos de enfermagem, auxiliares de enfermagem, obstetrizes e parteiras, bem como os atendentes de enfermagem. Esse documento tem como principais referências:[1]

- Declaração Universal dos Direitos do Homem, promulgada pela Assembleia Geral das Nações Unidas (AGNU), em 1948 e adotada pela Convenção de Genebra da Cruz Vermelha, em 1949.

- Declaração Universal sobre Bioética e Direitos Humanos (2005).
- Código de Deontologia de Enfermagem do Conselho Federal de Enfermagem (1976), o Código de Ética dos Profissionais de Enfermagem (1993, reformulado em 2000 e 2007), as normas nacionais de pesquisa (Resolução do Conselho Nacional de Saúde – CNS nº 196/1996), revisadas pela Resolução nº 466/2012, e as normas internacionais sobre pesquisa envolvendo seres humanos.
- Lei nº 11.340, de 07 de agosto de 2006 – Lei Maria da Penha.
- Lei nº 8.069, de 13 de julho de 1990 – Estatuto da Criança e do Adolescente.
- Lei nº 10.741, de 01 de outubro de 2003 – Lei do Idoso.
- Lei nº 10.216, de 06 de abril de 2001, que dispõe sobre a proteção e os direitos das pessoas portadoras de transtornos mentais e redireciona o modelo assistencial em saúde mental.
- Lei nº 8.080, de 19 de setembro de 1990, que dispõe sobre as condições para a promoção, proteção e recuperação da saúde, a organização e o funcionamento dos serviços correspondentes.

Definindo alguns termos:[2,3]

Ética: refere-se ao comportamento individual em relação a sociedade, o que garante o bem-estar social. Ela define como o indivíduo deve comportar-se na sociedade.

Bioética: pode ser entendida como uma ciência interdisciplinar, que estabelece os limites para a intervenção humana sobre alguns aspectos da vida.

O que são os princípios bioéticos?[4]

São princípios que funcionam como guias de ação normativa, mutáveis e que se modificam conforme o contexto no qual transcorrem os conflitos. Tem por objetivos assegurar a dignidade humana e o direito à vida.

Os princípios possuem uma ordem hierárquica, que quer dizer, que diante de um processo de decisão, deve primeiro lembrar o fundamento (o reconhecimento do valor da pessoa); em seguida, buscar fazer o bem para aquela pessoa e, então depois respeitar suas escolhas (autonomia); e, por fim, deve haver justiça.

Quais os princípios básicos da bioética?[3,4]

Os principais princípios que norteiam a prática de enfermagem são:
- Beneficência.
- Não maleficência.
- Autonomia.
- Justiça.

Qual o significado de beneficência na assistência ao paciente?[2,3]

Quer dizer fazer o bem e evitar o mal. Cuidar, assistir, atuar com benevolência significa auxiliar os outros a conseguirem o que é bom para eles, promover o bem-estar, reduzir os riscos, danos físicos e psicológicos.

Qual o significado de não maleficência na assistência ao paciente?[2,3]

Significa não causar mal e/ou danos aos pacientes.

Os princípios da não maleficência e da beneficência geralmente são aplicados no tratamento ao paciente crítico, quando é necessário decidir entre realizar procedimentos terapêuticos de suporte e prolongamento de vida ou implementar procedimentos paliativos e de conforto.

Qual o significado de autonomia na assistência ao paciente?[3,4]

O profissional de enfermagem deve sempre aceitar os pacientes como indivíduos autônomos, reconhecendo e respeitando suas decisões de acordo com seus valores pessoais. Esse princípio confere aos seres humanos o direito de escolher livremente o seu próprio destino.

Para garantir o respeito da autonomia das pessoas, o profissional deverá explicar qual será a proposta de tratamento. Além disso, é preciso ter certeza de que o paciente entendeu as informações que recebeu. Por isso, considera-se que a informação não se encerra com as explicações do profissional, mas com a compreensão, assimilação das informações pelos pacientes, desde que sejam retomadas ao longo do tratamento.

Quando temos, sob nossos cuidados, pacientes adultos inconscientes, crianças e adolescentes ou qualquer pessoa que não consiga decidir sobre si própria faz-se necessário a presença dos pais ou responsáveis legais para darem ou não o consentimento para procedimentos diagnósticos e terapêuticos, de suporte de vida ou de conforto. Nos pacientes pediátricos, quem decide, a priori, são os pais, por serem ambos considerados defensores dos interesses de seus filhos. Quando a equipe de saúde que assiste o paciente acredita que a decisão dos pais conflita com o melhor interesse da criança ou do adolescente é necessário recorrer à orientação das Comissões de Ética e até a decisões judiciais.

Qual o significado de justiça na assistência ao paciente?[2-4]

É a igualdade na distribuição e no acesso a bens e benefícios. Refere-se ao ato de dar a cada pessoa o que lhe é devido, tratando cada um de acordo com o que é moralmente certo ou adequado. É dever do profissional da saúde oferecer a todo paciente um atendimento imparcial, equitativo e livre de julgamentos ou crenças pessoais.

Na assistência à saúde é de suma importância a igualdade do uso de recursos disponíveis para a assistência de toda a comunidade, garantindo que as pessoas mais necessitadas sejam atendidas antes e que, se o tratamento já tiver sido iniciado e não houver dúvidas sobre a necessidade de sua manutenção, ele não seja interrompido.

Existem outros princípios bioéticos?[5]

Sim, conforme a Declaração Universal sobre Bioética e Direitos Humanos[5] devem ser respeitados os seguintes princípios:

- Dignidade humana e direitos humanos.
- Benefício e dano.
- Autonomia e responsabilidade individual.
- Consentimento.
- Indivíduos sem a capacidade para consentir.
- Respeito pela vulnerabilidade humana e pela integridade individual.
- Privacidade e confidencialidade.
- Igualdade, justiça e equidade.
- Não discriminação e não estigmatização.
- Respeito pela diversidade cultural e pelo pluralismo.
- Solidariedade e cooperação.
- Responsabilidade social e saúde.
- Compartilhamento de benefícios.
- Proteção das gerações futuras.
- Proteção do meio ambiente, da biosfera e da biodiversidade.

Como podemos definir imperícia, negligência e imprudência na assistência de enfermagem?[3,6,7]

Imperícia: é verificada quando uma atividade é realizada por um profissional sem a devida qualificação e treinamento, teórica ou prática. É a falta de observação das normas, por despreparo prático ou por insuficiência de conhecimentos técnicos. Sendo assim, ele assume um risco a ele e às outras pessoas. A imperícia gera responsabilidade civil e criminal ao profissional que realizou as ações.

Exemplos de imperícia na prática da enfermagem:

- Realizar a contenção exagerada de um paciente agitado que consequentemente resulta em gangrena e leva à amputação.
- Realizar passagem de sonda vesical ou realizar passagem de sonda nasogástrica, pois ambas são procedimentos privativos do profissional enfermeiro.
- Seccionar nervo ciático após injeção intramuscular.

Negligência: é a falta da atenção devida, resultado da omissão do profissional, assim como a passividade em uma situação que origina determinado resultado, sendo que era esperado dele, a realização de alguma ação. Algumas definições também consideram como negligência a falta de cuidado ou a desatenção na execução de uma determinada tarefa, assim como a indiferença. O profissional negligente age sem cautela com atitudes caracterizadas por intempestividade, precipitação e insensatez.

Exemplos de negligência na prática da enfermagem:

- Falha no registro de enfermagem, ou seja, não registrar as experiências ocorridas no decorrer do plantão.
- Descuido de material coletado de paciente, quebra de material hospitalar, não atendimento às solicitações do paciente, não manter a vigilância necessária do paciente, causando-lhe danos.
- Não realizar a correta higienização das mãos.
- Flebite pela não realização da troca de acesso venoso.
- Deixar a anotação para o final do turno de trabalho, visto que a anotação de enfermagem deve ser pontual.

Imprudência: no ato imprudente o erro está na ação realizada, porém, sem a devida cautela e sensatez que a situação exige. O risco envolvido é conhecido, mas as medidas de segurança ou não são tomadas ou são realizadas sem o rigor necessário. Ou seja, a equipe de enfermagem exerce suas práticas assistenciais sem o devido cuidado que a situação requer.

Exemplos de imprudência na prática da enfermagem:

- Antecipar o horário de um medicamento, deixar de administrá-lo no horário correto, ou ainda, administrar o medicamento erroneamente.
- Comentários inadvertidos sobre prognósticos e ou doenças, em corredores, que podem ser ouvidos pelos pacientes.
- Não verifica os sinais vitais do paciente, porém, os copia da anotação anterior.
- Sair do setor durante o horário de trabalho para resolver problemas pessoais, deixando os pacientes sem assistência.
- Transportar o paciente com as grades laterais da maca abaixadas.

Em suma

- Negligência é a falta de cuidado.
- Imperícia é a falta de habilidade.
- Imprudência é a falta de responsabilidade.

Referências bibliográficas

1. COFEN. Resolução n° 564/ 2017- Aprova o novo Código de Ética dos Profissionais de Enfermagem. Disponível em: http://biblioteca.cofen.gov.br/wp-content/uploads/2019/11/C%C3%B3digo-de-%C3%89tica-dos-profissionais-de-Enfermagem.pdf Acessado em 30/05/22.
2. Sampaio MO. Bioética e legislação em enfermagem. Londrina/PR: Editora e Distribuidora Educacional S.A., 2017.
3. Burns DAR et al. Tratado de Pediatria: Sociedade Brasileira de Pediatria. 4ª ed. Barueri, SP: Manole, 2017.
4. Salatta T. O surgimento da bioética no Brasil. 2016. Disponível em: https://tabatasalatta.jusbrasil.com.br/artigos/308025152/o-surgimento-da-bioetica-no-brasil Acessado em 27/05/22.
5. UNESCO. Declaração Universal sobre Bioética e Direitos Humanos. Disponível em: https://bvsms.saude.gov.br/bvs/publicacoes/declaracao_univ_bioetica_dir_hum.pdf Acessado em 28/05/22.

6.   COREN-DF. Parecer Técnico nº 03/2020. Disponível em: https://www.coren-df.gov.br/site/wp-content/uploads/2020/03/parecer032020.pdf Acessado em 30/05/22.

7.   Carboni RM et al. Erros no exercício da enfermagem que caracterizam imperícia, imprudência e negligência: uma revisão bibliográfica. Revista Paulista de Enfermagem [Internet]. 2018;29(1-2-3):100-7. Disponível em: https://repen.com.br/revista/wp-content/uploads/2018/12/REPEn_2018_v29n1-2-3_a10.pdf Acessado em 30/05/22.

6 Monitorização Hemodinâmica

Kelly Mesquita
Sabrina dos Santos Pinheiro

O que é monitorização hemodinâmica?[1,2]

Essa monitorização é feita por meio da utilização de cateteres e transdutores que ligados ao sistema, mostram os resultados encontrados em forma de onda no monitor cardíaco.

O que compõe a monitorização hemodinâmica básica?[1,2]

É composta pelos seguintes parâmetros: frequência cardíaca, diurese, eletrocardiograma contínuo, saturação arterial de oxigênio, pressão arterial média não invasiva, frequência respiratória e temperatura corporal, pressão venosa central, pressão arterial invasiva.

O que é monitorização hemodinâmica invasiva?[1,2]

A monitorização hemodinâmica invasiva refere-se à monitorização invasiva do sistema arterial e venoso, utilizada para medir pressões intracardíacas, intrapulmonares, intravasculares e também para determinar a eficácia da terapia.

Sinais vitais

Pulso: é uma sensação ondular que é palpada em qualquer artéria periférica, derivada da pressão do sangue durante a contração do coração.[1]

- **Locais para palpação do pulso:** radial, carótidas, femorais, braquial, poplítea e pediosa.
- **Fatores a serem avaliados no exame do pulso:** frequência, ritmo, qualidade, configuração da onda do pulso e qualidade do vaso arterial.

- **Conceitos relacionados ao pulso:**[3]
  - **Taquicardia:** elevação da frequência cardíaca acima do escore normal para a idade.
  - **Bradicardia:** diminuição da frequência cardíaca abaixo do escore normal para a idade.
  - **Taquisfigmia:** aumento da frequência de pulso.
  - **Bradisfigmia:** diminuição da frequência de pulso.
- **Valores de normalidade:** ver Tabela 6.1.

Tabela 6.1. Valores de normalidade de frequência de pulso segundo a idade	
Neonatos, crianças e adolescentes	*Adultos*
RN a 3 meses: 85 a 205 (média: 140 bat/min) 3 meses a 2 anos: 100 a 190 (média: 130 bat/min) 2 anos a 10 anos: 60 a 140 (média: 80 bat/min) > 10 anos: 60 a 100 (média: 75 bat/min)	60 a 100 bat/min

Fonte: American Heart Association.[4,5]

- **Como aferir:** a verificação de pulso pode ser feita pelos pulsos centrais (femorais, braquiais, carotídeos e axilares) e periféricos (radiais, dorsais dos pés, tibiais posteriores), por meio da palpação sobre o leito arterial utilizando a polpa do dedo indicador e do dedo médio; ou ausculta do pulso apical com o auxílio de um estetoscópio. O ideal é realizar a contagem das pulsações durante 1 minuto, com um relógio que contenha ponteiro de segundos, pois somente dessa maneira conseguimos verificar anormalidades no pulso, como alterações no ritmo e simetria.[1,6]

Como verificar o pulso apical?[7]

- Palpar o 5º espaço intercostal na linha hemiclavicular para a colocação do estetoscópio.
- Contar os batimentos por um minuto.
- Observar o ritmo, a fonese das bulhas, bem como os sons cardíacos.

O que é o tempo de enchimento capilar (TEC)?

É o tempo que o sangue leva para retornar ao tecido empalidecido pela pressão.[4] A técnica para verificar o TEC é a seguinte: eleva-se o membro superior do paciente levemente acima do nível do coração, e aplica-se uma pressão firme à falange distal do dedo indicador do paciente durante 5 segundos, aliviar a pressão e contar o tempo até que a reperfusão do dedo seja completa. Nos pacientes neonatos e crianças pequenas a pressão pode ser realizada na planta de um dos pés ou nas falanges distais dos dedos hálux, utilizando a mesma técnica.[8]

O TEC é considerado normal quando menor ou igual a 2 segundos. O tempo de preenchimento capilar aumenta conforme a perfusão cutânea diminui. O prolongamento do tempo de enchimento capilar acima de 2 segundos é indicativo de má perfusão tecidual.

Frequência respiratória: é a quantidade de movimentos respiratórios (1 ciclo de inspiração e expiração) que o paciente faz durante o tempo de 1 minuto, observando a presença de alterações relacionadas com profundidade e ritmo respiratório.[1]

- **Conceitos relacionados à frequência respiratória:**[3]
  - **Eupneia:** ritmo normal, variando a frequência conforme o esperado para a idade.
  - **Bradipneia:** frequência respiratória mais lenta que o normal, com profundidade normal e ritmo regular.
  - **Taquipneia:** respiração rápida e superficial.
  - **Hiperpneia:** aumento da profundidade das respirações.
  - **Apneia:** período de cessação da respiração.
- **Valores de normalidade:** ver Tabela 6.2.

Tabela 6.2. Valores de normalidade de frequência respiratória segundo a idade		
Neonato	*Crianças e adolescentes*	*Adultos*
30 a 60 resp/min	1 a 3 anos – 24 a 40 resp/min 4 a 5 anos – 22 a 34 resp/min 6 a 12 anos – 18 a 30 resp/min 13 a 18 anos – 12 a 16 resp/min	12 a 20 resp/min

Fonte: American Heart Association,[4] Santana *et al.*[1]

- **Como aferir:** para determinar a frequência respiratória devemos contar o número de vezes em que o tórax se eleva em 60 segundos. É importante não deixar o paciente perceber que você está contando as respirações, porque ele pode alterar o ritmo e a frequência, o ideal é que você segure o pulso do paciente como se estivesse contando os batimentos cardíacos. Para a realização dessa tarefa é necessário um relógio com segundeiro.[1,6]

Temperatura corporal: é medida e registrada em graus Celsius (°C).

- **Conceitos relacionados a temperatura corporal:**[1]
  - **Eutérmico:** temperatura corporal entre 36 °C e 38 °C.
  - **Hipotermia:** temperatura corporal menor de 36 °C.
  - **Pico subfebril:** temperatura corporal entre 37,8 °C e 38 °C.
  - **Pirexia/febre:** temperatura corporal entre 38 °C a 39,9 °C.
  - **Hipertermia:** temperatura corporal acima de 40 °C.
- **Locais para aferição da temperatura:** a temperatura corporal pode ser obtida em diversos locais do corpo, como axila, nasofaringe, esôfago, reto, membrana

timpânica, artéria temporal, artéria pulmonar e bexiga, no entanto apenas as medidas realizadas no tímpano, esôfago, nasofaringe e artéria pulmonar retratam com maior exatidão a temperatura chamada central.[9]

Tabela 6.3. Valores de normalidade e cuidados na verificação da temperatura corporal		
Via	*Temperatura normal*	*Observações*
Oral	36,5 °C a 37,5 °C	• Proceder a desinfecção do termômetro antes e após a aferição. • Colocar o bulbo do termômetro sob a língua e pedir ao paciente que mantenha a boca fechada sem morder o dispositivo. • Seu uso é indicado para adultos e crianças maiores que se encontram acordados, alertas, orientados e cooperativos. • Geralmente apresenta uma temperatura de 0,5 °C a 0,6 °C abaixo da temperatura central. • Normalmente a leitura demora em torno de 5 minutos.
Axilar	35,9 °C a 36,9 °C	• Proceder a desinfecção do termômetro antes e após a aferição. • Enxugar a axila do paciente, colocando o bulbo do termômetro em contato direto com pele. • Solicitar auxílio do paciente para comprimir o braço de encontro ao corpo, colocando a mão no ombro oposto. • Para retirar o termômetro, aguardar de 6 a 8 minutos no caso de termômetro de vidro, ou esperar a sinalização sonora se o termômetro for digital ou eletrônico.
Retal	37 °C a 38 °C	• Proceder a desinfecção do termômetro antes e após a aferição. • Proteger o ambiente do paciente, mantendo a privacidade. • Posicionar o paciente em decúbito lateral com o joelho de cima fletido.
Esofágica	36 °C a 38 °C	• O sensor é colocado no 1/3 inferior do esôfago, por meio do orifício nasal, em uma posição retrocardíaca, portanto é um procedimento invasivo que precisa da cooperação do paciente ou sedação contínua. • Para ser realizado a leitura deve-se conectar esse termômetro a um monitor multiparamétrico, assim a temperatura é mensurada continuamente. • A sonda esofágica deve ser esterilizada a cada uso. • A sonda do termômetro esofágico deve ser fixada com fita adesiva, assim como a sonda nasogástrica e proceder à troca da fixação diariamente.
Timpânica	36,8 °C a 37,8 °C	• Proceder a desinfecção do termômetro antes e após a aferição. • Inspecionar o canal da orelha do paciente e remover cuidadosamente a cera excessiva. • Posicionar o lóbulo da orelha levemente para cima e para trás em adultos e crianças maiores de 3 anos, e para baixo e para trás em crianças menores de 3 anos, assegurando a correta colocação da sonda do termômetro timpânico. • Fornece acurada leitura central por estar o tímpano próximo do hipotálamo; é sensível às alterações da temperatura.
Artéria temporal	36 °C a 38 °C	• Um *scanner* infravermelho faz a varredura através da testa e logo abaixo da orelha. Após dois a cinco segundos de varredura, aparece a leitura digital no visor. • Fácil acesso; sem alteração da posição; medição muito rápida. • É afetada por umidade na pele, como diaforese ou sudorese.
Artéria pulmonar	36 °C a 38 °C	• A temperatura aferida pela artéria pulmonar é considerada o padrão-ouro de temperatura corporal. • Consiste em um transmissor presente em um cateter que é puncionado em uma veia central, avançando até a artéria pulmonar. Para a aferição dessa temperatura é necessário o uso de um cateter de artéria pulmonar (CAP) de longa permanência.

Fonte: Andris,[6] Souza,[7] Potter e Perry,[10] Carvalho.[11]

O que são os termômetros com termistores e para que servem?[12]

São dispositivos acoplados ao monitor multiparamétrico que permitem medir a temperatura de maneira contínua, com resultados mais fidedignos. Normalmente, podem ser utilizados via esofágica ou via retal, é imprescindível a colocação correta do dispositivo, para a medida esofágica se faz necessária a introdução de 45 cm do dispositivo e via retal a introdução deve ser de no mínimo 10 cm.

- **Atenção:**
  - Os termômetros variam conforme a marca do monitor.
  - Podem ser reutilizados, conforme rotina de esterilização da instituição.
  - São fixados como sonda nasogástrica ou em um dos glúteos, conforme o local escolhido.
  - Para a passagem do dispositivo pode usar lubrificantes.
- **Como aferir:** o método mais utilizado para a verificação de temperatura em UTI é o via axilar com termômetro eletrônico, nos pacientes com quadro clínico graves/gravíssimos é utilizado a via esofágica ou retal para a mensuração contínua. É indicado que a cada verificação de temperatura o termômetro seja higienizado antes e após o procedimento e, se possível, cada leito da UTI tenha o seu dispositivo.

Pressão arterial não invasiva: é a mensuração da pressão arterial por meio do princípio de pulso pulsátil. Os dispositivos mais encontrados dentro das UTI para a verificação de pressão arterial minimamente invasiva são: os esfigmomanômetros com *cuff* inflável e auxílio de um estetoscópio e a monitorização automática, que dispensa o auxílio do estetoscópio e mede as pressões sistólica, diastólica e média. Para a correta verificação da PA com ambos dispositivos é imprescindível que o tamanho do manguito seja o adequado para o paciente.[12]

- **Conceitos relacionados a pressão arterial:**
  - **Hipotensão:** pressão arterial sistólica (PAS) abaixo dos valores de normalidade (Tabela 6.4).
  - **Hipertensão:** pressão arterial acima dos valores de normalidade (Tabela 6.5).

Tabela 6.4. Valores de normalidade e de hipotensão segundo a idade			
Idade	**Valores de normalidade**		
	PA sistólica (mmHg)	**PA diastólica (mmHg)**	**Hipotensão – PAS (mmHg)**
Neonato	60-75	30-45	< 60
1 a 2 meses	70-95	35-60	< 70
3 a 6 meses	80-105	45-70	< 70
1 ano	85-105	40-60	< 72
2 a 10 anos	95-115	55-75	< 70 + (idade × 2)
Adolescentes (> 10 anos)	110-130	65-85	< 90
Adultos	120-129	80-84	

Fonte: American Heart Association,[5] Barroso.[13]

Tabela 6.5. Valores de referência para hipertensão arterial		
Conceito de hipertensão arterial de acordo com a pressão arterial de consultório, monitorização ambulatorial da pressão arterial e monitorização residencial da pressão arterial para indivíduos adultos > 18 anos		
Categoria	**PAS (mmHg)**	**PAD (mmHg)**
PA no consultório	≥ 140 e/ou	≥ 90
MAPA 24 horas:	≥ 130 e/ou	≥ 80
• Vigília	≥ 135 e/ou	≥ 85
• Sono	≥ 120 e/ou	≥ 70
MRPA	≥ 130 e/ou	≥ 80

PA: pressão arterial; PAS: pressão arterial sistólica; PAD: pressão arterial diastólica; MAPA: monitorização ambulatorial da pressão arterial; MRPA: monitorização residencial da pressão arterial.
Fonte: Barroso.[13]

- **Como aferir:**
  - Atenção a escolha do manguito: o corpo do manguito deve cobrir cerca de 40% da circunferência do meio do braço, devendo se estender por, pelo menos, 50% a 75% do comprimento do braço (da axila a fossa antecubital).[4]
  - Na monitorização automática é necessário que se conheça os dispositivos e o monitor para a verificação, pois cada marca de fabricante tem os seus cabos.
  - A preferência é medir a TA no MSE com o paciente deitado e em repouso, informando que a pressão do manguito pode gerar um certo desconforto no braço.
  - É muito comum na UTI com pacientes sedados a verificação de PA com manguito nos membros inferiores, porém, dependendo do quadro clínico do paciente, como insuficiência hepática, a TA pode apresentar-se alterada. Com isso, a indicação é a verificação sempre nos membros superiores.

Dor: é uma sensação sensorial, multidimensional e individual. O manejo da dor inicia-se com a respectiva avaliação, precisa e completa, permitindo aos profissionais de saúde tratar e aliviar sofrimentos desnecessário. O modo que se percebe a dor é resultante de fatores biológicos, psicológicos, sociais, culturais e espirituais.[14]

A avaliação da dor é basilar para se compreender a intensidade, a localização, a quantidade e o padrão de evolução e suas características. Isso abrange o exame físico, história da doença, sinais e sintomas e condutas terapêuticas.[15]

Devido a diversa faixa etária da população pediátrica, se faz necessário a avaliação por instrumentos adequados a cada faixa etária. Nesse sentido existem diversas ferramentas que podem ser utilizadas, e podem ser classificadas principalmente em dois tipos:[14]

- **Unidirecional:** as escalas unidimensionais foram criadas para a avaliação da intensidade da dor, sendo muito utilizadas pela facilidade de sua aplicação. Exemplos de medidas unidimensionais, como escala de estimativa numérica, escala visual analógica, escala de categorias verbais ou visuais.[12]

- **Multidimensionais:** a avaliação multidimensional representa a combinação de duas ou mais dimensões da dor com o intuito de complementar a avaliação. Existem vários instrumentos multidimensionais que foram criados para auxiliar o profissional a mensurar a intensidade e a caracterizar a dor. Dentre esses instrumentos, pode-se citar: escala de dor no recém-nascido (NIPS), escala de avaliação da dor (FLACCr), Children's Hospital of Eastern Ontario Pain Scale (CHEOPS).[12]

No Capítulo 18, você encontra as principais escalas de dor utilizadas na terapia intensiva.

Oximetria de pulso

O que é?

A oximetria de pulso ou saturometria é um método não invasivo utilizado para mensurar o nível de saturação de oxigênio no sangue arterial (SpO_2) ou a porcentagem de hemoglobina ligada ao oxigênio. Essa mensuração permite estimar os funcionamentos dos sistemas cardíacos e respiratórios é realizada por intermédio de sensor de implantado nas extremidades (mãos, pés e lóbulo da orelha). O sensor que faz a verificação da monitorização é composto por uma parte emissora de luz, com dois fotodiodos emissores (LED), sendo um infravermelho, ficando, preferencialmente, no lado superior do membro a ser monitorizado, e uma parte receptora de luz, ou fotodetectadora, que detecta a diferença entre as luzes emitidas e as absorvidas pelas moléculas de hemoglobina (Figura 6.1).[14]

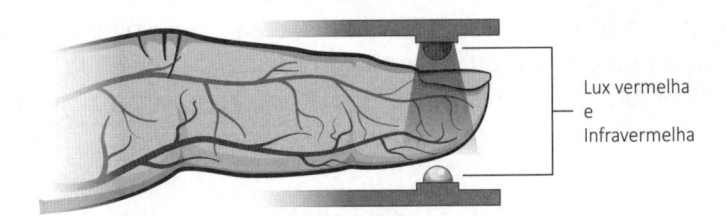

Lux vermelha
e
Infravermelha

Figura 6.1. Representação da parte emissora de luz e da receptora do sensor de oximetria.

- **Valores de normalidade:** o valor normal de SpO_2 é de 95% a 100%. Os valores inferiores a 85% indicam que os tecidos não estão recebendo oxigênio suficiente, e o paciente precisa de avaliação adicional.[16]
- **Como aferir:**[14]
  - Posicionar o sensor em local com perfusão adequada: extremidade distal dos membros superiores ou lóbulo da orelha.
  - Posicionar corretamente o sensor em contato com a pele.
  - Manter o aparelho ligado e estabelecer limites de alarmes de FC e SpO_2.
  - Rodiziar o sensor de acordo com a condição clínica do paciente, se o tempo de enchimento capilar for superior a 3 segundos, o rodízio deverá ser intensificado.

- Não fixar o sensor sob a pressão e não utilizar fita diretamente sobre a pele em virtude do risco de alterar a irrigação sanguínea e provocar lesão cutânea.
- Manter vigilância constante do local em que se encontra o sensor, observando sinais de hiperemia e hipoperfusão, uma vez que o sensor pode gerar calor acima de 41 °C e causar queimaduras de 2° e 3° graus.
- Escolher o tipo de sensor adequado para o local a ser monitorizado e para o tamanho da criança.
- Observar o traçado no monitor, traçados regulares sugerem que a mensuração está correta.

Capnografia

O que é?

O gás carbônico (CO_2), é o produto final do metabolismo celular, sendo eliminado pelos alvéolos durante a respiração. A medida desse gás eliminado é chamada de capnometria. É um método não invasivo e rápido.

Qual a função?[16]

Os valores são obtidos por meio do tubo endotraqueal, ou das vias aéreas (boca/nariz), e refletem indiretamente os níveis de CO_2 circulante e o padrão circulatório da criança, o que auxilia na detecção das alterações no metabolismo, perfusão sanguínea e ou ventilação. Os capnógrafos, aparelho utilizado para a capnometria, utiliza a espectrometria por luz infravermelha, que ao passar pelo gás exalado, é parcialmente absorvida pelas moléculas e tem parte da sua energia consumida. O capnógrafo então compara quantidade de energia infravermelha absorvida com o referencial zero (sem CO_2), podendo sofrer interferência de outros gases (Figura 6.2).

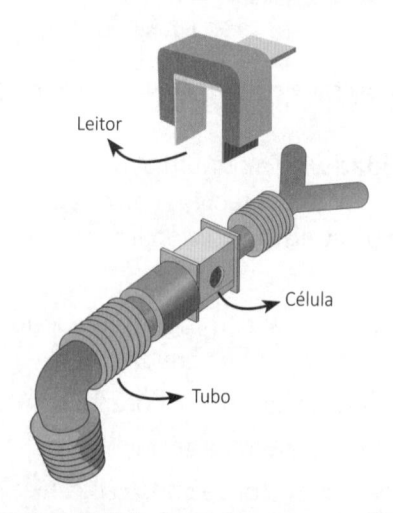

Figura 6.2. Modelo de sensor para capnografia.

- Valores de normalidade: a pressão parcial desse gás ($PaCO_2$) é em torno de 35-45 mmHg.
- **Como aferir:**[14]
  - Conectar o modulo e o cabo ao monitor, em seguida a câmera de absorção de luz entre a via aérea artificial (cânula) e o circuito respiratório.
  - Conectar o sensor na parte do cabo que contém um "0" e observar o processo no monitor. Após a mensagem de calibragem, remover e encaixar na parte que contém a "REF", quando solicitado pelo monitor.
  - Observar no monitor o final do processo e em seguida a mensagem "calibração ok". Após conectar no sensor que se encontra a via aérea artificial e o circuito respiratório.
  - Atentar-se no monitor a formação da curva (capnografia) e o valor exposto, ajustando os valores de referência de acordo com o protocolo da instituição.
  - Observar a presença de umidade ou sujidade, que poderá dificultar as medidas.
  - A umidade e evitada por meio do uso de filtros e sujidades são retiradas com algodão com posterior desinfecção com álcool 70%.
  - Recalibrar o sistema sempre após a desconexões do sensor e ou circuito respiratório.
  - Observar as alterações do traçado capnográfico, que podem ser causados por deslocamento do tubo endotraqueal, postura, temperatura e alteração na função cardiovascular.

Monitorização eletrocardiográfica contínua

O que é?[16]

Consiste em controlar, supervisionar, acompanhar e avaliar constantemente o paciente por meios diretos e indiretos. Tem como objetivo detectar precocemente as intercorrências e subsidia as decisões mais adequadas e as avaliações das respostas clínicas. É um equipamento eletrônico que registra continuamente a atividade elétrica do coração, por meio de eletrodos dispostos em áreas predeterminadas na superfície do tórax detectando qualquer distúrbio e ritmo. Os eletrodos autoadesivos aplicados na pele detectam a eletricidade gerada no coração, transformando essa eletricidade em ondas com registro em tela.

- **Como aferir:**[16]

Por meio de monitor multiparamétrico: consiste em equipamentos que reúne várias informações, em valores numéricos e registros gráficos, relacionados aos parâmetros vitais e outras medidas importantes, facilitando o acompanhamento da evolução do paciente. É um aparelho que apresenta vários parâmetros relacionados ao estado do paciente, como: pressão arterial, oximetria, eletrocardiograma, respiração, temperatura, saturação de oxigênio entre muitos outros. Ele é utilizado por médicos, enfermeiros, anestesistas, enfim, todos os envolvidos nas intervenções. Além de ganhar mais tempo os procedimentos se tornam mais seguros para os profissionais e principalmente para os pacientes. São equipamentos usados para monitorar diversos parâmetros fisiológicos, possibilitando analisar o estado clínico de pacientes adultos, pediátricos e neonatos. Ele detecta sinais vitais do paciente e exibe os resultados.

- **Posicionamento dos eletrodos:**[14]
  - **Utilizando cabo-paciente de 3 vias:** o sistema de monitorização com o cabo-paciente 3 vias para as 3 derivações, portanto não utiliza o eletrodo preto como neutro.

Os eletrodos utilizados são:

  - Vermelho (RA) no lado direito superior braço direito.
  - Amarelo (LA) no lado esquerdo superior braço esquerdo.
  - Verde (LL) na parte inferior esquerda do abdômen ou perna esquerda.
- **Utilizando cabo-paciente de 5 vias:** a utilização do cabo-paciente 5 vias, possibilita 7 derivações. Nesse caso, os eletrodos utilizados são:
  - Vermelho (RA) significa *right* – braço direito.
  - Preto (RL) tórax ou perna direita.
  - Amarelo (LA) significa *left* – braço esquerdo.
  - Verde (LL) tórax ou perna esquerda.
  - Azul (V) sobre o coração.
- **Cuidados de enfermagem na monitorização eletrocardiográfica:**[16]
  - Manter o monitor ligado à rede elétrica.
  - Identificar o número de condutores (3 ou 5).
  - A pele deve ser preparada adequadamente e os eletrodos instalados nas melhores posições possíveis.
  - As peles úmidas ou oleosas devem ser limpas com álcool e seca para que os eletrodos tenham uma adesão máxima.
  - Realizar tricotomia da pele nos locais de aderência do eletrodo, se necessário.
  - Ligar o paciente ao cabo de monitorização.
  - Verificar se o cabo está conectado ao paciente corretamente.
  - Manter os alarmes ligados para garantir a segurança na utilização.
  - Ajustar os alarmes do monitor, aumentando o volume. O alarme de frequência do monitor deverá estar sempre ligado, com ajuste mínimo em 60 bpm e máximo em 100 bpm a fim de detectar bradi ou taquiarritmias. Esses ajustes poderão ser alterados sob avaliação das condições clínicas do cliente.
  - Rodízio dos eletrodos, pelo menos uma vez ao dia.

Eletrocardiograma

O que é?[16]

É um procedimento simples, não invasivo que registra as oscilações elétricas durante a atividade cardíaca e, esse é o procedimento mais indicado para avaliar as arritmias cardíacas e distúrbios de condução elétrica do coração. O impulso elétrico é detectado por meio dos eletrodos dispostos do tórax do paciente, membros superiores, inferiores para receber a corrente elétrica do tecido muscular cardíaco em diferentes derivações gerando um traçado gráfico no eletrocardiograma.

Qual a função?[17]

Em um batimento normal, ambos os átrios se contraem quase simultaneamente. Em seguida, há uma breve pausa (causada pela condução lenta do potencial de ação por meio do nodo AV). Então, os dois ventrículos contraem-se quase simultaneamente. E por fim, o coração relaxa e novamente se enche de sangue. O ECG consiste em 12 derivações, onde o coração é avaliado em 12 posições anatômicas diferentes dos eletrodos. O sistema é composto de 4 eletrodos periféricos e 6 precordiais (Figura 6.3).

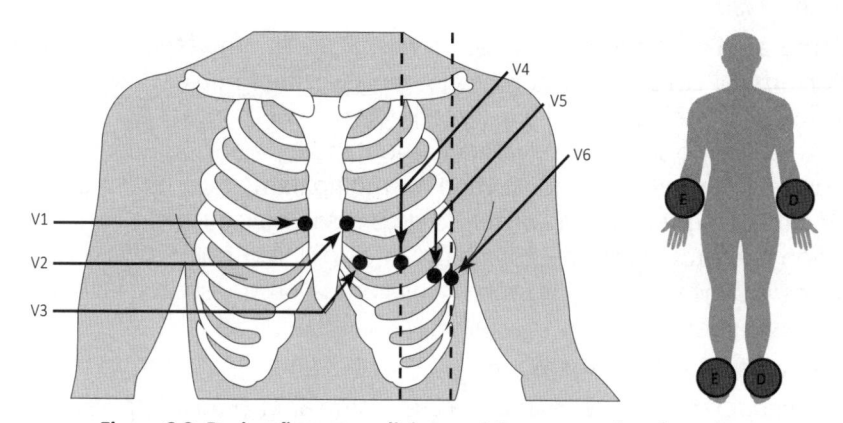

Figura 6.3. Derivações precordiais e posicionamento dos eletrodos.

- **Entendendo as ondas do ECG:** o ECG consiste de ondas características (P, Q, R, S e T) as quais correspondem a eventos elétricos e mecânicos da ativação do miocárdio.
- **Cuidados de enfermagem no ECG:[16]**
  - O eletrocardiógrafo deve ficar conectado à rede sempre que não estiver em uso.
  - Não realizar o exame com o aparelho ligado à rede elétrica devido a interferências.
  - Antes e após a realização do exame, verificar se o aparelho está completo e se a bateria está devidamente carregada.
  - Prestar atenção às condições da pele do paciente antes da colocação e após a retirada dos eletrodos.
  - Remover resíduos do tórax e membros superiores e inferiores com gaze ou compressa úmida com água morna.
  - Registrar o procedimento no relatório de enfermagem e prontuário do paciente.
  - Identificar o exame, anotar a data e hora do exame, assinatura e carimbo de quem realizou.

– Proceder a limpeza do carrinho e do aparelho de ECG com compressa úmida com álcool 70%.

– Organizar os fios e o eletrocardiograma.

– Mostrar exame para o médico responsável.

Pressão arterial invasiva

O que é?[14]

É a monitorização contínua da pressão arterial por meio de um cateter arterial (PAI), esse método é considerado mais sensível, confiável e fidedigno quando comparado ao não invasivo. É de suma importância na abordagem dos pacientes com instabilidades hemodinâmicas, a fim de sustentar medidas terapêuticas mantendo a perfusão tecidual.

- **Como aferir:**[16] a mensuração se dá por meio de um cateter inserido em um vaso arterial em sítios variáveis, incluindo as artérias pediosas, femoral, braquial ou radial. O acesso arterial é realizado por meio de punção. Após a punção deve-se acoplar o sistema previamente montado e preenchido com solução fisiológica a 0,9% e conectado ao monitor multiparamétrico, os dados obtidos na monitorização refletem a conversão da pressão mecânica em impulso elétrico, sendo interpretada na membrana isolante do domo, que é sensível as deformidades provocadas pela pressão no diafragma ou transdutor e convertida em valores numéricos.

- **Cuidados de enfermagem:**
  - Preparar o material, tanto para o cateterismo arterial quanto para a montagem do sistema; montar o transdutor e o sistema de infusão pressurizada.
  - Atuar no exame físico diário para avaliação e prevenção de complicações.
  - Realizar o teste de Allen antes da punção em artéria radial, para verificar se as mãos estão sendo perfundidas tanto pela artéria radial, quanto pela ulnar.
  - Se a reperfusão não ocorrer ao liberar a artéria ulnar, não puncionar a artéria radial, para evitar o risco de isquemia da mão, em caso de trombose da artéria puncionada.
  - Usar técnica asséptica sempre que manipular o sistema.
  - Observar o tempo máximo de permanência do cateter não ultrapassando cinco dias.
  - Usar máscara, luvas e óculos de proteção para a manipulação do cateter arterial.
  - Atentar para a manipulação correta, verificando a presença de bolhas no sistema e de sangue no circuito.
  - Avaliar a perfusão do membro e observar sinais de insuficiência arterial.
  - Minimizar a manipulação do sistema, evitando o uso de seringas e *three-ways* (torneira de três vias) para lavagem intermitente.
  - Manter o transdutor de pressão no ponto zero de referência, entre a linha axilar média e no quarto espaço intercostal.

- Lavar o sistema com um pequeno flush a cada 1 ou 2 horas e ajustar o referencial zero, observando-se modificações da curva de pressão.
- Zerar o sistema sempre que manipular o paciente, pois pode alterar os valores.
- Trocar o sistema de infusão a cada 96 horas ou conforme a rotina institucional.
- No caso de suspeita de obstrução do cateter arterial, desobstruir sempre por pressão negativa, isso é, por aspiração.
- Trocar o curativo do acesso arterial sempre que houver sujidade, umidade ou estiver descolando.
- Nos casos dos curativos transparentes íntegros, a troca do curativo deve ser realizada a cada sete dias.
- Remover a monitorização e o cateter o mais precocemente possível para minimizar o risco de infecção, devendo ocorrer sempre que existir a presença de sinais flogísticos ou má perfusão do membro.
- Respeitar protocolo institucional quanto ao tempo máximo de monitorização invasiva.
- Remover o cateter arterial, comprimindo o local da punção. O cateter deve ser tracionado lentamente, ao mesmo tempo em que se realiza uma aspiração leve com seringa para a retirada de possíveis trombos locais.
- Fazer compressão no local por pelo menos cinco minutos, observar a hemostasia e aplicar curativo compressivo.
- Registrar diariamente as condições de sistema da PAM, condições do sítio de inserção e membro cateterizado no prontuário do paciente.[7]
- **Parâmetros:** o valor normal da PAM em adultos varia entre 70 a 100 mmHg. Pode ser calculada da seguinte maneira: PAM = (PAS + 2 × PAD)/3, em que a PAS é a pressão arterial sistólica, e a PAD é a pressão arterial diastólica.[7]

Pressão venosa central (PVC)

O que é?[14]

A pressão venosa central é muito utilizada para se avaliar o estado hemodinâmico, sendo considerada fundamental na percepção da função cardíaca e da volemia intravascular ou pré-carga do ventrículo direito. Sua monitorização está indicada para crianças em choque, desconforto respiratório, sepse, lesão renal aguda e uso de drogas vasoativas, vasopressoras.

- **Como aferir:** normalmente é medida na veia cava superior junto ao átrio direito por um cateter venoso central de inserção periférica ou um cateter central inserido em veia jugular ou subclávia. Uma vez que o acesso venoso central esteja disponível, a PVC poderá ser verificada de duas maneiras: manualmente, por meio da coluna de água (valores em cmH_2O) ou por meio de transdutor de pressão conectado ao monitor multiparamétrico (valores em mmHg), sendo essa similar ao utilizado para monitorização da PAM invasiva.[7]

- **Cuidados de enfermagem:[7]**

Os principais cuidados de enfermagem estão relacionados à manutenção do cateter e à garantia de acurácia na medida da PVC:

– Atentar para a higienização das mãos para manipulação do cateter.

– Zerar o sistema a cada verificação de PVC do paciente.

– Observar modificações na curva de pressão (altura de onda P condizente com posição do cateter).

– Caso o cateter seja duplo lúmen, utilizar a via distal para monitorar a PVC em função do calibre do lúmen.

– Não realizar infusão contínua de drogas vasoativas na mesma via em que ocorre a monitorização da PVC.

– Monitorar possíveis complicações como dor local, hemorragia, sinais de isquemia ou infecção, edema local, entre outros.

– Para retirada do cateter, proceder com luva de procedimento, usar solução antisséptica, e tracionar o cateter vagarosamente, evitando lesão à intima do vaso. Comprimir o local da inserção do cateter com gaze dobrada por 5 minutos.

– Promover treinamentos para a equipe de enfermagem e para a equipe envolvida na manutenção do cateter e verificação da PVC.

- **Parâmetros:** a PVC normal é de 2 a 8 mmHg. Medidas de PVC elevadas ou baixas geralmente estão associadas a alterações no estado do volume intravascular ou da função ventricular.

Monitorização da artéria pulmonar

O que é?

É um cateter de acesso venoso central que é utilizado para a monitorização invasiva e que permite verificar as medidas das pressões da artéria pulmonar, do átrio direito, dos ventrículos direito e esquerdo e da cunha capilar pulmonar, assim como da pressão venosa central. A monitorização da artéria pulmonar é feita por meio da introdução do cateter de Swan-Ganz, pela veia subclávia ou pela veia jugular interna até a artéria pulmonar. O cateter de Swan-Ganz, que possui um balão na ponta distal, que é insuflado com cerca de 1 mL de ar quando o fluxo de sangue, que passa pelo coração do doente, empurra o balão até a artéria pulmonar. Uma vez colocado corretamente o cateter, o balão é esvaziado e o equipamento de monitorização e transdução é ligado ao cateter. Além disso, esse cateter tem vários lúmens, incluídos em um lúmen maior onde cada um abre em um ponto diferente ao longo do comprimento do cateter, podendo ser usados para administração de soluções mais agressivas que poderiam lesar as veias periféricas.[18]

- **Qual a função?**

A cateterização da artéria pulmonar permite o registro das seguintes pressões: pressão do átrio direito (PAD); pressão da artéria pulmonar (PAP); pressão de capilar pulmonar (PCP); débito cardíaco (DC) e índice cardíaco (IC).

- **Indicação:** está indicada a cateterização da artéria pulmonar nas situações de: choque cardiogênico; infarto agudo do miocárdio; insuficiência cardíaca congestiva refratária; período perioperatório em paciente grave; choque séptico; síndrome da dificuldade respiratória aguda.
- **Descrição do cateter de Swan-Ganz (Figura 6.4):**[19]
  - **Via proximal (azul):** o seu orifício situa-se a 29 cm da extremidade distal. Permite a injeção de líquidos para as medidas hemodinâmicas e é utilizado também para medida da PVC e colheita de sangue.
  - **Via distal (amarela):** o seu orifício situa-se na ponta do cateter, permitindo a medida das pressões nas câmaras cardíacas, direitas, pressão arterial pulmonar e pressão capilar, pulmonar, durante a inserção, além da colheita de amostra de sangue venoso ou misto, na artéria pulmonar.
  - **Via do balão (vermelha):** auxilia na migração do cateter pela flutuação dirigida pelo fluxo sanguíneo, permitindo o encunhamento do cateter e a medida da pressão.
  - **Riscos e complicações:** como em toda a monitorização invasiva, o paciente crítico fica submetido a riscos maiores.
  - Com relação à passagem do cateter, há risco de pneumotórax hipertensivo, arritmias ventriculares e bloqueios de ramo direito. A presença do cateter na circulação predispõe o desenvolvimento de enfarte pulmonar, trombose venosa e complicações infecciosas. Além disso, pode ocorrer lesão da artéria pulmonar ou um de seus sub-ramos, o que pode estar relacionado com a migração distal do cateter ou a insuflação inadequada do balão.

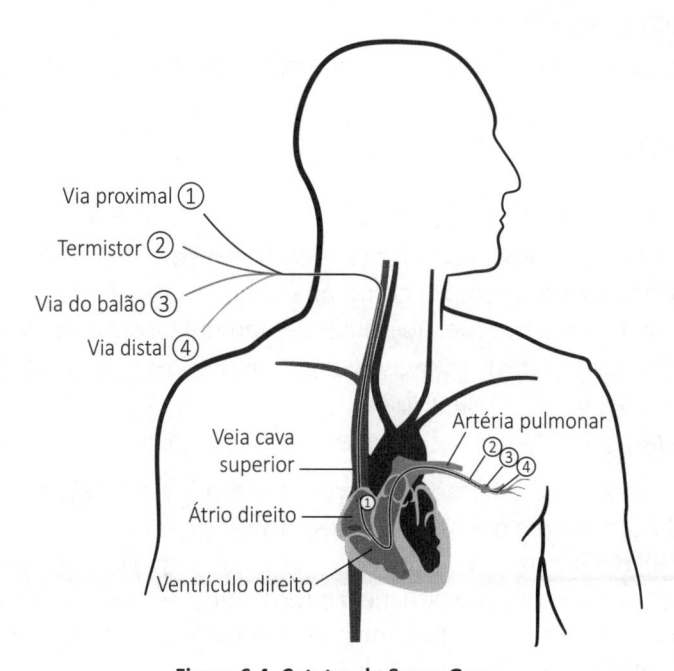

Via proximal ①
Termistor ②
Via do balão ③
Via distal ④
Veia cava superior
Átrio direito
Ventrículo direito
Artéria pulmonar

Figura 6.4. Cateter de Swan-Ganz.

• Cuidados de enfermagem:[16,19]

Cuidar de um doente com esse tipo de monitorização requer uma atenção redobrada dos profissionais de saúde, uma vez que, na sua maioria, utiliza-se mais que um tipo de monitorização invasiva.

– Posicionar os elétrodos para monitorização eletrocardiográfica.

– Colocar o paciente em posição de decúbito dorsal.

– Montar sistema de pressurização com heparina e soro fisiológico (volumes determinados pelo médico).

– Deixar o soro fisiológico heparinizado para depois acoplar nas vias distal e proximal do cateter.

– Montar o transdutor de pressão com técnica asséptica.

– Auxiliar na paramentação do médico.

– Montar material para passagem do cateter.

– Após o término da passagem do cateter, assegurar-se de que não há bolhas de ar no sistema.

– Verificar se as conexões entre cateter, sistemas e torneiras de três vias estão bem adaptadas.

– Realizar curativo no local da inserção do cateter conforme protocolo.

– Providenciar radiografia de tórax.

– No momento de retirada do cateter, o balão deve ser desinsuflado para que não ocorram traumas vasculares.

– Registrar os valores hemodinâmicos, uma vez por turno, ou conforme protocolo.

Balão intra-aórtico

O que é?[20]

O balão intra-aórtico (BIA) é um dispositivo utilizado para a assistência de uma falha na circulação cardíaca, por exemplo, como no choque cardiogênico. É um cateter com um balão inflável na extremidade, que é frequentemente inserido pela artéria femoral e posicionado na aorta torácica descendente. O BIA é insuflado durante a diástole e desinsuflado momentos antes da sístole.

• Como aferir?[7]

No momento de sua insuflação, o BIA provoca um aumento da pressão na aorta que, por consequência, aumenta o fluxo sanguíneo para as artérias coronárias. No momento da desinsuflação, o BIA deixa um vácuo que proporciona diminuição da resistência que o coração precisa enfrentar durante a ejeção (pós-carga), provocando a diminuição do esforço ventricular. A inserção do BIA pode ser realizada no setor de hemodinâmica ou na unidade de intensivismo.

- **Cuidados de enfermagem:**[7]
  – Observar ritmo cardíaco.
  – Monitorar padrões hemodinâmicos e infusões endovenosas.
  – Ajustar medicamentos e terapias conforme a avaliação.
  – Verificar adequação da curva de pressão com a ciclagem acionada, a frequência da contrapulsação em relação ao número de diástoles, os valores pressóricos (sistólico, diastólico e diastólico com o balão insuflado).
  – Manter restrito o membro em que está inserido o balão intra-aórtico (evitar fletir o membro).
  – Verificar pulsos periféricos de 2/2 horas.
  – Aquecer a extremidade do membro cateterizado com algodão laminado, se necessário, deixando uma pequena área exposta para verificar o pulso pedioso.
  – Realizar a troca do curativo conforme rotina da instituição.
  – Realizar o controle do débito urinário.
  – Atentar para as principais complicações, como isquemia do membro, hemorragias, obstrução vascular e infecções que podem levar desde a amputação do membro até a morte do paciente.
  – Realizar o registro no prontuário do paciente (evolução).

Pressão intra-abdominal

O que é?[7]

A pressão intra-abdominal (PIA) é definida como a pressão distribuída uniformemente e oculta no interior da cavidade abdominal, resultante da interação entre a parede abdominal e as vísceras em seu interior. A mensuração da PIA está indicada em pacientes críticos com quadros abdominais agudos, sem diagnósticos definidos, devido às complicações relacionadas à variação desses valores, sendo também utilizada para avaliar o risco do desenvolvimento de síndrome compartimental abdominal (SCA).

- **Como aferir?**[14]

A verificação da PIA pode ser realizada de maneira direta, a partir da inserção de um cateter dentro do abdômen, ou, indireta, por meio da monitoração da pressão vesical, gástrica ou de outras cavidades. Atualmente, a técnica vesical é considerada padrão-ouro para aferição indireta da PIA, dados a simplicidade, a confiabilidade, o baixo custo e o menor risco de complicações (Figura 6.5).

- **Parâmetros:**[7] a PIA deve ser expressa em mmHg, sendo 1 mmHg igual a 1,36 cmH_2O. Deve ser medida ao final da expiração, na posição supina completa, após se garantir a ausência de contrações musculares abdominais, com o transdutor colocado em zero na linha média axilar.
- **Cuidados de enfermagem:**[7]
  – Higienizar as mãos e calçar luvas para manipular o sistema.
  – Realizar a antissepsia da via de aspiração com álcool a 70%.

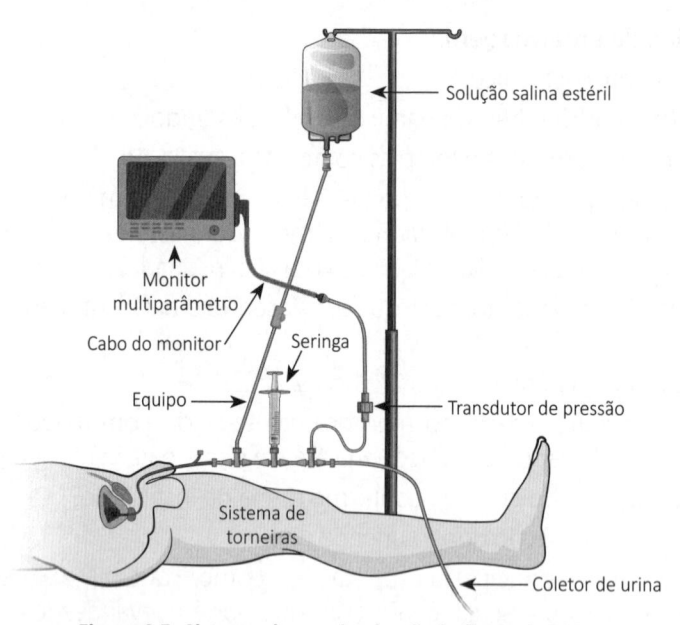

Figura 6.5. Sistema de monitorização indireta da PIA.

– Nivelar o transdutor de pressão a cada aferição da PIA.

– Aferir a PIA a cada 4-6 horas ou conforme protocolo institucional.

– Descontar o volume infundido do débito urinário, a cada mensuração da PIA.

– Observar as tendências de aumento na frequência respiratória (FR) e na frequência cardíaca (FC) e diminuição do débito urinário, parâmetros que são alterados pelo aumento da PIA.

– Realizar controle hídrico do paciente.

– Realizar ordenha e lavagem do sistema de drenagem em caso de obstrução por coágulos, grumos, sedimentos.

Pressão intracraniana

O que é?[7,21]

A pressão intracraniana (PIC) é o resultado do volume e da pressão exercidos internamente sobre o crânio a partir de três componentes: sangue, líquido cefalorraquidiano (liquor) e tecido cerebral. A PIC tem uma variação fisiológica de 5 a 15 mmHg e reflete a relação entre o conteúdo da caixa craniana (cérebro, líquido cefalorraquidiano e sangue) e o volume do crânio. A alteração do volume de um desses componentes pode causar a hipertensão intracraniana (HIC).

• **Como aferir?**

A monitorização da pressão intracraniana é feita por meio da implantação de um cateter através do crânio, no espaço subaracnóideo ou no ventrículo cerebral. Assim como na monitorização da pressão intra-arterial e da PVC, essa funciona por meio de um sistema com transdutor que reúne dados que são apresentados continuamente no monitor, permitindo a equipe avaliar constantemente todas as respostas do paciente proporcionando intervenções imediatas, quando necessário. A medida real da PIC é sempre invasiva e sua indicação depende de uma avaliação de risco-benefício para o paciente. A monitorização da PIC tem indicação em casos como: escala de coma de Glasgow inferior a 8; traumatismo cranioencefálico (TCE); em alguns casos graves de isquemia cerebral; pós-operatório de neurocirurgia; hemorragia cerebral; meningite grave; encefalite; monitorização de pacientes com problemas em sistemas de válvulas empregadas no tratamento de hidrocefalia.[16]

Uma das alternativas mais utilizadas para o monitoramento da PIC é o sistema de derivação ventricular externa (DVE). A partir de um cateter intraventricular inserido no ventrículo lateral, conecta-se um sistema de drenagem, que possibilita a verificação da PIC e, também, uma possível drenagem do liquor durante elevações agudas da pressão. A DVE está indicada para auxiliar na redução da PIC (permitindo a drenagem de líquido cefalorraquidiano e/ou sangue), na administração de medicamentos e na monitorização contínua. Está contraindicada quando o paciente possui algum distúrbio de coagulação ou está anticoagulado por uso de medicamentos, possui alguma infecção no couro cabeludo ou abscessos no local, pelo alto risco de infecção do sistema.[7]

- **Parâmetros:** os valores normais da PIC variam de acordo com a faixa etária. Em adultos, o valor normal está entre 10 a 15 mmHg; para crianças, 3 a 7mmHg, e para latentes, 1,5 a 6 mmHg.[21]

- **Cuidados de enfermagem:**[16]
  - **Posição da cabeça:** a cabeça deve ser mantida em posição neutra e elevada a 30°, para otimizar o retorno venoso. Quando houver necessidade de mobilização do paciente, a cabeça deve ser mantida em alinhamento com a coluna. Movimentos de rotação para a direita podem aumentar os valores da PIC do que movimentos para a esquerda. A posição de pronação deve ser evitada, por aumentar as pressões intra-abdominal e intratorácica, com consequente aumento da PIC.

  - **Temperatura corporal:** o objetivo é a manutenção do paciente apirético, evitando agressivamente a hipertermia, pois essa pode aumentar o metabolismo cerebral. Já a hipotermia prolongada pode diminuir os leucócitos, aumentando o risco de infeção. Ainda pode causar distúrbios na condução ventricular e alterações da coagulação.

  - **Monitorização hemodinâmica:** é recomendada a instalação de um cateter arterial para medida de pressão arterial média contínua e cateter central com medida de pressão venosa central (PVC). A hipotensão deve ser tratada com o uso de drogas vasoativas. Nas situações de perda da autorregulação cerebral, qualquer alteração de pressão pode ser diretamente transmitida aos vasos cerebrais, com maior risco de edema ou isquemia.

Medida de débito cardíaco

O que é débito cardíaco (DC)?

É a quantidade de sangue ejetada pelo ventrículo esquerdo a cada minuto. O DC de um adulto varia entre 4 e 6 L/min.

O DC é o produto da frequência cardíaca (FC) com o volume sistólico (VS), ou seja, DC = FC $\times$ VS.

Como podemos mensurar o DC?

Pode ser feita de maneira invasiva e não invasiva, nessa última pode ser utilizado o ecodopplercardiograma, na invasiva, a medida pode ser feita de modo intermitente (termodiluição) ou contínua (uso de sensor).[1]

O DC medido com o cateter da artéria pulmonar (CAP) utiliza uma tecnologia chamada de termodiluição. Uma solução salina resfriada é injetada no átrio direito (5-10 mL). Essa solução vai resfriar o sangue circulante que está passando pelo átrio. Um termômetro (termistor) localizado na porção distal do cateter (4 cm da ponta) vai registrar a variação de temperatura do sangue, em um determinado intervalo de tempo, que antes estava constante em torno de 37 °C. Essa oscilação de temperatura vai determinar o aparecimento de uma curva. A área dessa curva vai determinar o DC.[22]

Atualmente, surgiram novos métodos para a monitorização contínua do DC, que além de aferir essa variável, ainda fornece outros dados, como o estado volêmico do paciente e a resposta terapêutica.[23] A seguir descreveremos alguns desses novos métodos:

- **Sistema LiDCO:** por meio da força de pulso, esse método mensura o volume sistólico e consequentemente a DC. A verificação é feita pela infusão de cloreto de lítio em acesso venoso periférico ou central e, a curva de concentração do lítio é medida por um eletrodo lítio-sensível conectado a uma linha arterial periférica, preferencialmente a femoral. É um método mais preciso quando comparado a termodiluição do CAP, pois permite a mensuração precisa e contínua, batimento a batimento, do DC.[22]

- **Sistema PiCCO:** é muito semelhante à medida de débito cardíaco pelo CAP. Utilizando-se de infusão de soro em temperatura diferente do sangue no sistema venoso central (exige acesso venoso central), constrói-se uma curva de termodiluição, que permite determinar o débito cardíaco e calibrar o sistema. Esse sistema permite calcular a variação da pressão de pulso (VPP) e a variação do volume ejetado (VVE), bem como o cálculo dos volumes de compartimento intravascular, como o volume diastólico global final (volume diastólico das quatro câmaras cardíacas) e índice do volume cardíaco intratorácico (volume sanguíneo nas quatro câmaras e nos vasos pulmonares), que são utilizadas como medidas de pré-carga.[23]

- **Sistema Vigileo/FloTrac:** não necessita de calibração do débito cardíaco e, portanto, não necessita de acesso venoso central ou periférico. Funciona unicamente com a análise da curva de PA invasiva, sendo assim, basta um simples acesso arterial com boa qualidade (radial ou femoral) para que se tenha a medida de débito cardíaco.[23] Também mede parâmetros como a resistência vascular sistêmica e a variação de volume de curso.[24]

- **Sistema NICO:** utiliza o CO_2 expirado como indicador para fornecer o débito cardíaco, de modo que não necessita de acesso venoso e arterial. O paciente precisa estar em ventilação mecânica e com um sistema de capnografia, o que permite a verificação do CO_2 reinalado comparando-o com o CO_2 em condições normais, aferindo-se indiretamente o débito cardíaco.[23]

- **Ecografia transtorácica e Doppler esofágico:** na ecografia transtorácica a avaliação do débito cardíaco é feito por meio do cálculo do volume sistólico medido no trato de saída de ventrículo esquerdo (integral velocidade-tempo). No exame de Doppler esofágico é realizado a passagem de uma sonda flexível e fina pelo esôfago, que permite a aferição integral da velocidade do fluxo em determinado tempo e assim a aferição do débito cardíaco nessa localização.[1,24]

- **Bioimpedância torácica:** tem como princípio básico, a variação de condutividade de uma corrente elétrica de baixa voltagem e alta frequência aplicada ao tórax devido à variação de fluxo sanguíneo em cada ciclo cardíaco. Essa variação é captada por eletrodos localizados na superfície da pele do paciente e é, portanto, um método totalmente não invasivo. As modificações na velocidade do fluxo e no volume de sangue na aorta geram mudanças proporcionais na condutividade elétrica, sendo essa informação enviada e processada por um microcomputador, permitindo a aferição do DC.[23,24]

- **Biorreactância elétrica:** permite analisar as mudanças de amplitude e frequência dos impulsos elétricos e assim reduzir as interferências elétricas que conduzem a erros, é um aprimoramento da bioimpedância torácica. A monitorização ocorre com o posicionamento de eletrodos no tórax, quatro no total, onde um eletrodo aplica a corrente de alta frequência para o corpo e o outro como amplificador da tensão de entrada, sendo a medida final determinada pelo cálculo da média dos dois sinais. A monitorização fornece dados como débito cardíaco, volume sistólico, contratilidade miocárdica, frequência cardíaca, índice cardíaco, índice de oferta de oxigênio e o conteúdo do fluxo torácico.[23,24]

Referências bibliográficas

1. Santana JCB et al. Monitorização invasiva e não invasiva – fundamentação para o cuidado. São Paulo: Editora Atheneu, 2013.
2. Venturi V et al. O papel do enfermeiro no manejo da monitorização hemodinâmica em unidade de terapia intensiva. São Paulo: Revista Recien, 6(17):19-23, 2016.
3. Pacheco C, Coelho W. Terapia intensiva, administração em enfermagem, controle de infecção hospitalar, saúde do idoso – Salvador: SANAR, 2015. Disponível em: https://s3.sanar.online/images/p/V2-enferm-trecho.pdf Acessado em 30/07/2020.
4. American Heart Association. PALS - Suporte avançado de vida em pediatria- Manual do Profissional. 2015.
5. American Heart Association. ACLS – Suporte Avançado de Vida Cardiovascular – Manual para profissionais de saúde.
6. Andris DA et al. Semiologia: bases para a prática assistencial. Rio de Janeiro: Guanabara Koogan, 2006.

7. Souza E, Viegas K, Caregnato RCA. Manual de cuidados de enfermagem em procedimentos de intensivismo [recurso eletrônico] – Porto Alegre: Ed. da UFCSPA, 2020.

8. Matsuno AK. Reconhecimento das situações de emergência: avaliação pediátrica. Medicina (Ribeirão Preto) 2012;45(2): 158-67. Disponível em: http://revista.fmrp.usp.br/2012/vol45n2/Simp1_Reconhecimento%20das%20Situa%E7%F5es%20de%20Emerg%EAncia_Avalia%E7%E3o%20Pedi%E1trica.pdf Acessado em 30/07/2020.

9. Poveda VB, Nascimento AS. Intraoperative body temperature control: esophageal thermometer versus infrared tympanic thermometer. Revista da Escola de Enfermagem da USP. 2016;50(6):945-950.

10. Potter P, Perry AG. Fundamentos de enfermagem. 8 ed. Rio de Janeiro: Elsevier, 2013.

11. Carvalho RLR. Métodos de Termometria Não Invasiva em Comparação ao Método de Aferição da Temperatura de Cateter de Artéria Pulmonar [manuscrito]: Um estudo de medidas repetidas. Tese (Doutorado) - Universidade Federal de Minas Gerais, Escola de Enfermagem. 2019.

12. Viana RAPP et al. Enfermagem em Terapia Intensiva- prática e vivências. Porto Alegre: Artmed, 2011.

13. Barroso WKS et al. Diretrizes Brasileiras de Hipertensão Arterial – 2020. Departamento de Hipertensão Arterial da Sociedade Brasileira de Cardiologia (DHA-SBC), Sociedade Brasileira de Hipertensão (SBH), Sociedade Brasileira de Nefrologia (SBN). Arquivos Brasileiro de Cardiologia. 2021; 116(3):516-658. Disponível em: https://diretrizes.cardiol.online/tmp/adad56_951a57abb60a4205928d6da79f0d572d.pdf Acessado em 19/05/2022.

14. Lopes MT, Toma E, Maia MM. Cuidados Intensivos Pediátricos. 1ª ed. – Rio de Janeiro: Atheneu, 2019

15. Smeltzer SC, Bare BG. Controle de dor. In: Brunner e Suddarth. Tratado de Enfermagem Médico-Cirúrgica. 8. ed. Rio de Janeiro: Guanabara Koogan, 2002, v. 1, p. 158; 230-257.

16. Afonso SR et al. Assistência em Enfermagem ao Paciente Crítico: monitorização [livro eletrônico] – 1ª ed. – 9. vol. São Paulo: Centro Paula Souza, 2020.

17. Réa-Neto A et al. Consenso brasileiro de monitorização e suporte hemodinâmico - Parte IV: monitorização da perfusão tecidual. Rev Bras Ter Intensiva. 2006;18(2):154-60.

18. Baird MS. Manual de Enfermagem no cuidado crítico: intervenções de enfermagem e condutas colaborativas. 6ª edição. Rio de Janeiro: Elsevier, 2012

19. Bongar FS, Sue DY (2005). Monitorização em Terapia Intensiva. Terapia Intensiva: Diagnóstico e Tratamento- vol. único, 2ª ed., pp. 2005-225.

20. Ferreira GSR. Balão de contrapulsação intra-aórtico eletivo em pacientes de alto risco submetidos a cirurgia cardíaca: estudo prospectivo e randomizado [Tese]. São Paulo: Faculdade de Medicina da Universidade de São Paulo; 2016.

21. Takana AKSR. Manual de orientações sobre cuidados de Enfermagem com pacientes em uso de Derivação Ventricular Externa e Monitorização da Pressão Intracraniana - Porto Alegre: UFRGS, 2021.

22. Schettino G et al. Consenso Brasileiro de Monitorização e Suporte Hemodinâmico - Parte III: Métodos Alternativos de Monitorização do Débito Cardíaco e da Volemia. RBTI - Revista Brasileira Terapia Intensiva Volume 18 - Número 1 - Janeiro/Março 2006. Disponível em: https://www.scielo.br/j/rbti/a/TSH9bmhrN5XGNdrXBJ4R94f/?format=pdf&lang=pt Acessado em 16/05/2022.

23. Silva WO. Monitorização hemodinâmica no paciente crítico. Revista HUPE. Volume 12, número 3, julho-setembro/2013. Disponível em: https://bjhbs.hupe.uerj.br/WebRoot/pdf/420_pt.pdf Acessado em 18/05/2022.

24. Viana RAPP, Torre M. Enfermagem em Terapia Intensiva: práticas integrativas. Barueri, SP: Manole, 2017.

7 Controle de Diurese e Balanço Hídrico

Carla de Matos
Samanta Antônia de Couto
Sabrina dos Santos Pinheiro

O que é controle de diurese (CD)?

É a contagem de diurese que o paciente elimina durante o período de 24 horas. Entretanto, o CD deve ser contabilizado a cada final de turno de trabalho, ou seja, a cada 6 horas. Normalmente, o valor de medida adotado é o mililitro (mL).[1]

Qual a finalidade do CD?[1,2]

Observar a quantidade de urina eliminada durante 24 horas pelo paciente, a fim de avaliar a existência de retenção ou excesso de diurese. Além disso, podem ser observadas características da urina que podem auxiliar no diagnóstico do paciente, como: coloração aspecto e odor, normalmente ela é transparente, amarela ou cor de palha, com odor de amônia.

Qual a importância do CD?

O CD é um importante indicador do estado geral de saúde do paciente. É de extrema relevância que o profissional, realize com responsabilidade técnica e com rigor, bem como, o registro dos valores no prontuário do paciente, durante sua jornada de trabalho.[1]

A frequência de registro do CD vai ser feita dependendo do estado do paciente. E o profissional de enfermagem deve entender que quanto mais crítico for a situação do paciente a medição será feita até de hora em hora, pois esse controle auxilia na descoberta antecipada de algumas condições que o doente pode apresentar, e assim, poder ser tratado o mais breve possível. Exemplo de paciente que a enfermagem tem que ter muita atenção no CD e BH é a pessoa internada com hipotensão e desidratação.[3]

Quais são as principais indicações para realizar o CD?

O CD é utilizado, principalmente, para pacientes que necessitem de monitorização contínua na unidade de tratamento intensivo (UTI), mas também, pode ser utilizado em pacientes internados em setores clínicos ou cirúrgicos. Os pacientes que normalmente fazem uso desse controle são: oncológicos, cardíacos, nefropatas, cirúrgico e portadores de malformações geniturinárias.

Como é realizada a contagem/mensuração da diurese?

A urina deve ser colocada em um copo graduado, preferencialmente de vidro (Figura 7.1A). O valor de urina é contado em mililitros, após, a urina deve ser desprezada no expurgo (Figura 7.1B) ou vaso sanitário, conforme rotina da instituição. O copo deve ser lavado e armazenado em local adequado, conforme protocolo institucional. Sempre após cada mensuração o volume deve ser anotado no prontuário do paciente.

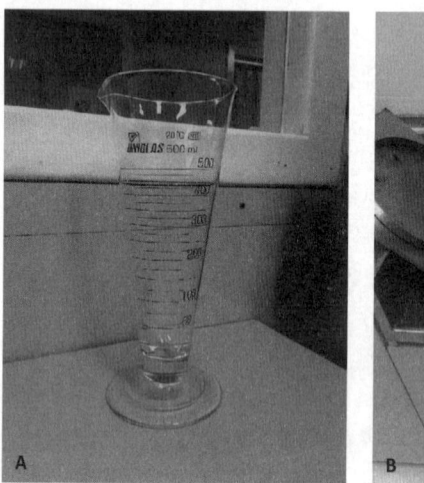 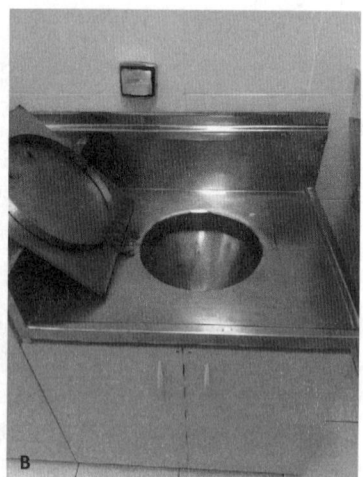

Figura 7.1 – A: Cálice graduado. B: Expurgo (Fonte: Acervo das autoras).

Como contabilizar o CD?

Normalmente, o CD é contabilizado a cada 6 horas, ou seja, final de cada turno. O fechamento do CD é realizado após 24 horas, sendo somado todos os valores obtidos durante esse período. Porém, os horários e o encerramento podem e devem seguir protocolos institucionais com objetivo de padronizar o procedimento.

Quais os modos de coletar a urina do paciente?[5,6]

O modo mais simples de coletar a urina é por meio do jato médio, onde o próprio paciente realiza a higiene íntima e coleta a urina em recipiente estéril próprio, porém, a grande maioria dos pacientes em UTI não consegue realizar esse procedimento.

No caso de pacientes pediátricos pode ser coletada a urina por meio de saco coletor estéril (Figura 7.2A), as trocas devem ser realizadas no máximo a cada 30 minutos devido ao risco de contaminação da amostra. A punção suprapúbica (PSP) (Figura 7.2B) é considerada padrão-ouro para a coleta de urina, sendo procedimento privativo do médico, é um método invasivo, seguro e de execução relativamente fácil, está indicada quando a coleta por via natural suscitar dúvidas ou quando estiver contraindicada, como nos quadros de diarreia, dermatite perineal, vulvovaginite, balanopostites e em algumas malformações genitais.

A sonda externa, também chamado de sonda preservativo ou bainha peniana (Figura 7.2C), é uma bainha macia e flexível como um preservativo que se encaixa sobre o pênis, e proporciona de uma maneira segura e não invasiva o controle da eliminação da urina. A sonda pode ser fixa em bolsa de drenagem. Esse tipo de sonda tem menor risco de infecção e o esvaziamento segue a mesma rotina que a sonda vesical de demora.

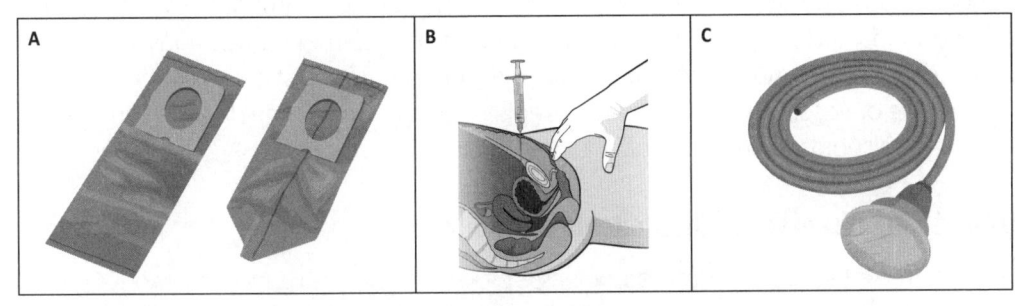

Figura 7.2 – A: Saco coletor. B: PSP. C: Sonda externa.

Sondagem vesical de demora (SVD) e CD

A SVD tem como objetivo principal auxiliar na drenagem e controle do volume de urina de pacientes acamados, crônicos, inconsciente, imobilizados e pós-cirúrgicos. A SVD pode ser usada por tempo indeterminado, porém é indicado que o dispositivo seja retirado o mais rápido possível, pois pode trazer danos anatômicos e fisiológicos, além de apresentarem potencial risco para infecção do trato urinário (ITU).[7]

Quais cuidados com a SVD?[3,7]

- A bolsa coletora de urina deve estar sempre abaixo do nível do paciente.
- Qualquer violação, crescimento de película ou aparecimento de coloração na bolsa é recomendado troca de todo o sistema com técnica estéril.
- O sistema não deve ser violado ou desconectado.
- O meato urinário deve ser higienizado com água e sabão a cada turno.
- A fixação da SVD (normalmente na perna do paciente) pode ser confeccionada com fita hipoalérgica, a fim de evitar traumatismos uretrais.

- Ao esvaziar a bolsa coletora de urina, o dispositivo de esvaziamento deve ser higienizado com álcool 70% e não deve ter contato com o copo graduado.
- O profissional que realiza o esvaziamento da bolsa coletora deve utilizar óculos de proteção e luvas.

O técnico de enfermagem precisa comunicar ao enfermeiro quando a SVD estiver drenando pouca quantidade de urina, se a mesma está com coloração diferente ou odor. Reforçando que a redução muito rápida da quantidade de urina pode ser causada por obstrução ou dobra do cateter vesical.

Retirada da SVD[6]

Esse procedimento pode ser realizado pelo técnico de enfermagem, para isso é importante assegurar a desinsuflação do balão da sonda para minimizar traumatismos da uretra na remoção da sonda, deixe que o líquido do balão drene para a seringa por gravidade. Certifique-se da remoção total do volume de líquido, compare o volume de remoção com o volume necessário para insuflação, que normalmente está descrito na própria sonda. Todos os pacientes devem manter a micção monitorada após a remoção da sonda, por pelo menos 24 a 48 horas, por meio de um registro das eliminações ou controle de diurese. Esse controle deverá registrar a hora e o volume de cada eliminação, incluir os episódios de incontinência.

O que é cateterismo vesical intermitente ou de alívio?[7,8]

O termo intermitente é utilizado, pois esse procedimento é realizado em períodos preestabelecidos conforme prescrição e rotina da instituição. O cateterismo vesical intermitente é adotado com intuito de diminuir a utilização de dispositivos invasivos, assim contribuindo para diminuição do risco de ITU, também é utilizado para coleta de exame de urina.

O cateterismo de alívio é um procedimento realizado pelo enfermeiro e consiste na inserção de uma sonda flexível na uretra até a bexiga, porém, após a saída total de urina, a sonda é retirada a fim de prevenir infecções urinárias.

Após término do procedimento, o volume de urina deve ser medido em copo graduado e anotado no prontuário do paciente.

Quais as desvantagens do cateterismo vesical de alívio?[8]

Podem causar traumas na uretra; manuseio/exposição do paciente; se quebra asséptica maior risco de ITU, devido ao aumento no número de vezes de inserção de cateter e maior gasto de material estéril.

Quais as vantagens do cateterismo vesical de alívio?[8]

Menor risco de desenvolvimento de ITU; maior liberdade ao paciente e menor risco de traumas devido a tração da sonda.

Como é realizada a pesagem das fraldas e quando é indicada?

O uso de fraldas é indicado para pacientes que possuem condições de eliminação espontânea, porém, não tem condições de mobilidade ou não possuem idade suficiente ou poder cognitivo para referenciar vontade de urinar em um sanitário ou papagaio/comadre ou penico.

As fraldas podem ser pesadas em uma balança, sendo necessário realizar a tara antes. A cada 1 g representa 1 mL. Exemplo: 1 fralda seca e limpa pesa 30 g. Total de diurese: 300 g – 30 g = 270 g, que é igual a 270 mL.

Quais as vantagens do uso das fraldas?

Não utilização de dispositivos invasivos; maior liberdade ao paciente.

Lembrando que, para o paciente adulto, o uso de fralda nem sempre é confortável e a equipe de enfermagem não pode utilizar ela para facilitar seu trabalho.

Quais as desvantagens do uso das fraldas?

Evacuações presentes na fralda, podem ocasionar erro no volume da diurese; surgimento de lesões de pele devido o contato direto da pele com a fralda e a umidade constante.

Como, quando e a importância de verificar o peso do paciente?

O controle de peso é usado para cálculo de medicação, para avaliar o equilíbrio hídrico e pacientes em diálise, necessitam desse controle, para determinar quantidade de líquido a ser removido durante terapia.

O peso deve ser feito sempre no mesmo horário, preferencialmente pela manhã, em jejum, com o mínimo de roupa ou sempre com a mesma roupa. Utilizar a mesma balança, anotar e avisar o médico, pois variações no valor do peso podem indicar alteração no estado hídrico, onde o paciente pode apresentar perda do volume intravascular e, exibe aumento ponderal, devido a uma fuga de líquido para o terceiro espaço.

Aumento e perda de peso rápido, quando ocorrem, estão associados a alteração no volume de líquido e não a fatores nutricionais.

O que é o balanço hídrico (BH)?[9,10]

É o registro de todos os líquidos que o paciente recebe (ganhos) e elimina (perdas) do seu organismo durante 24 horas. A monitoração do BH pode ser considerada um biomarcador potencial na doença crítica.

A diferença entre o ganho e perda pode resultar em:
- Balanço positivo: retenção de líquidos.
- Balanço negativo: perda de líquidos ou pode igualar, a mesma quantidade de volume recebido é a mesma quantidade de volume perdido, também chamamos de balanço zerado.

A obtenção de um BH negativo ou equivalente a zero é capaz de melhorar o edema pulmonar e a lesão pulmonar aguda, sendo esse um elemento preditivo de desmame bem-sucedido.

Exemplos das substâncias que o paciente recebe

Soroterapia; medicação em qualquer via de administração (via oral, via intravenoso, via muscular, etc.); hemocomponentes; dietas líquidas (via oral, sonda nasoenteral, sonda nasogástrica, gastrostomia); nutrição parenteral total (NPT).

Todas as substâncias que o paciente recebe devem ser devidamente anotadas no instrumento de BH padronizado pela instituição com o sinal de positivo (+). E para ser feito de maneira fidedigna a diluição das medicações devem ter padronização, assim como, quantidade de água que vai ser lavado as sondas e acessos venosos.

Exemplos de substâncias eliminadas pelo paciente

Diurese, fezes (líquidas), drenagens (tórax, Penrose, Portovac® etc.), hemorragias, coletas laboratoriais, vômitos, ostomias, curativos com drenagens.

Todas os resíduos e secreções que o paciente elimina devem ser devidamente anotados no instrumento de BH padronizado pela instituição com o sinal de negativo (–).

Qual a importância do BH?[1,3]

Os pacientes críticos tendem perder a capacidade de autorregulação e equilíbrio entre os líquidos e eletrólitos que constituem o organismo humano, seja pela sua doença de base ou pelo tratamento terapêutico eleito pela equipe. Sendo assim, o BH é uma ferramenta de extrema relevância para a avaliação da hidratação do paciente e do seu estado geral.

A água é obtida pelos alimentos ou por sua absorção, sendo perdida principalmente pela urina, mas também, perdida pelas fezes. Existem ainda, as perdas insensíveis, que são as perdas de líquidos por meio de evaporação pela pele e pelo trato respiratório.

Quem é o responsável por realizar e registrar o BH?

Conforme a Resposta Técnica COREN-SC nº 074/CT/2018[11], o Parecer COREN-GO nº 030/CTAP/2019[12], o Parecer Técnico COREN-DF nº 004/2021[13] e o Parecer COREN-SP nº 021/2019[14], o balanço hídrico faz parte das competências da equipe de Enfermagem, onde, o Técnico Enfermagem pode realizar essa atividade sob supervisão do Enfermeiro. É importante salientar que o BH deve estar na prescrição de enfermagem (Resolução COFEN nº 358/2009[15]).

Como funciona o BH?[10]

Em cada momento que for infundida determinada substância no paciente, independentemente da via de administração, deve ser contabilizado e anotado no balanço hídrico, bem como as eliminações realizadas pelo paciente durante o turno de trabalho, normalmente sendo 6 horas cada turno de trabalho.

Todos os valores que foram infundidos anotados devem ser somados assim como os valores das eliminações também devem ser somados separadamente. Após a obtenção total de quanto foi administrado no paciente e quanto foi eliminado por ele deve-se realizar a subtração entre os valores, resultando no valor final do BH.

Exemplo: total de líquidos administrados: 600 mL. Total de líquidos eliminados: 200 mL. BH parcial de 6 horas: 600 mL – 200 mL = + 400 mL.

O que é o BH parcial?[9]

São contabilizados os líquidos administrados e eliminados durante o período de 6 horas, ou seja, a cada final de turno e/ou troca de plantão, deve-se realizar o fechamento parcial do BH.

O que é o BH total?[9,10]

É realizado a soma dos valores de todos os balanços parciais de cada turno, totalizando as 24 horas de assistência. Entretanto na prática clínica percebe-se erros de cálculos nos balanços parciais, então muitas instituições possuem a rotina de somar todos os infundidos e eliminados nas 24 horas. Outro fato importante é a facilidade que os programas informatizados dos registros dos pacientes contribuem para a redução dos erros matemáticos, porém, é necessário o registro de uma maneira correta, conforme as orientações do sistema.

Em um estudo publicado em fevereiro de 2021, verificou-se que 49% dos registros de líquidos administrados e eliminados apresentaram erros de cálculo, que ocasionaram desvios de 10 mL a 2.960 mL no resultado do balanço hídrico. E, ainda, grande parte dos registros referentes ao balanço hídrico mostraram-se incompletos e possuíam erros de cálculo, que podem interferir na avaliação dos pacientes e nas intervenções terapêuticas.

Dispositivos que auxiliam no controle do BH:[16]

- **Bombas de infusão contínua:** alguns serviços de saúde tem o auxílio de equipamentos para realizar com mais precisão o controle do BH, como as bombas de infusão contínua, elas possuem sensores para evitar a entrada de ar ou avisar a obstrução e resistência da passagem do líquido. São de grande ajuda para supervisão de uma vazão programada e o volume preciso que o paciente necessita receber. As bombas devem ser zeradas a cada 6 horas e anotados os valores.

Perdas[1-3]

A pele, os pulmões e os rins trabalham juntos para manter o equilíbrio hídrico adequado. Para manter esse equilíbrio, o volume de líquido ganho durante o dia precisa ser igual ao volume perdido. Algumas dessas perdas podem ser medidas, outras não:

- **Perdas insensíveis:** às perdas hídricas pela pele e pelos pulmões são denominadas perdas insensíveis, porque não podem ser medidas ou vistas.

- **Perdas sensíveis:** às perdas hídricas provenientes da micção, defecação, ferimentos e outros meios são denominadas perdas sensíveis, porque podem ser medidas.

Na presença de perdas excessivas e de deterioração da função cardíaca, hepática, renal ou respiratória, é necessário o registro mais detalhado de cada fonte de ingesta e débito de líquidos, e podem ser necessários cálculos a cada 1 a 4 horas. Nos pacientes criticamente doentes, a ingesta e o débito são monitorados a cada 1 a 2 horas.

Referências bibliográficas

1. Oliveira RG. Blackbook. Enfermagem. Belo Horizonte: Blackbook Editora, 2016.
2. Morton PG, Fontaine DK. Cuidados Críticos de Enfermagem: Uma Abordagem Holística – [revisão técnica Ivone Evangelista Cabral; tradução Aline Vecchi... et al.]. [Reimpr.]. – Rio de Janeiro: Guanabara Koogan, 2013.
3. Ciccioli F. O manejo do balaço hídrico. In: Viana, Rapp, Torre, M. Enfermagem em Terapia Intensiva: Práticas integrativas. Barueri, SP: Manole, 2017;356-366.
4. COFEN. Resolução COFEN nº 429/2012. Disponível em: http://www.cofen.gov.br/resoluo-cofen-n-4292012_9263.html. Acessado em 10/09/2020.
5. Silva JNP et al. Aspectos atuais no diagnóstico e abordagem da infecção do trato urinário. Revista Médica de Minas Gerais 2014; 24 (Supl 2): S20-S30. Disponível em: http://rmmg.org/artigo/detalhes/620. Acessado em 10/09/2020.
6. Potter, P.A. et al. Procedimentos e intervenções de enfermagem/[organização Anne Griffin Perry, Patricia A. Potter, Martha Keene Elkin]; [tradução de Silvia Mariângela Spada et al.]. Rio de Janeiro: Elsevier, 2013
7. Brasil. Agência Nacional de Vigilância Sanitária Medidas de Prevenção de Infecção Relacionada à Assistência à Saúde. Brasília: Anvisa, 2017.
8. Bowden VR, Greenberg CS. Procedimentos de Enfermagem Pediátrica. 3ª edição. Guanabara & Koogan: Rio de Janeiro, 2013.
9. Vaccari A et al. Intensivismo Neonatal: o que todo enfermeiro deve saber. Editora Atheneu: São Paulo, 2021.
10. Gums LS, Souza JS, Souza LP. Mapeamento dos registros de balanço hídrico em uma unidade de terapia intensiva pública no interior sul da Amazônia Legal. Revista Eletrônica Acervo Saúde. Vol.13(2). 2021. DOI: https://doi.org/10.25248/REAS.e6279.2021
11. COREN-SC. Resposta Técnica nº 074/CT/2018. Competência do Técnico de Enfermagem na realização do balanço hídrico. Disponível em: http://transparencia.corensc.gov.br/wp-content/uploads/2018/11/RT-074-2018-Compet%C3%AAncia-do-T%C3%A9cnico-de-Enfermagem-na-realiza%C3%A7%C3%A3o-do-balan%C3%A7o-h%C3%ADdrico-.pdf Acessado em 18/02/2022.
12. COREN-GO Parecer nº 030/CTAP/2019. Competência do técnico de enfermagem na realização do balanço hídrico de pacientes graves. Disponível em: http://www.corengo.org.br/wp-content/uploads/2019/09/Parecer-COREN-030.2019-Balan%C3%A7o-H%C3%ADdrico.pdf Acessado em 18/02/22.
13. COREN-DF. Parecer Técnico nº 004/2021. Responsabilidade do Técnico de Enfermagem no fechamento do balanço hídrico do paciente. Disponível em: https://www.coren-df.gov.br/site/parecer-tecnico-coren-df-no-04-2021/ Acessado em 18/02/22.
14. COREN-SP. Parecer nº 021/2019. Transfusão de hemocomponentes e balanço hídrico. Disponível em: https://portal.coren-sp.gov.br/wp-content/uploads/2019/10/Parecer-021.2019-Transfus%C3%A3o-de-hemocomponente-e-balan%C3%A7o-h%C3%ADdrico.pdf Acessado em 18/02/22.
15. COFEN. Resolução nº 358/2009. Disponível em: http://www.cofen.gov.br/resoluo-cofen-3582009_4384.html Acessado em 18/02/22.
16. Oliveira SKP et al. Balanço Hídrico na prática clínica de enfermagem em unidade coronariana, Revista Rene. Fortaleza, v. 11, n. 2, p. 112-120, abr./jun.2010. Disponível em: http://repositorio.ufc.br/bitstream/riufc/4643/1/2010_art_fetlima2.pdf Acessado em 10/09/2020.

8 Tecnologias em UTI

Elide Salete Martinelli
Sabrina dos Santos Pinheiro

Por que precisamos falar de tecnologias em UTI?

A hospitalização é um processo estressante tanto para o paciente quanto para a família. Nesse sentido, o acolhimento é algo fundamental para estabelecer uma relação de confiança com a equipe. No entanto, em meio ao aumento de cuidados necessários devido à evolução, muitas vezes, para um quadro de maior gravidade dos doentes, a variedade de tecnologias pode mudar a maneira dos profissionais de enfermagem em aplicar seus conhecimentos.

Os fornecedores com seus equipamentos cada vez mais sofisticados, prometem melhorar a qualidade do serviço prestado, bem como oferecer um tratamento mais qualificado e seguro. Porém, para que esse trabalho se concretize, além de tecnologias de ponta, é importante capacitar os profissionais com treinamentos teóricos e práticos, visando um atendimento humanizado.

Manta térmica[1,2]

Qual a indicação para o uso da manta térmica?

Devido ao estado crítico em que o paciente se encontra em uma unidade de terapia intensiva, ou outro exemplo dentro do bloco cirúrgico, um dos cuidados não menos importante que devemos ter, é com a temperatura corporal do doente, já que a hipotermia pode causar diversos malefícios, como: aumento da pressão arterial, da frequência cardíaca, infecções, redução do metabolismo, prejudicar a circulação periférica, tremores, entre outros, os quais podem se agravar ainda mais a sua saúde.

Indicada para manter a temperatura corporal adequada em ambientes hospitalares. Dessa maneira, a manta térmica trouxe inúmeros benefícios aos pacientes, principalmente para aqueles que se encontram em estado crítico, recém-nascidos, politraumatizados, pacientes que recebem infusão de grandes volumes, derivados de sangue, transfusão rápida, pós-cirúrgicos e para todos aqueles que sentem desconforto causado pelo frio, atuando na prevenção da hipotermia.

Da mesma maneira, algumas marcas de mantas também podem ser usadas para hipotermia terapêutica, com o objetivo de reduzir lesões cerebrais causadas por hipóxia em recém-nascidos, e nos casos de hipertermia em que os pacientes não respondem a medicamentos antitérmicos.

Como se usa?

No mercado existem diferentes dispositivos que promovem a regulação da temperatura nos pacientes, encontramos colchões e mantas térmicas que podem tanto esquentar como esfriar os pacientes, a escolha é feita conforme o efeito desejado. É imprescindível o treinamento da equipe para o correto uso do equipamento, pois usado de uma maneira incorreta pode causar dano ao paciente.

A instalação correta consiste em colocar a manta sob ou sobre o paciente, conforme as condições do paciente e as orientações do fabricante. Se estiver utilizando colchão ele deve ser colocado diretamente abaixo do paciente, utilizando apenas um lençol entre o corpo do paciente e o equipamento. Na experiência da autora percebe-se que algumas pessoas preferem colocar o colchão abaixo do colchão piramidal, o que não permite o funcionamento e o efeito desejado pelo aparelho, mas ajuda a evitar lesão por pressão. O motor do aparelho deve ser posicionado próximo ao paciente, conectando-o na rede elétrica adequada, e a mangueira de ar na manta térmica. É necessário atenção ao tipo de equipamento que tem na sua unidade, pois muitos possuem apenas a função de aquecimento do paciente, normalmente, os aparelhos que possuem a opção para resfriar eles necessitam de água para terem o efeito desejado.

Quais os cuidados que devemos ter com a manta térmica?

- Monitorar a temperatura do paciente, enquanto a manta térmica estiver ligada, de preferência com termômetro esofágico, porém, sabemos que a grande maioria das instituições não possui esse dispositivo, então, a temperatura axilar deve ser medida horária além da verificação da perfusão das extremidades do paciente.
- Manter uma temperatura do ambiente agradável, também é um cuidado que devemos ter, para que além do paciente, a equipe se sinta confortável para exercer suas atividades.
- Atentar para o cuidado de possível hipertermia, interrompendo a terapia quando for atingida a temperatura esperada.
- Manter apenas o lençol entre o corpo do paciente e o colchão de resfriamento, alternando o decúbito do paciente de 2/2h e verificando a perfusão e integridade da pele do paciente.

Bomba de infusão[3-5]

Qual sua utilidade?

A bomba de infusão (BI) é indicada para pacientes com prescrição de infusões endovenosas, nos casos onde se faz necessário um rigoroso controle do volume infundido.

É um recurso bastante recorrente em UTI, pois permite administrar, de maneira segura, os medicamentos mais delicados de acordo com as dosagens prescritas pelo médico de mg/min ou mL/h.

Há diversos tipos de bomba de infusão, por exemplo, bombas de seringa, bombas volumétricas, bombas de insulina, hemoderivados, entre outras, sendo algumas de manuseio mais fácil e simplificado em relação a outras de manuseio mais complexo.

Na vivência da autora, utilizamos, principalmente, bombas de seringa e volumétricas, as quais nos oferecem tranquilidade e segurança nas infusões que demandam um olhar mais atento ao paciente crítico, como a administração contínua de drogas vasoativas (dopamina, noradrenalina, adrenalina, nitroprussiato de sódio, dobutamina, entre outras), sedativos/analgésicos (fentanil, midazolam, dexmedetomidina, tiopental etc.), insulina, soros com eletrólitos e nutrição parenteral.

Encontramos no mercado as chamadas "bombas inteligentes", as bombas _smart pumps_ são consideradas mais seguras, pois possuem um recurso de _software_, que se usadas corretamente, ajudam a prevenir eventos adversos, ainda assim os profissionais devem atentar para a prática de cuidados com cada medicamento. Essa bomba de infusão pode ser usada para _bolus_, infusões contínuas e ou intermitentes, porém se não programadas corretamente, podem resultar em falhas graves e complicações irreversíveis.

Da mesma maneira, há também uma bomba específica para nutrição enteral, usada para administrar dietas contínuas, principalmente quando o volume deve ser infundido lentamente. Dentre as indicações para o uso de bombas para administração de dieta enteral podemos citar: os pacientes em ventilação mecânica, os que apresentam importante disfunção respiratória com risco de aspiração e aqueles que possuem algum distúrbio gástrico intestinal, por exemplo, a diarreia.

Quais os cuidados que devemos ter com as BI?

Quando forem inseridas bombas novas na unidade, ou quando um novo profissional for incorporado na equipe, é importante que haja um treinamento rigoroso. Devido ao grande número de alarmes, alguns deles podem ser ignorados pela equipe, reduzindo o estado de alerta, desligando ou silenciando alarmes importantes. Com isso podem comprometer a segurança do paciente, pois o despreparo técnico eleva o risco de erros para a ocorrência de eventos adversos. São exemplos desses cuidados:

- A BI deve ser fixada com segurança no suporte, para evitar quedas acidentais. Da mesma maneira é importante observar para que a BI permaneça sempre conectada na rede elétrica, para evitar danos à bateria, caso seja necessário o transporte do paciente.

- É necessário fazer a limpeza após o uso, em conformidade com a rotina da sua instituição, no local em que trabalho a limpeza é realizada uma vez ao turno.
- Preencher todo equipo com a solução, evitando bolhas de ar antes de instalar na BI.
- Colocar o frasco acima do equipamento, evitando refluxo da solução.
- Encaixar corretamente o equipo nos roletes ou a seringa, no caso de bomba de seringa.
- Verificar se o equipo está conectado no acesso venoso do paciente.
- Abrir a pinça corta fluxo.
- Ligar a BI, aguardar o autoteste.
- Programar volume e gotejo, conforme prescrição médica.
- Rotular equipo com a validade, conforme protocolo da instituição.
- Fechar pinça corta fluxo antes de desconectar do paciente, evitando *bolus* de solução.
- Usar equipo específico para cada droga ou dieta. Exemplo: fotossensível (cor laranja), dieta (cor azul).
- Manter a bomba de infusão calibrada, pois poderá alterar o volume/gotejo, prejudicando o tratamento do paciente, sinalizando para a chefia o vencimento da calibração.
- Atentar para os principais alarmes: pré-alarme de fim da infusão (muita atenção para esse, em caso de drogas vasoativas), ar na linha, oclusão, frasco vazio, fluxo livre, problema no sensor de gotas, bateria fraca, entre outros.

Monitor multiparâmetro[6]

Qual a utilidade do monitor multiparâmetro?

O monitor multiparâmetro é considerado fundamental dentro de uma unidade de terapia intensiva, pois mantém a equipe informada em tempo real sobre os sinais vitais do paciente, como: frequência cardíaca, frequência respiratória, pressão venosa central, pressão arterial invasiva ou não invasiva, temperatura, saturação de oxigênio, capnografia, pressão intracraniana, mostrando o estado em que o paciente se encontra hemodinamicamente. A enfermagem deve estar atenta a todo momento sobre possíveis alterações dos sinais vitais, bem como nos sinais sonoros do monitor, para que qualquer alteração seja imediatamente comunicada à equipe médica, para que com isso sejam feitas as devidas intervenções o mais rápido possível.

Qual a melhor maneira de tornar o monitor multiparâmetro um aliado no cuidado do paciente?

Para que o monitor multiparâmetro se torne um equipamento de segurança para a equipe é necessário que todos tenham pleno conhecimento das suas funções, bem como dos parâmetros adequados para cada paciente, levando em conta idade, estado geral e diagnóstico, tudo isso discutido com a equipe responsável pelo mesmo.

O monitor pode ser configurado pela equipe de enfermagem intensiva e médica, sendo atribuição do técnico de enfermagem entender as funções desse monitor, para configurar, instalar acessórios, e alterar parâmetros, conforme a necessidade do paciente, e o combinado com a equipe.

Apesar da literatura afirmar de que o técnico de enfermagem pode configurar o monitor multiparâmetro, temos outra realidade a beira do leito, normalmente o enfermeiro e médico podem modificar e instalar acessórios, tendo esse cuidado como uma segurança para a criança, considerando o grande número de profissionais focados nos cuidados ao paciente. Entretanto, é de suma importância que o técnico de enfermagem tenha pleno comprometimento e a responsabilidade de conhecer todas as funções desse equipamento, a fim de informar o enfermeiro e ou equipe médica no caso de alterações nos sinais vitais do doente que está sob seus cuidados.

Oxigenação por membrana extracorpórea – ECMO[7]

Como é realizada e qual sua indicação?

A ECMO, é realizada por meio da introdução de um cateter até o átrio direito, retirando o sangue com baixos níveis de oxigênio, o mesmo é anticoagulado, passando pela membrana, recebendo oxigênio, retirando dióxido de carbono (CO_2), e retornando ao paciente oxigenado. A ECMO é utilizada para dar suporte temporário quando existe falência pulmonar e/ou cardíaca, quando o tratamento convencional não atinge seus objetivos, permitindo que as funções desses órgãos sejam preservadas.

Quais os cuidados que se deve observar durante a terapia?

Para que a terapia tenha um bom andamento, é necessário que se tenha uma equipe bem treinada, mantendo um enfermeiro e um técnico de enfermagem exclusivos para o cuidado desse paciente, tendo assim segurança nas inúmeras complicações que possam ocorrer durante o tratamento, como: falha na membrana de oxigenação, ruptura do circuito, coágulos, bolhas de ar, falha mecânica e aumento da pressão transmembrana. Essa última sugere a provável coagulação do sistema.

É importante manter a rigorosa lavagem das mãos, tendo o cuidado para possíveis sinais de infecções, levando-se em conta todos os dispositivos invasivos para o tratamento do paciente, esse poderá não apresentar temperatura elevada (febre), devido à perda de calor pelo circuito da ECMO.

Realizar curativos diários, mantendo cânulas e cateteres sempre limpos e secos. Atentar para rigorosa restrição hídrica. Dispor de manta térmica para manter a temperatura corporal adequada. Oferecer apoio psicológico para os familiares, também é um cuidado que a equipe deve ter durante o tratamento.

Em meio à complexidade de cuidados em pacientes com ECMO, qual o papel do técnico de enfermagem?

O técnico de enfermagem tem papel relevante em meio à fragilidade em que se encontra o paciente com essa terapia. Amparado pela prescrição médica e de enfermagem, deve ter a responsabilidade de somente interferir com qualquer cuidado, por mais simples que possa parecer, como: troca de fralda, higiene oral ou corporal e mudança de decúbito. Nesses casos essa decisão deve ser tomada juntamente com o enfermeiro, bem como com acompanhamento da equipe médica, visto que qualquer intervenção pode resultar em complicações irreversíveis. Mesmo assim, é importante que esses cuidados sejam mantidos, pois contribuem para o tratamento como um todo. Alguns cuidados de enfermagem oferecidos ao paciente em ECMO:

- Realizar mudança de decúbito de 2/2 horas, colocando placas de hidrocoloide nas regiões com proeminências ósseas.
- Manter colchão piramidal ou de fluxo de ar.
- Alternar sensor de oxímetro de 2/2 horas.
- Realizar banho, uma vez ao dia, e do meato urinário uma vez ao turno.
- Manter decúbito elevado 30 a 45 °C.
- Aspirar tubo e vias aéreas quando necessário.
- Manter extremidades aquecidas, se necessário com algodão ortopédico e ataduras.
- Realizar higiene oral uma vez ao turno, a cada 6 horas, com solução clorexidina 0,12%.
- Manter roupas de cama limpas e sem rugas.
- Assegurar máxima atenção no preparo dos medicamentos e soluções contínuas.

Ao instalar ECMO em um paciente é imprescindível o trabalho em equipe, a complexidade desse tratamento e os detalhes para a prestação dos cuidados exigem habilidade técnica e um conhecimento teórico específico. Todos os cuidados devem ser feitos em conjunto e no momento adequado, pois qualquer movimento errado pode ocasionar danos ao paciente.

Alto fluxo nasal[7,8]

O que é e como funciona a oxigenoterapia por alto fluxo nasal (ONAF)?

Entre as várias maneiras de oferecer oxigênio ao paciente, como: máscaras faciais e dispositivos nasais, sendo esses limitados até no máximo 15 L/min, surge uma nova proposta que promete trazer melhores resultados do que a oxigenoterapia convencional, trata-se do alto fluxo nasal de oxigênio, sendo esse aquecido e umidificado, por meio de uma simples cânula nasal, que oferece até 60 L/min, trazendo bons resultados em pacientes com insuficiência respiratória aguda, hipoxemia reincidente e pós-extubação evitando retorno à ventilação mecânica.

A ONAF, melhora a FiO_2, gera pressão positiva, reduz o espaço morto, proporciona maior conforto pelo fato de o oxigênio manter umidade e temperatura adequada e facilita a remoção de secreções devido ao aumento de água no muco. Em comparação a outros dispositivos é muito mais tolerável, pois além de oferecer maior conforto, possibilita que o paciente possa comer, beber e falar sem interferir na terapia.

Quais os cuidados de enfermagem com esse dispositivo?

- Acalmar o paciente, explicando quando possível, o motivo dessa terapia, e os ganhos que ele terá com a mesma
- Escolha do cateter conforme o tamanho do paciente e o fluxo desejado.
- Manter o cateter bem posicionado e limpo.
- Manter fixação adequada.
- Ficar atento ao nível de água do sistema.
- Ficar atento ao volume de água que mantém o oxigênio umidificado.
- Verificar sinais vitais de h/h.
- Atentar com possíveis alterações de sinais vitais, principalmente queda de saturação e aumento esforço respiratório.
- Aspirar vias aéreas sempre que necessário, permitindo bom funcionamento do aparelho.
- Proporcionar ambiente tranquilo.
- Auxiliar na alimentação.
- Manter o aparelho conectado na rede elétrica.

Desfibrilador[9]

Para que serve o desfibrilador, qual sua função e como deve ser usado?

O desfibrilador serve para restabelecer o ritmo cardíaco, em caso de algum tipo de arritmia, emitindo carga elétrica moderada, conforme orientação do médico responsável pelo paciente. Esse choque estimula o coração a bombear o sangue, e voltar o seu funcionamento normal.

O desfibrilador hospitalar só deve ser usado, por equipe especializada, que tenha conhecimento sobre o uso do aparelho, e tenha recebido treinamento sobre o funcionamento do mesmo. O médico é o único profissional responsável para avaliar a necessidade do choque, bem como a intensidade por meio da quantidade de _joules_ (J).

Quais os cuidados que devemos ter com o desfibrilador?

O técnico de enfermagem tem o dever de conhecer o aparelho, realizando diariamente o teste do mesmo, certificando-se de que todas as funções estejam adequadas para uso.

- Manter o aparelho conectado na rede elétrica, para o bom funcionamento da bateria, em caso de urgência, pois o mesmo funciona também como monitor em atendimento de PCR nas unidades de internação, e para transportar o paciente até a UTI.
- Revisar se o aparelho está equipado com pás adulto e infantil, mantendo gel indicado pelo fabricante.
- Após o uso, e quando necessário, realizar a limpeza do mesmo, conforme indicado pelo fabricante.

Aparelho de ultrassom[10]

Quais as vantagens de se ter um equipamento de ultrassom na UTI?

O paciente é muito beneficiado com essa tecnologia, pois o mesmo utiliza radiação não ionizante, minimamente invasivo e na maioria das vezes, bastante seguro, diminuindo o risco de erros relacionados a outros tratamentos, permite que a equipe médica realize procedimentos com mais segurança, trazendo informações rápidas, podendo assim traçar um plano de tratamento em tempo real em caso de emergência. Utilizado também para inserção de cateter venoso central pelo médico e pelo enfermeiro na passagem de cateter de PICC, bem como acesso periférico.

Quais os cuidados que devemos ter com o aparelho de ultrassom?

- Por se tratar de um equipamento de custo muito elevado, e de componentes muito sensíveis à poeira e ao gel, a limpeza diária e após o uso é imprescindível. Os transdutores são as partes mais sensíveis desse equipamento, portanto deve-se ter o cuidado ao manusear os mesmos, bem como guardá-los em seu lugar no aparelho.
- Usar gel adequado, e de preferência aquecido para o conforto do paciente.
- Realizar curso oferecido pela instituição, para conhecer o aparelho, e os cuidados que se deve ter com o mesmo.

Oxímetro de pulso[11]

Para que serve e qual sua utilidade?

O oxímetro de pulso serve para medir os batimentos cardíacos e o nível de oxigênio do sangue por meio da saturação. É um dispositivo não invasivo, não causa dor ou desconforto ao paciente, podendo ser conectado nas extremidades, como dedos, orelhas, dorso do pé, com ele é possível analisar rapidamente se a qualidade do sangue que está sendo levada até as extremidades, apresenta quantidade de oxigênio adequada.

Esse aparelho é utilizado em ambulâncias, no transporte de pacientes de um hospital para outro, para realização de exames e cirurgias dentro do hospital, ambulatórios, consultórios médicos, e em alguns casos é recomendado para uso doméstico, quando o paciente é dependente de oxigênio e ou ventilação mecânica.

Quais os cuidados que devemos ter com o oxímetro?

- Existem vários modelos de oxímetros, porém, o que devemos ter mais atenção é com o tamanho do clipe ou sonda, esse utiliza luz para medir o oxigênio do sangue e os batimentos cardíacos, e deve ser adequado para o tamanho do paciente, pois poderá fazer uma leitura da saturação não confiável, caso o mesmo não seja compatível com o peso e a idade.

- O cuidado com o rodízio do clipe ou sonda também é de responsabilidade da enfermagem, pois esse poderá causar danos como queimaduras, caso permaneça por um período muito longo fixado no mesmo lugar.

- É de extrema importância que o aparelho esteja sempre conectado na rede elétrica, para que a carga da bateria esteja pronta para o caso de uma emergência ou transporte.

Ventilador pulmonar[7,12,13]

Qual sua utilidade?

O ventilador pulmonar é utilizado para dar suporte de vida aos pacientes que apresentam insuficiência respiratória grave, em decorrência de alguma doença, nos pós-operatórios e ou politraumatizados, quando a capacidade pulmonar entra em exaustão não sendo mais capaz de realizar as trocas gasosas. Em alguns casos é realizada intubação eletiva, para realização de exames de alta complexidade, quando o mesmo necessita de sedação, bloqueador neuromuscular, ou nos casos de crianças que não entendem a necessidade de permanecerem tranquilas. O momento de colocar em uso o ventilador ocorre quando o paciente sente um cansaço respiratório tão intenso que a musculatura fica incapaz de puxar o ar, mesmo com o uso de dispositivo de oxigênio suplementar, como é o cateter nasal. Quando o paciente apresenta saturação periférica (saturação de oxigênio no sangue) abaixo de 88% já é avaliada a possibilidade de submetê-lo à intubação.

Essa terapia é utilizada nas UTI, ambulâncias, centros cirúrgicos, emergências e em alguns casos no próprio domicílio do paciente, quando esse é acometido de alguma doença crônica.

Também é possível utilizar o ventilador pulmonar em ventilação não invasiva (VNI) com máscara facial, como medida para prevenir uma possível intubação, sendo essa uma alternativa que traz bons resultados, sem a necessidade de uma intervenção mais invasiva.

É responsabilidade da equipe médica e da fisioterapia, avaliar a necessidade de ventilação mecânica invasiva e ou não invasiva, bem como regular e modificar parâmetros. Entretanto conhecer o equipamento com o qual trabalha e entender os parâmetros ventilatórios fazem parte da assistência de enfermagem, além disso é responsabilidade da enfermagem a limpeza e montagem do mesmo.

Quais os cuidados que devemos ter com pacientes em uso de ventilador pulmonar?

- Controle rigoroso dos sinais vitais de h/h, ou conforme prescrição do enfermeiro.
- Anotar parâmetros da ventilação mecânica: FiO_2, frequência respiratória, volume corrente, pressão inspiratória e pressão expiratória final.
- Manter decúbito elevado 30° a 45 °C evita aspiração prevenindo a pneumonia associada à ventilação mecânica.
- Realizar higiene oral com solução de clorexidina 0,12% uma vez ao turno.
- Aspirar tubo e vias aéreas, conforme necessidade, anotando volume e aspecto.
- Medir espaço morto do tubo.
- Comunicar à enfermeira e ou equipe médica em caso de agitação, podendo ser necessário resgate de sedação.
- Solicitar auxílio da enfermeira e colegas para realizar banho, peso, mudança de decúbito, exames como RX, e outros cuidados que envolvam manuseio do paciente, evitando extubação acidental.
- Posicionar o tubo e as conexões de maneira que o paciente se sinta confortável, evitando tração ou distorção do mesmo.
- Manter na cabeceira dispositivo bolsa-válvula-máscara e máscara adequadas ao tamanho do paciente.
- Sempre que possível explicar os procedimentos ao paciente, dando máxima atenção para entender o que ele quer nos dizer, para evitar estresse.
- Proporcionar ambiente calmo e tranquilo.

Incubadora[14,15]

Para que serve esse equipamento?

A incubadora é um equipamento usado em UTI neonatal, auxiliando na prevenção da mortalidade infantil, geralmente para recém-nascidos prematuros, que nasceram antes do tempo previsto, pequenos para idade gestacional, acometidos de alguma condição patológica ou problemas com a temperatura corporal, com a finalidade de manter o equilíbrio térmico e a umidade adequada para o bebê, e ao mesmo tempo o mantém isolado de agentes contaminantes externos, permitindo a visualização e o manuseio do neonato por meio de portinholas, evitando exposição.

Esse equipamento, também é muito utilizado para o transporte de recém-nascidos em ambulâncias, quando esse necessita de tratamento em um centro de referência.

Quais os cuidados que devemos ter com a incubadora?

Como qualquer equipamento, a incubadora também pode apresentar falhas no funcionamento, ou mesmo ser manuseada inadequadamente, com isso todos os profissionais envolvidos devem participar de capacitações para ter pleno conhecimento de suas funções, bem como dos riscos ao recém-nascido. Caso não seja regulada de maneira adequada, pode causar hipotermia ou hipertermia por falhas humanas ou do equipamento, ou mesmo variações de temperatura, em decorrência da abertura das portinholas inúmeras vezes pelas diferentes equipes.

- Manter a rigorosa higienização, também é um cuidado que devemos ter com esse equipamento, desmontando a incubadora para desinfecção terminal.
- Não usar álcool ou hipoclorito para limpeza, pois esses danificam o acrílico.
- Não colocar fitas adesivas no acrílico.
- Abrir e fechar portinholas delicadamente.
- Não colocar objetos sobre a incubadora, como monitores, bombas de infusão, pastas etc.
- Após a limpeza, deixar a incubadora ligada, com a temperatura preestabelecida de 34 °C.

Quais os cuidados de enfermagem ao recém-nascido em incubadora?

- Lavagem rigorosa das mãos.
- Controle de sinais vitais, com atenção para temperatura.
- Atenção a dosagem de medicamentos.
- Manter ambiente calmo e tranquilo, livre de ruídos.
- Não apoiar objetos sobre a incubadora.
- Manter o sensor de pele.
- Realizar banho de leito uma vez ao dia, e higiene oral uma vez ao turno.
- Manter rodas da incubadora travadas.
- Aspirar tubo e vias aéreas sempre que necessário.
- Não colocar cobertores sobre o recém-nascido.
- Manter portinholas fechadas, de maneira segura, a fim de evitar danos ao paciente.
- Realizar rodízio do sensor oxímetro.
- Manter incubadora protegida do sol.
- Agrupar cuidados, considerando manuseio mínimo, protege o neonato de infecções, e assegura o repouso necessário.
- Realizar limpeza concorrente uma vez ao turno.
- Acalmar a família, explicando a importância de o bebê permanecer na incubadora, e que faz parte do tratamento permanecer calmo e tranquilo.

Referências bibliográficas

1.   Silveira RC, Procianoy RS. Hipotermia terapêutica para recém-nascidos com encefalopatia hipóxico isquêmica. Jornal de Pediatria, vol.91, nº6, supl.1, Porto Alegre, Nov./Dez. 2015.

2. Moreira DA et al. Utilização de Manta Térmica. Hospital de Santa Rosa, 2013. Disponível em: http://www.hospitalsantarosa.com.br/intranet/arquivo/download/5ee5bd31a37d9d3a5d61f2de0acf81ce.pdf Acessado em 29/07/2020.

3. Intensive care. Como utilizar a bomba de infusão. Disponível em: https://intensivecare.com.br/como-utilizar-a-bomba-de-infusao/ Acessado em 04/07/2020.

4. Vasconcellos LG. Avaliação da usabilidade situada de bomba de infusão em uma unidade de cuidados intensivos. (dissertação)Universidade Federal do Estado do Rio de Janeiro, 2015.

5. Santos RMSF. Estudo randomizado comparando 3 métodos de aquecimentos ativos para a prevenção da hipotermia intraoperatória em cirurgias gastroenterológica. (tese)Universidade Estadual de Campinas, 2017.

6. Almeida PM. Alarmes dos monitores multiparâmetros: implicação na assistência de uma emergência. Centro de educação tecnológica e pesquisa em saúde/ Escola Grupo Hospitalar Conceição – Fundação Oswaldo Cruz/ FIOCRUZ. Porto Alegre, 2016. Disponível em: https://www.arca.fiocruz.br/bitstream/icict/37749/2/priscila_almeida_icict_espec_2016.pdf. Acessado em 29/07/2020.

7. Pinheiro S. Intensivismo Pediátrico: o que todo enfermeiro deve saber. Rio de Janeiro: Atheneu, 2020.

8. Interfisio. Terapia de oxigênio nasal de alto fluxo no departamento de emergência: uma revisão integrativa. Disponível em: https://interfisio.com.br/terapia-de-oxigenio-nasal-de-alto-fluxo-no-departamento-de-emergencia-uma revisao integrativa/ Acessado em 04/07/2020.

9. ABC med. Desfibrilador: o que é? Como usar? Por que usar? Disponível em: https://www.abc.med.br/p/exameseprocedimentos/570517/desfibrilador+o+que+e+como+usar+por+que+usar.htm Acessado em 04/07/2020.

10. Mello HC. Entenda como funciona o uso de ultrassom em UTI e centro cirúrgico. Disponível em: https://blog.medicalway.com.br/novembro-entenda-como-funciona-o-uso-de-ultrassom-em-uti-e-centro-cirurgico/ Acessado em 04/07/20.

11. Malafaia A. Oximetria: o que é e como funciona o oxímetro de pulso? Disponível em: https://www.mobiloc.com.br/blog/oximetria-o-que-e/ Acessado em 04/07/2020.

12. Granchi G. Como o ventilador age no corpo? Disponível em: https://www.uol.com.br/vivabem/faq/como-o-ventilador-pulmonar-age-no-corpo-quando-usa-lo-tire-duvidas.htm Acessado em 04/07/2020.

13. Experiências de um Técnico de Enfermagem – Ventilação Mecânica. Disponível em: https://enfermagemilustrada.com/ventilacao-mecanica/ Acessado em 04/07/2020.

14. Costa CC et al. Conhecimentos e práticas de manuseio de incubadoras neonatais por profissionais de enfermagem. Acta paulista de enfermagem. v:30;n2. São Paulo Mar./Apr. 2017. Disponível em: https://www.scielo.br/scielo.php?script=sci_arttext&pid=S0103-21002017000200174 Acessado em 29/07/20.

15. Manual do usuário. Incubadora neonatal modelo 1186. Fanen, São Paulo. Disponível em: http://cleanmedical.com.br/wp-content/uploads/2019/12/FANEM-1186A-1.pdf Acessado em 29/07/2020.

9

Entendendo a Oxigenoterapia

Monique Pereira
Sabrina dos Santos Pinheiro

Qual a função do sistema respiratório?[1]

A principal função do sistema respiratório é conduzir o oxigênio (O_2) às células, por meio do sistema circulatório, delas recolher o resíduo de seus processos metabólicos, o gás carbônico (CO_2), e eliminá-lo para o ambiente. Esses mecanismos são realizados por meio da ventilação pulmonar e da difusão dos gases entre os alvéolos e capilares pulmonares, por meio da barreira alvéolo capilar. Essa difusão dos gases ocorre de maneira passiva, sem qualquer gasto energético.

Qual o objetivo da oxigenoterapia?

O objetivo da oxigenoterapia é ofertar uma concentração de O_2 maior do que está presente no ar ambiente, que é de 21%, prevenindo ou aliviando a hipóxia,[2] além de oferecer conforto ao paciente. Independentemente do tipo de oxigenoterapia indicada, o paciente que necessita desse suporte precisar estar instalado em um leito, cadeira ou maca com rede de gases próxima, com saída de O_2, ar comprimido e vácuo. Não tendo disponível a rede de gases o uso de um torpedo com O_2 com válvula reguladora pode ofertar o suporte desejado.

Quais cuidados devemos ter ao administrar O_2?[1,3]

O oxigênio em elevadas concentrações pode ser prejudicial à vida, portanto, deve ser administrado de acordo com as necessidades de cada paciente, e conforme prescrição médica. Alguns cuidados:

- Umidificar o O_2, pois na ausência de umidificação, ou seja, seco, causa lesão ao epitélio ciliar, utilizar água estéril no frasco umidificador.

- Atentar quanto à quantidade de água, estando sempre entre o limite inferior e superior do frasco umidificador.
- Cuidar se o dispositivo que fornece O_2 está bem adaptado ao paciente e se está em bom funcionamento, assim como em boas condições de higiene e validade.
- Atentar para dose oferecida e prescrita pelo profissional médico, lembrando que O_2 é um medicamento e portanto, deve ser seguida conforme prescrição médica.

> **Importante:** no transporte do paciente, o umidificador deve estar vazio, sem água destilada.

Quais os métodos não invasivos para administração de O_2 (Tabela 9.1)?

- Cateter nasal (CN).
- Óculos nasal (ON).
- Máscara facial.
- Máscara não reinalante.
- Máscara de reinalação parcial.
- Máscara de Venturi.
- Ventilação não invasiva (VNI).
- Ventilação por cânulas nasais de alto fluxo.

Tabela 9.1. Características dos principais métodos não invasivos para administração de oxigenoterapia				
Método	**Observações**	**Fluxo de O_2 – FiO_2**		
		Idade	Fluxo O_2 (L/min)	FiO_2 (%)
Cateter nasal	• É um cateter flexível com múltiplos orifícios nos dois centímetros finais. • Deve ser lubrificado, sua ponta colocada em uma das narinas e introduzida até a faringe por trás da úvula. • Deve ser lubrificado, sua ponta colocada em uma das narinas e introduzida até a faringe por trás da úvula. • Utilizar até 5 L/min no adulto e 3 L/min na criança. • Trocar o cateter diariamente, alternando entre as duas narinas.	RN	1	24
		Lactentes	2	28
		Pré-escolar	3	32
		Escolar	4	36
			5	40
		Adolescentes	6	44
		Obs.: concentrações aproximadas considerando que o padrão respiratório do paciente seja normal.		

Continua...

Tabela 9.1. Características dos principais métodos não invasivos para administração de oxigenoterapia – continuação			
Método	**Observações**	**Fluxo de O_2 – FiO_2**	

Método	Observações	Fluxo de O_2 – FiO_2		
Óculos nasal	• Consiste em um tubo de plástico de diâmetro interno geralmente de 6 mm, varia conforme o tamanho do cateter, com orifícios que se abrem na projeção das narinas. • Não pode ser usado por pacientes com alterações nas narinas. • Resseca a mucosa: administrar com umidificação. • Compatível com a rotina diária (pode comer e falar sem obstáculos). • Facilidade de se manter no local. • Menor chances de distensão gástrica.	**Idade**	**Fluxo O_2 (L/min)**	**FiO_2 (%)**
		RN	1	24
		Lactentes	2	28
		Pré-escolar	3	32
		Escolar	4	36
			5	40
		Adolescentes	6	44
		Obs.: concentrações aproximadas considerando que o padrão respiratório do paciente seja normal.		

Método	Observações	Fluxo de O_2 – FiO_2
Máscara simples	• Deve estar posicionada cobrindo a boca e o nariz. • O fluxo a ser empregado deve estar entre 5 L/min e 15 L/min, a fim de evitar a retenção de CO_2. • Pode ser usado em pacientes com condutos nasais obstruídos (a própria máscara é um reservatório para O_2).	< 5 L/min permite acúmulo de CO_2 > 8 L/min não altera a FiO_2 entre 40% e 60% (varia em função do padrão respiratório da criança)
Máscara de Venturi	• Fluxo fixo de O_2 com fluxo de ar alto e variável. • Ajustável para controlar a porcentagem de liberação de oxigênio.	Fluxo de O_2 = 3 a 15 L/min FiO_2 = entre 24% e 60%
Máscara de repetição da respiração	• O saco flexível se esvazia durante a inspiração. quando o paciente inspira o O_2 proveniente do saco mistura-se ao ar.	Fluxo de O_2 = 6 a 10 L/min FiO_2 = 40% a 60%
Máscara sem repetição da respiração	• Possui válvulas de sentido único, situadas entre a máscara e o saco reservatório, de modo que o O_2 é inspirado do saco e o gás exalado é eliminado por orifícios de inalação.	Fluxo de O_2 > 10 L/min FiO_2 > 60%
Recipientes cefálicos abertos	• Concentrações de O_2 inspirado constantes. • Fornecem concentrações de O_2 elevadas. • Permite fácil recuperação da concentração O_2. • Livre acesso à cabeça da criança. • Fácil visualização. • Requer fixação perfeita para evitar perda de O_2.	Fluxo de O_2 = 7 L/min FiO_2 = 90% a 100%
Recipientes cefálicos fechados	• Concentração de O_2 inspirado constante. • Fornece concentrações elevadas de O_2. • Dificulta a prestação de cuidados na cabeça. • Pode gerar medo e sensação de claustrofobia. • Provoca embaçamento no recipiente dificultando a visão. • Fluxo bem ajustado para evitar acúmulo de CO_2.	Fluxo de O_2 = 7 L/min FiO_2 = 90% e 100%
Tendas	• Dificuldade de acesso. • Dificuldade de estabelecer a concentração de O_2 inspirada. • Alto consumo de O_2. • Sensação de medo e/ou claustrofobia. • Facilidade de umedecer a cama do paciente. • Perda de O_2 cada vez que a tenda é aberta.	Fluxo de O_2 = 15 L/min FiO_2 = 50% e 60%

Continua...

Tabela 9.1. Características dos principais métodos não invasivos para administração de oxigenoterapia – continuação		
Método	**Observações**	**Fluxo de O_2 – FiO_2**
Incubadoras	• Favorece um ambiente termo controlado e passível de umidificação. • Risco de contaminação. • Grande volume interno (tornando difícil o controle de O_2 inspirado).	Fluxo de O_2 = 2 a 4 L/min (limite máximo considerado seguro para o RN) FiO_2 = 40 % Obs.: concentrações maiores podem ser usadas com monitorização frequentes.

		Oxigênio (L/min)	Ar comp. (L/min)	Total FiO_2
HOOD (capacete)	• Permite manutenção adequada da FiO_2 (fração de oxigênio do ar inspirado). • Mistura-se o oxigênio com ar comprimido. • A temperatura da câmara precisa ser monitorada. • Dificulta a higiene dos aspectos faciais e face. • Requer imobilização da criança. • Provoca desconforto na criança consciente. • Os altos fluxos de gases podem produzir níveis altos de ruídos. • Tem um impacto psicológico sobre a família que o associa à piora do quadro clínico da criança.	7	1	90%
		6	2	80%
		5	3	70%
		4	4	60%
		3	5	50%
		2	6	40%
		1	7	30%

Método	Observações	Fluxo de O_2 – FiO_2
CPAP	• Oferta oxigênio sob pressão positiva na via aérea. • Melhorar a expansibilidade pulmonar. • Diminui o esforço respiratório. • Minimiza a atelectasia pulmonar. • Menos invasivo. • Utiliza interfaces, como: máscaras e prongas nasais. • Mais econômico que a ventilação mecânica. • Manter a boca fechada para evitar perdas de pressão. • Colocar SOG aberta para evitar distensão abdominal. • Não é bem tolerado em crianças com menos de 1.500 gramas.	Pressão entre 4 e 8 cmH$_2$O

Fonte: Pierantone e Cabral,[4] Bowden,[5] Pereira.[6]

Quando usar o cateter nasal ou óculos nasal?[2,5]

Esses dispositivos são utilizados em pacientes que necessitam de no máximo 6 L/min de O_2, pode ser usado desde borbulhas de O_2 ou 0,1 L/min, se utilizado um fluxômetro neonatal. Em recém-nascidos e lactentes os fluxos devem ser limitados a um máximo de 2 L/min.

Qual a diferença do CN e do ON?

O cateter nasal é introduzido em uma das narinas do paciente até a marcação (distância do cateter entre a entre a asa do nariz e o lóbulo da orelha), ficando posicionado na nasofaringe.

O óculos nasal é um pequeno tubo fino com dois orifícios em sua extremidade que é introduzido na cavidade nasal superficialmente.

Quais os cuidados com o uso do óculos nasal (ON)?[2,5]

- Escolher corretamente o tamanho do dispositivo, pois encontramos cateteres neonatais, pediátricos e adultos (Figura 9.1).
- Posicionar a saída de O_2 nas narinas do paciente; o ON não pode obstruir 40% da narina do paciente, para evitar a reinalação de CO_2.
- Realizar correta fixação do dispositivo ao rosto do paciente, pode ser utilizado adesivos transparentes, fita cirúrgica, ou ainda, utilizá-lo como óculos, simplesmente contornar as orelhas, realizando o ajuste abaixo da região mandibular.
- Proceder a troca sempre que necessário, conforme a rotina e indicação do controle de infecção de cada instituição.
- Realizar higiene nasal e do dispositivo, na saída de O_2, diariamente no banho, ou sempre que necessário, para evitar obstrução do fluxo de O_2.
- Conectar ao umidificador de O_2.
- Ligar o O_2 conforme prescrito pelo médico.

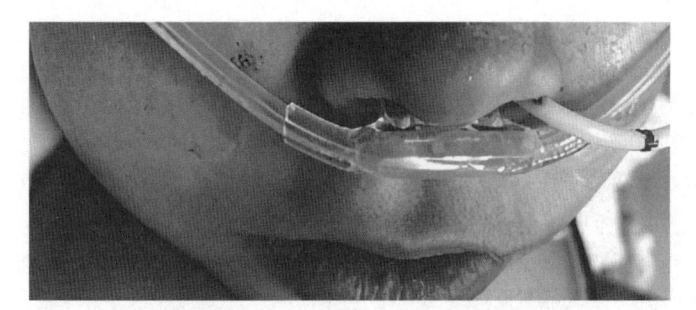

Figura 9.1. Paciente em uso de óculos nasal (Fonte: Acervo das autoras).

Quais os cuidados com o uso do cateter nasal (CN)?[2,5]

- Escolher corretamente o tamanho do dispositivo, de acordo com o tamanho do paciente.
- Realizar a medida do CN, da ponta do nariz ao lóbulo da orelha, marcando com fita adesiva.
- Introduzir o cateter na narina do paciente até a marcação.
- Realizar correta fixação do dispositivo ao rosto do paciente, pode ser utilizado adesivos transparentes ou ainda fita cirúrgica.

Atenção: o cateter nasal deve ser trocado diariamente, enquanto o extensor de O_2 a cada 30 dias ou conforme rotina e indicação do controle de infecção de cada instituição.

Por que e como utilizar a máscara facial simples?[3,7]

A máscara facial simples deve ser usada para a oxigenoterapia a curto prazo. Ela se encaixa sem apertar o rosto do paciente, cobrindo a boca e o nariz e distribui concentrações de oxigênio de 6 a 12 L/min (35% a 50% de oxigênio).

O corpo da máscara coleta e armazena O_2, entre as inspirações do paciente, já a expiração ocorre pelos orifícios laterais ou ainda pelas bordas da máscara.

- A máscara é fixada ao rosto do paciente por meio de um elástico, que envolve a cabeça do mesmo, esse elástico é ajustável.
- Deve-se atentar para o elástico não ficar em cima das orelhas do paciente, ou ainda, as dobrando, podendo causar lesões, dor e desconforto.
- A troca é a cada 30 dias, ou sempre que necessário, ou indicação do controle de infecção de cada instituição.

Como e quando usar máscara de Venturi?[3,6]

A máscara de venturi é pouco utilizada na assistência prestada aos pacientes.

A máscara tem como característica duas aberturas laterais, uma traqueia que conecta a máscara ao medidor de controle de fluxo selecionado, peça dosadora de litros de O_2. Essas peças vão de 24% a 60% de O_2. Cada uma possui uma cor e orifícios padrão.

O oxigênio pressurizado passa por meio de um estreito orifício na parte inferior da válvula/medidor de fluxo que aumenta a velocidade do oxigênio dentro do sistema e proporciona um ambiente de pressão subatmosférica em relação ao ar ambiente, criando uma força conhecida como arrasto viscoso.

- Colocar a máscara no rosto do paciente, cobrindo boca e nariz, já com o medidor de controle de fluxo prescrito pelo médico, conectado à máscara.
- A máscara é fixada ao rosto do paciente por meio de um elástico, que envolve a cabeça do mesmo, esse elástico é ajustável.
- Deve-se atentar para o elástico não ficar em cima das orelhas do paciente, ou ainda, as dobrando, podendo causar lesões, dor e desconforto.
- A troca é a cada 30 dias, ou sempre que necessário, ou indicação do controle de infecção de cada instituição.

Como e quando utilizar máscara não reinalante e de reinalação parcial?[3,5,7]

A máscara não reinalante (Figura 9.2) e de reinalação parcial (Figura 9.3), são máscaras com uma bolsa de reservatório acoplado a elas. A diferença entre elas está em ter ou não válvulas que vão permitir ou não a reinalação.

A máscara não reinalante possui duas válvulas, uma em cada lado da máscara, cobrindo os orifícios laterais e funciona da seguinte maneira: quando o paciente inspira as válvulas bilaterais se fecham, fazendo com que o paciente inspire somente o ar que está dentro da bolsa; quando ele expira, essas válvulas se abrem e o ar é expelido para o meio ambiente, logo, o paciente não vai reinalar.

A máscara de reinalação parcial não possui essas válvulas laterais, ficando os orifícios abertos, então quando o paciente inspira, além do ar da bolsa ele acaba inspirando também o ar ambiente, assim como um pouco da reinalação da expiração anterior.

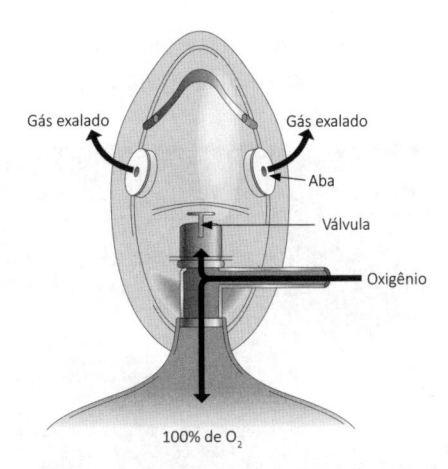

Figura 9.2. Máscara não reinalante (Fonte: Adaptada de Pereira[6]).

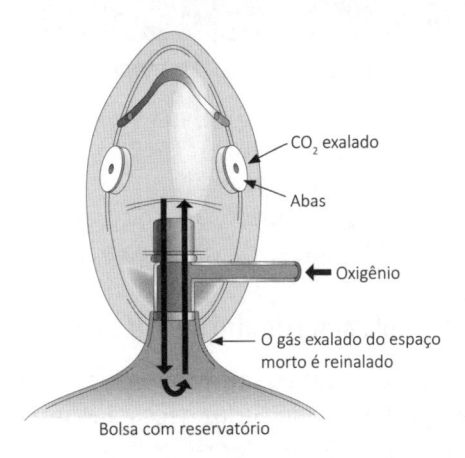

Figura 9.3. Máscara de reinalação parcial (Fonte: Adaptada de Pereira[6]).

- Colocar a máscara no rosto do paciente, cobrindo boca e nariz.
- A máscara é fixada ao rosto do paciente por meio de um elástico, que envolve a cabeça do mesmo, esse elástico é ajustável.
- Deve-se atentar para o elástico não ficar em cima das orelhas do paciente, ou ainda, as dobrando, podendo causar lesões, dor e desconforto.
- A troca é a cada 30 dias, ou sempre que necessário, ou indicação do controle de infecção de cada instituição.

O que é ventilação mecânica não invasiva (VMNI)?[7]

A VMNI é um modo ventilatório, com o emprego de pressão positiva, por meio de uma máscara nasal ou facial, conectados a um respirador.

A máscara deve ficar bem vedada ao rosto do paciente, mas lembrando que o estar bem vedada não é o mesmo que apertar em demasia no rosto do paciente.

Sempre proteger a face do paciente antes de iniciar a terapia, pois com frequência aparecem lesões por pressão na base do nariz (Figura 9.4).

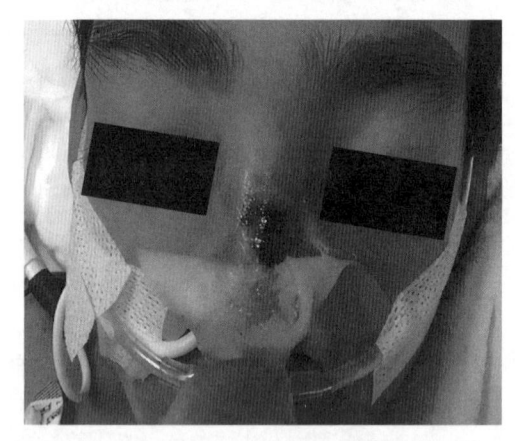

Figura 9.4. Lesão por pressão causada por máscara de VMNI (Fonte: Acervo das autoras).

A indicação para o uso desse dispositivo é médica, porém qualquer profissional capacitado pode instalar os dispositivos faciais. Normalmente, a instalação é feita por fisioterapeutas, médicos e enfermeiros, porém, o técnico de enfermagem, muitas vezes, manipula a máscara para realizar aspiração da via aérea e higiene oral.

O que é oxigenoterapia por cânula nasal de alto fluxo (CNAF)?[8]

É um suporte ventilatório não invasivo que proporciona uma FiO_2 até 1% e 60 L/min de O_2, além de ser umidificado e aquecido. Se faz necessário ter o aparelho de alto fluxo e suas cânulas nasais específicas, que são mais largas do que as convencionais (Figura 9.5).

Esse método é utilizado em pacientes com insuficiência respiratória aguda, visando evitar a intubação traqueal.

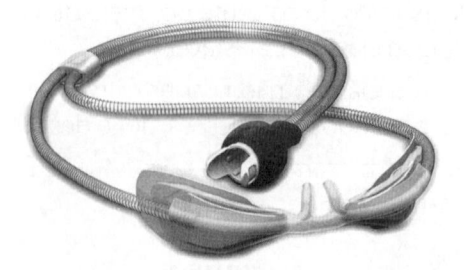

Figura 9.5. Cateter nasal de alto fluxo (Fonte: www.medicalexpo.com).

O que é ventilação mecânica (VM)?[1]

Ventilação mecânica é o nome dado a um conjunto de técnicas que substituem a função ventilatória dos pulmões, garantindo as trocas gasosas, utilizando um respirador mecânico. Tem os objetivos de reduzir o trabalho respiratório, evitar a fadiga muscular e diminuir o consumo de O_2. A ventilação mecânica é utilizada em situações anestésico cirúrgicas, no controle da insuficiência respiratória aguda ou crônica, pulmonar ou extrapulmonar.

Por meio de quais dispositivos é realizada a ventilação mecânica (VM)?

- Tubo orotraqueal (TOT) ou nasotraqueal.
- Cânula de traqueostomia.

Quais os materiais que devem ser organizados para uma intubação?[3]

Todos equipamentos e materiais que serão utilizados no procedimento, devem ser separados e testados previamente pelo técnico de enfermagem, sobre a supervisão do enfermeiro, garantindo assim uma assistência de qualidade e minimizando riscos ao paciente.

Será necessário:

- Reanimador manual com máscara, e com reservatório, adequados ao tamanho do paciente. Sempre testar a pressão do reanimador e o enchimento do reservatório com fluxo de O_2. O respirador tamanho adulto deve ser conectado ao O_2 a 15 L/min e o respirador pediátrico o suporte de O_2 é de 10 L/min.
- Montar parede de aspiração com válvula, frasco e látex, verificando o correto funcionamento da mesma; preferencialmente deixar sonda de aspiração específica para o tamanho do paciente já conectada e protegida com o invólucro.
- Montar parede de O_2 com fluxômetro, umidificador com água destilada e látex.
- Monitor multiparâmetro.
- Coxins para hiperextensão da região cervical.
- Carro de parada cardíaca, também utilizado no momento da intubação (Figura 9.6) ou maleta/bandeja para intubação.

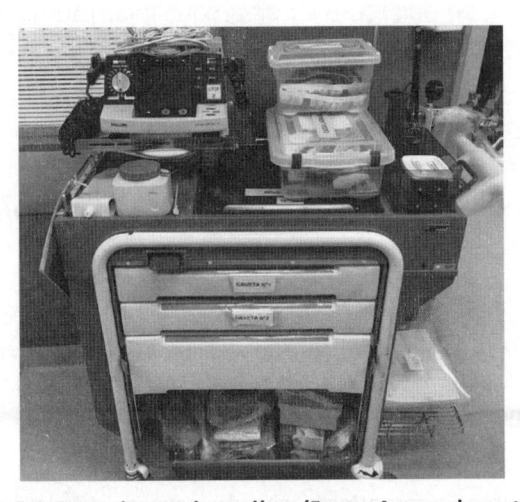

Figura 9.6. Carro de parada cardíaca (Fonte: Acervo das autoras).

- Providenciar tábua de parada, colocando sob o paciente assim que possível.
- Separar os tubos endotraqueais de tamanhos solicitados pelo profissional médico, com ou sem *cuff*.
- Se o tubo ou cânula apresentarem *cuff*, utilizar seringa para testá-los antes da intubação.
- Nos pacientes pediátricos o uso de fio guia é comum, então é necessário providenciar fio guia adequado ao tamanho do tubo.
- Testar laringoscópio, verificando se tem pilhas adicionais, caso seja necessário.
- Separar lâmina de laringoscópio, reta ou curva e de acordo com o tamanho do paciente, conforme solicitação do profissional médico.
- Separar fixação do tubo endotraqueal, que pode ser adesivo ou cadarço.
- Aspirar medicações sedativas e paralisantes, sempre rotuladas e na dose do paciente, conforme solicitação médica.
- Separar SNG conforme numeração solicitada pelo enfermeiro, bem como a fixação para a mesma.

Quais as atribuições do técnico de enfermagem durante a intubação de um paciente?

- Separar e revisar todo material necessário, conforme o item anterior.
- Auxiliar no posicionamento do paciente.
- Auxiliar na aspiração de orofaringe e vias aéreas superiores.
- Auxiliar no esvaziamento gástrico, aspirando SNG, se solicitado.
- Aspirar e rotular medicações solicitadas pelo médico, bem como entregar para quem vai fazer a administração dessas medicações.
- Por rotina, quem administra as medicações na intubação do paciente é o enfermeiro, mas se o mesmo solicitar, o técnico poderá administrar.
- Fazer anotação das medicações e horário que foram administradas.
- Estar atento ao monitor, comunicando à equipe qualquer alteração nos sinais vitais.
- Após a intubação, organizar o paciente, assim como o leito e todos materiais utilizados no procedimento.

Quantos profissionais são necessários para realizar uma intubação?

- 1 médico.
- 1 enfermeiro.
- 2 ou 3 técnicos de enfermagem.

Quais os cuidados com o paciente intubado?[3]

- Se o TOT possuir balonete, esse deve ser inflado com ar, em uma pressão de 20 a 25 mmHg. Não deve exceder essa pressão pelo risco de lesão da mucosa traqueal, acarretando em sequelas importantes ao paciente, como estenose, também não deve estar abaixo de 20 mmHg, pois pode haver aspiração de conteúdo gástrico ou escape de ar, que atrapalha a VM do paciente. Quem verifica o _cuff_ do balonete é o enfermeiro, utilizando um cuffômetro (Figura 9.7), o técnico de enfermagem faz a anotação, entretanto existem instituições em que é delegado ao técnico essa tarefa.

- Sempre verificar o espaço morto (EMT) do TOT. Com uma fita métrica medir o tubo da comissura labial até o final do tubo. Anotar a informação no prontuário do paciente. O objetivo é verificar se o tubo não se deslocou para dentro ou para fora, causando ventilação seletiva ou extubação acidental, respectivamente.

- Avaliar a fixação do tubo, se necessário ser trocada comunicar enfermeira e auxiliá-la no procedimento. O procedimento deve ser realizado com o paciente sedado, evitando assim a extubação acidental.

- Alternar o lado do tubo endotraqueal a cada troca de fixação, evitando lesão por pressão em lábios e língua, além de melhorar a higiene oral.

- Manter cabeceira elevada em 30°.

- Realizar higiene oral com clorexidina 0,12% 1 × ao turno.

- Manter oximetria contínua.

- Aspirar o tubo sempre que necessário.

- Manipular e movimentar o paciente com cuidado para não tracionar o tubo.

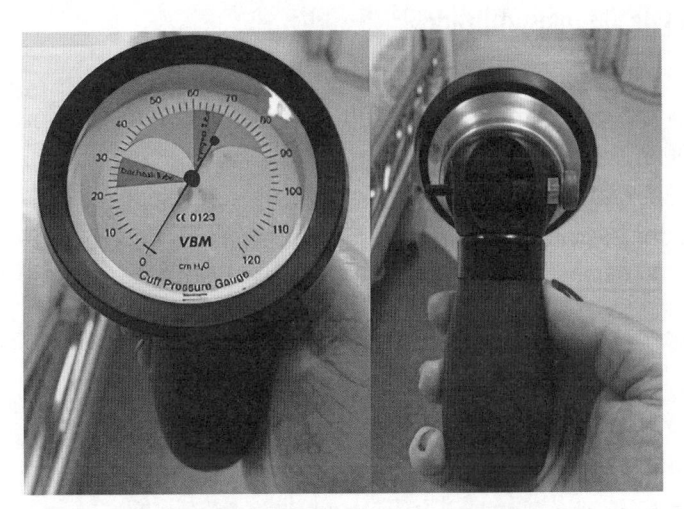

Figura 9.7. Aparelho para medição do _cuff_ do TOT (Fonte Acervo das autoras).

Quais são os parâmetros do respirador que devo saber?

- **Fração inspirada de oxigênio (FiO$_2$):** é a porcentagem de oxigênio que foi programada para o paciente receber.

- **Volume corrente (VC):** é a quantidade de ar que o paciente recebe em cada respiração.

- **Frequência respiratória (FR):** é o número de respirações por minuto que o respirador vai fazer pelo paciente.
- **Pressão expiratória final positiva (PEEP):** é a pressão mantida nos pulmões ao final de cada expiração. Quando o PEEP estiver igual ou superior a 8 deve-se evitar o máximo possível abrir o sistema, pois levará horas para recrutar novamente.
- **Pressão inspiratória (PIP):** é o valor da pressão durante a inspiração.

Quais os parâmetros fisiológicos para pediatria e adulto?[9]

Os parâmetros da ventilação devem ser o mínimo possível para manter uma ventilação e saturação de oxigênio adequada, no mínimo 90%, otimizando assim uma ventilação protetora.

- Tanto na pediatria como em adultos é usado um VC de 6 a 8 mL/kg, não ultrapassando 10 mL/kg.
- O PEEP deve ficar em torno de 5 cmH_2O.
- A FiO_2 o mais próximo possível de 0,21%.
- A FR de acordo com a faixa etária, adultos 12 irpm, crianças 20 irpm.
- A PIP entre 15-20 cmH_2O.

Quais os modos de VM mais utilizados?[5]

- Ventilação mandatória contínua com volume controlado.

Nesse modo é programado a frequência respiratória (FR), o volume corrente e o fluxo inspiratório.

- Ventilação mandatória contínua com pressão controlada.

Nesse modo ventilatório, fica predeterminado a frequência respiratória (FR), o tempo inspiratório ou a relação inspiratória/expiratória, e o limite de pressão inspiratória.

O que é CPAP?[10]

A sigla CPAP significa pressão positiva nas vias aéreas, é um modo ventilatório onde o paciente ventila espontaneamente, porém, o respirador fornece uma pressurização contínua na inspiração como também na expiração.

Lembrando que esse modo pode ser utilizado por meio de prongas nasais, com o paciente intubado ou ainda por traqueostomia.

Como devo fazer anotação dos parâmetros ventilatórios?[11]

Se o paciente estiver no modo pressão controlada com os seguintes valores, como exemplo: FiO_2 45%, FR 18, PEEP 5, PIP 10.

Como anotar: 15X5/18/0,45.

Ou seja, deve-se somar a PIP com a PEEP, colocar o "X" e repetir o valor do PEEP.

Se o paciente estiver no modo volume controlado, com os seguintes valores como exemplo: FiO_2 45%, FR18, PEEP 5, VC 30.

Como anotar: 30/5/18/0,45

O que é PAV?[12]

A sigla PAV significa pneumonia associada à ventilação mecânica.

É definida como uma infecção pulmonar que surge após 48 horas de intubação endotraqueal e instituição da ventilação mecânica invasiva, como também até 48 horas após extubação.

O paciente em VM está exposto a alguns riscos relacionados à terapêutica como:

- Translocação bacteriana da orofaringe e trato gastrintestinal para a traqueia e pulmões.
- Aspiração de conteúdo gástrico.

Como prevenir a PAV?[11,12]

A prevenção às complicações e as mortes em decorrência de PAV, ocorrem com a implantação de intervenções chamadas de _ventilator bundle_.

- Elevar a cabeceira do leito (30º-45º), reduzindo o risco de aspiração do conteúdo gastrintestinal e/ou secreção oro e nasofaríngea.
- Monitorar a pressão do _cuff_ 6/6 horas (recomenda-se 20 a 25 cm de H_2O). Evitando assim a pressão excessiva, comprometendo a microcirculação da mucosa traqueal e causando lesões isquêmicas. A pressão insuficiente leva a perda de pressão positiva e microaspiração de secreção subglótica que fica acumulada acima do balonete.
- Realizar a higiene oral com antisséptico oral (clorexidina aquosa 0,12%) 3 a 4 × ao dia, na tentativa de erradicar a colonização bacteriana oral.
- Proceder a aspiração de secreção subglótica rotineiramente, pois quando acumulada, torna-se colonizada pela microbiota da cavidade oral.
- Instalar filtro umidificador na altura do dispositivo endotraqueal, trocando a cada sete dias ou se saturado.
- Eliminar o uso rotineiro de instilação de SF 0,9% para aspiração.
- Verificar posicionamento adequado da sonda nasogástrica.
- Realizar mudanças de decúbito.
- Avaliar, constantemente, o nível de sedação dos pacientes sob VM, deve-se adotar a utilização de escalas de avaliação para esse cuidado, devendo ser empregada para o ajuste da infusão de medicamentos diante da necessidade clínica do paciente, impedindo o excesso de sedação e diminuindo os riscos de efeitos adversos que podem ser induzidos pelo tratamento.

Além das demais condutas de responsabilidade médica.

O que é ventilação de alta frequência?[13]

A ventilação mecânica convencional é sem dúvidas salvadora de vidas, mas em algumas situações ela pode ser prejudicial à saúde pulmonar do paciente, pois devido à gravidade do mesmo, se faz necessário utilizar grandes volumes de volume corrente e pressões, aumentando a disfunção pulmonar e orgânica, que é chamada de lesão pulmonar induzida por ventilação mecânica.

Mesmo com uma ventilação convencional protetora, muitos pacientes não conseguem manter uma oxigenação e ventilação adequada, nesses casos é indicado a ventilação oscilatória de alta frequência (VOAF) (Figura 9.8).

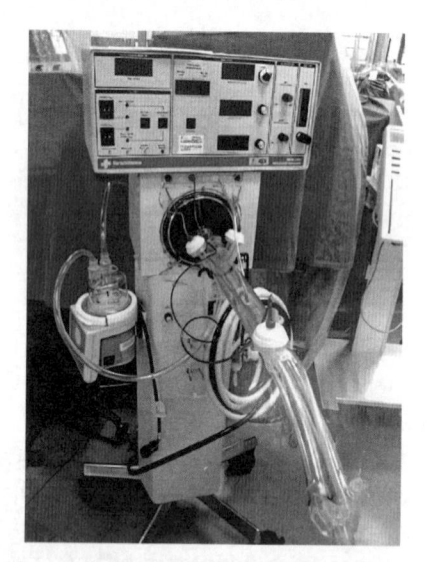

Figura 9.8. Modelo de ventilador de alta frequência (Fonte: Acervo das autoras).

Esse método utiliza volume corrente bem menores e uma frequência respiratória muito acima da fisiológica (5-10 Hertz, ou seja, 300-600 ciclos/minuto – 1 Hertz equivale a 60 irpm).

O ventilador possui um pistão eletromagnético, que gera uma oscilação de alta frequência sobre o fluxo aéreo, determinando a amplitude de oscilação da pressão.

Na prática clínica essa terapia é pouco utilizada em pacientes adultos, porém em neonatos e crianças o uso do VOAF acontece rotineiramente nas UTI.

Quais cuidados devo ter com uma VOAF?[11,13]

- O técnico de enfermagem deve fazer a anotação da MAP (pressão média de vias aéreas), da FR em Hertz, da FiO_2 além da amplitude de pressão (ΔP), é o que faz a movimentação da caixa torácica ser visível (movimentação da raiz da coxa).
- É utilizada água destilada para umidificação e aquecimento do sistema, o técnico de enfermagem deve cuidar se a água está entre o limite inferior e superior.

- Após instalado o aparelho ao lado do paciente e em funcionamento deve-se evitar bater, deslocar ou apoiar-se na máquina.
- A desconexão do sistema se dará somente na presença do médico e enfermeiro, devido ao desrecrutamento alveolar que pode gerar alterações hemodinâmicas no paciente.
- Deve ser realizado o agrupamento de cuidados de conforto e higiene para evitar o manuseio desnecessário do paciente; as mudanças de decúbito são feitas com movimentos mínimos e após avaliação da enfermeira.
- A aspiração, tanto nasal quanto do TOT, deve ser realizada junto com a equipe médica e/ou enfermeira. É indicado o uso de dispositivo de aspiração fechado.
- Comunicar necessidade de sedação e analgesia sempre que o paciente parecer desconfortável/agitado e/ou com alterações de sinais vitais.

Referências bibliográficas

1. Valiatti JLS, Amaral JLG, Falcão LFR. Ventilação Mecânica: Fundamentos e prática clínica. 1 ed. Rio de Janeiro: Roca, 2016.
2. Potter PA et al. Fundamentos de enfermagem. 9 ed. St. Louis, 2017.
3. Morton PG, Fontaine DK. Fundamentos dos cuidados críticos em enfermagem: Uma abordagem holística. 1 ed. Rio de janeiro: Guanabara Koogan, 2014.
4. Pierantoni LMM, Cabral IE. Conhecimentos essenciais no cuidado à criança em oxigenoterapia. Revista da Sociedade Brasileira de Enfermeiros Pediatras. Julho de 2001;1(0):17-24.
5. Bowden VR, Greenberg CS. Procedimentos de enfermagem pediátrica. 3ª ed. Rio de janeiro: Guanabara Koogan, 2019.
6. Pereira EC et al. Manual para Abordagem das Vias Aéreas. Capítulo 10- Princípios da Assistência Ventilatória Básica. Disponível em: https://editoradoseditores.com.br/wp-content/uploads/2019/01/Capi%CC%81tulo-01_Vias-Ae%CC%81reas.pdf Acessado em 20/04/22.
7. Curado ACC. Fundamentos semiológicos de enfermagem. Londrina: Editora e Distribuidora Educacional SA, 2017.
8. Pires P, Marques C, Masip J. Cânulas nasais de alto fluxo: uma alternativa de oxigenoterapia na insuficiência respiratória aguda. Med Inter. 2018; 25(2):123-33.
9. Fonseca NM et al. Ventilação mecânica protetora, utilizar para todos? Rev Med Minas Gerais 2014;24(Supl 8): S67-S72.
10. Carvalho CRR, Junior CT, Franca SA. Ventilação mecânica: princípios, análise gráfica e modalidades ventilatórias. J Bras Pneumol. 2007;33(Supl 2):S 54-S 70.
11. Pinheiro SS. Intensivismo pediátrico: o que todo enfermeiro deve saber. São Paulo: Editora Atheneu. 2020.
12. Silva JFT et al. Pneumonia associada à ventilação mecânica: estratégias de prevenção utilizadas pela equipe multiprofissional. Pesquisa, Sociedade e Desenvolvimento, [S. l.], v. 10, n. 9, pág. e54710918389, 2021. DOI: 10.33448 / rsd-v10i9.18389. Disponível em: https://rsdjournal.org/index.php/rsd/article/view/18389. Acessado em 2/12/2021.
13. Fioretto JR, Rebello CM. Ventilação oscilatória de alta frequência em pediatria e neonatologia. Rev Bras Ter Intensiva. 2009; 21(1):96-103.

Sites

www.medicalexpo.com

10 Aspiração de Vias Aéreas

Marcia Helena Marchi
Sabrina dos Santos Pinheiro

O sistema respiratório é composto pelo pulmão e pela parede torácica. A parede torácica é definida como todas as estruturas que se movem durante o ciclo respiratório, exceto o pulmão. O sistema respiratório é capaz de se expandir e retrair a cada ciclo respiratório, e diversos fatores, como tamanho do pulmão, padrão respiratório, idade, postura e doenças respiratórias, podem influenciar a dinâmica.[1]

No pulmão, existem dois tipos de circulação: brônquica e pulmonar. A circulação brônquica tem a função de nutrir as estruturas pulmonares apresentando resistência elevada e reduzida perfusão e pressão sistêmica. A circulação pulmonar tem, como principal função, a arterialização do sangue por meio de trocas gasosas na região alvéolo capilar, além de banhar ductos e alvéolos, e apresenta fluxo igual ao débito cardíaco, baixa resistência e nível pressórico.[1]

Para o adequado funcionamento do sistema respiratório, é imprescindível as vias aéreas estarem pérvias. Por isso, a importância do papel da enfermagem na aspiração das vias aéreas. Onde quer que esteja sendo atendido o paciente (emergência, unidade de terapia intensiva, unidade de internação etc.), na primeira avaliação que fazemos, isso é verificado. E conforme nossa avaliação, realizamos a intervenção.

A presença de um tubo artificial impede o fechamento da glote. Em consequência, o paciente não consegue usar o mecanismo de eliminação normal (isso é, uma tosse eficaz). Além disso, o objeto estranho aumenta a produção de secreções. A aspiração, portanto, tornasse primordial para a remoção das secreções e a manutenção da perviedade das vias respiratórias. A aspiração não é isenta de riscos e deve ser feita somente quando necessário.[2]

O que é aspiração de vias aéreas?

Segundo o dicionário, aspirar pode ser "buscar ou apanhar por meio de sucção; sugar."[3]

No dia a dia da assistência de enfermagem aspirar significa retirar algo do corpo do paciente. Aspiração de vias aéreas, é a remoção de secreção, sangue, vômito, que ali estão presentes, interferindo na ventilação.

Qual o objetivo da aspiração?

Tem por objetivo a desobstrução e remoção de secreções do trato respiratório, visando manter as vias aéreas livres e pérvias.

O procedimento de aspiração é amplamente realizado nas unidades de tratamento intensivo (UTI) em pacientes intubados, estando ou não em ventilação artificial, pois é imprescindível manter a troca gasosa efetiva, repercutindo na melhora da oxigenação arterial e da função pulmonar.[4]

Quando deve ser realizada?

A aspiração deve ser efetuada quando há ausculta de sons pulmonares adventícios (roncos) ou aumento do pico da pressão inspiratória no ventilador mecânico, ou ainda, quando a movimentação de secreções é audível durante a respiração.[5]

As indicações para a aspiração incluem a visualização de secreções na via respiratória artificial; a presença de crepitações, roncos, tampões de muco ou tosse; o aumento na pressão de pico das vias respiratórias ou a diminuição do volume corrente durante a ventilação a pressão; e a deterioração do estado de oxigenação do cliente.[6]

A aspiração traqueal deve ficar restrita aos pacientes com elevada produção de secreção traqueal. Não deve ser realizada rotineiramente por causa dos potenciais efeitos deletérios, como contaminação da traqueia, elevação da pressão intracraniana, elevação da pressão sanguínea, atelectasias, hipoxemia e disritmias cardíacas. A pré-oxigenação reduz o risco de hipoxemia.[1]

Os tubos traqueais são verdadeiros ninhos para colonizações patogênicas e formação de biofilmes. Esses biofilmes protegem os patógenos colonizados e permitem sua proliferação. A aspiração endotraqueal pode romper os biofilmes e deslocar os micróbios que estiverem colonizando a superfície interna dos tubos traqueais, introduzindo os patógenos nas vias aéreas inferiores.[7]

No dia a dia, as aspirações de vias aéreas não têm horário determinado para acontecer. Os pacientes são avaliados com frequência, para evitar que o procedimento seja realizado sem necessidade, aumentando os riscos ao paciente. O estudo realizado por Busanello et al.[8] os profissionais de enfermagem afirmaram que avaliam a necessidade da aspiração previamente, considerando a diminuição da saturação de oxigênio (SPO$_2$ < 95%) como o principal indicativo para a realizar o procedimento. Outros sinais para definir a necessidade de aspiração foram identificados nesse mesmo estudo: tosse, agitação, desconforto e esforço respiratório, sudorese, cianose e traçado serrilhado, assincronia e alta pressão no ventilador mecânico.

Quais os tipos de aspiração de VAS, quando tem a via aérea artificial?

Nas UTIs, muitos pacientes fazem uso da via aérea artificial, ou seja, a utilização de tubo endotraqueal ou cânula de traqueostomia. Podendo estar em VM ou não. Em todos esses pacientes, a via aérea é frequentemente avaliada, visando manter ela pérvia, sem secreções que alterem a ventilação, ou que sejam fator de risco de infecção. Mesmo com a via aérea artificial, é necessário aspirar a cavidade oral e nasal. Sabendo que a cavidade nasal é "menos contaminada" do que a oral, está indicado primeiro aspirar ambas as narinas e depois a boca. Caso seja necessário aspirar a cavidade oral primeiro, por exemplo, devido a quantidade abundante de secreção, para aspirar a cavidade nasal devemos utilizar uma sonda nova.

Aspiração oral

A aspiração oral é importante quando a traqueia do cliente está intubada, porque a capacidade do cliente de deglutir está limitada. A enfermeira realiza a aspiração oral conforme necessário em caso de secreções orais abundantes e depois aspira a via respiratória artificial. A remoção das secreções da orofaringe posterior com a aspiração subglótica minimiza o acúmulo de secreções orais acima do balonete do tubo endotraqueal e reduz o risco de aspiração e pneumonia associada à ventilação mecânica (PAVM).[6]

Aspiração nasal

A aspiração nasotraqueal é feita com uma sonda de aspiração flexível, que é passada pela narina ou tubo nasofaríngeo até a parte posterior da nasofaringe. Se possível, peça ao cliente para tossir, para abrir a epiglote, facilitando o avanço do cateter. A mudança no som da tosse e o retorno de secreções com a aspiração indicam a passagem para a árvore traqueal.[6]

Aspiração endotraqueal (traqueostomia e TET)

A presença da via respiratória artificial evita o fechamento da glote. Como resultado, o cliente é incapaz de usar o mecanismo de compensação normal (i. e., uma tosse eficaz). Além disso, a via respiratória artificial é um objeto estranho, o que aumenta a produção de secreções. É necessário aspiração para remover secreções e manter a desobstrução das vias respiratórias. Recomenda-se o uso de sondas de aspiração em sistema fechado, que permanecem conectadas à via respiratória artificial e ao circuito do ventilador, a todos os clientes intubados e em ventilação mecânica. As sondas de aspiração subglóticas (contínuas e intermitentes) também são frequentemente utilizadas para evitar o acúmulo de secreções subglóticas que podem ser aspiradas pelos pulmões.[6]

Quais os métodos de aspiração da via aérea artificial?[5]

Sistema de aspiração aberta

Quando o paciente está em VM, serão necessários dois profissionais para realizar o procedimento, pois será desconectado o TET do circuito que adapta ao ventilador mecânico. Um profissional se paramenta e conecta a sonda flexível e descartável no látex do sistema a vácuo. O outro profissional, desconecta o circuito e ventila com o respirador manual (Ambu®). Em seguida, desconecta o respirador manual, e é introduzida a sonda flexível para a aspiração do tubo. Cada aspiração não deve ultrapassar 15 segundos.

Sistema de aspiração fechado

Esse sistema envolve o uso de um cateter de múltiplo uso, que fica conectado entre o tubo endotraqueal e o circuito do ventilador mecânico, eliminando o risco associado com a desconexão do paciente de ventilador mecânico para realizar a sucção.

A técnica de aspiração pelo sistema fechado é executada por uma pessoa. Não há necessidade de paramentação uma vez que o circuito é fechado e o dispositivo é introduzido até coincidir a graduação da sonda àquela correspondente ao tubo endotraqueal. A válvula de sucção é acionada e a sonda é retirada lentamente, não ultrapassando um total de 15 segundos, do total do tempo de sucção.

Quem pode aspirar as VAS?

Conforme a Resolução COFEN nº 557/2017[9] os pacientes graves, submetidos a intubação orotraqueal ou traqueostomia, em unidades de emergência, de internação intensiva, semi-intensivas ou intermediárias, ou demais unidades da assistência, deverão ter suas vias aéreas privativamente aspiradas por profissional enfermeiro, conforme dispõe a Lei do Exercício Profissional da Enfermagem.

Os pacientes em unidades de repouso/observação, unidades de internação e em atendimento domiciliar, considerados não graves, poderão ter esse procedimento realizado por técnico de enfermagem, desde que avaliado e prescrito pelo enfermeiro, como parte integrante do processo de enfermagem.

Os pacientes crônicos, em uso de traqueostomia de longa permanência ou definitiva em ambiente hospitalar, de modo ambulatorial ou atendimento domiciliar, poderão ter suas vias aéreas aspirada pelo técnico de enfermagem, desde que devidamente avaliado e prescrito pelo enfermeiro, como parte integrante do processo de enfermagem.

Entretanto, na maioria dos serviços de saúde isso precisa ser adaptado conforme as condições de trabalho e disponibilidade da equipe. Por isso, todos os técnicos de enfermagem, são treinados e habilitados para realizar o procedimento com a supervisão do enfermeiro. O COFEN e COREN por meio de Pareceres Técnicos Estaduais reforçam a realização desse procedimento pela equipe de enfermagem, desde que treinada e com competência técnica, por exemplo, COFEN Tocantins – Parecer Técnico nº 060/2017; Parecer COREN-GO nº 032/CTAP/2018; Parecer COREN-SP nº 023 /2013 – CT; COREN-PB – Parecer Técnico nº 43 /2014; dentre outros.

Dentre os vários cuidados na aspiração de VAS, lembramos que as crianças ou adultos que irão para casa com traqueostomia, onde será necessário manter os cuidados com aspiração, um ou mais familiares devem ser treinados, durante a internação hospitalar. Bem como, serem orientados quanto aos materiais e equipamentos necessários, e os cuidados com esses.

Quais os cuidados necessários após identificar a necessidade de aspiração do paciente entubado?[8]

Sendo definida a necessidade de aspiração, deve-se sempre manter a técnica estéril, incluindo a lavagem das mãos antes e depois do procedimento, utilização de luvas e sonda estéril, bem como dos equipamentos de proteção individual: avental, máscara e óculos de proteção.

O tamanho da sonda para a aspiração por sistema aberto deve ser escolhido de modo a não exceder 50% do diâmetro do tubo endotraqueal, a pressão de sucção não deve ser mantida até 150 mmHg negativo e o paciente deve ser hiperoxigenado com fração inspirada de oxigênio a 100% no ventilador. Se a aspiração for em sistema fechado, é imprescindível introduzir a sonda até a medida adequada, e como saber qual é essa medida? Quanto introduzir da sonda? O cálculo é simples: medida do tubo na comissura labial (isso é, quantos centímetros de TET tem para dentro do paciente) + medida do espaço morto (EMT) em centímetros (com o auxílio de uma fita métrica se mede a distância entre a comissura labial até o final do TET exteriorizado) + 1 cm.

Exemplo:

Medida na comissura labial: 10 cm

EMT: 8 cm

Cálculo: 10 + 8 + 1 = 19 cm

A sonda deve ser introduzida até a medida de 19 cm que tem escrita na própria sonda do sistema fechado.

Quais os materiais necessários para aspirar?

- Sistema de rede de vácuo, ar comprimido ou torpedo funcionantes.
- Extensor plástico ou de látex para aspiração.
- Sondas estéreis e descartáveis de aspiração ou sistema de aspiração fechado.
- Frasco com água destilada.
- Transofix® – sistema estéril de transferência de soluções.
- Copo descartável.
- Equipamento de proteção individual (EPI).
- Seringa com soro fisiológico (SF).

Como realizar o procedimento de aspiração das VAS?

- Reunir o material.
- Explicar o procedimento ao paciente ou familiar.
- Lavar as mãos.
- Colocar os EPI.
- Adaptar o extensor no sistema de vácuo.

- Conectar a outra ponta do extensor na sonda de aspiração, ou no sistema de aspiração fechado.
- Ligar o vácuo.

Obs.: para aspirar nasal ou oral, introduzir a sonda e remover a secreção.

- Para aspirar o TET ou traqueostomia, manter a técnica estéril, e introduzir a sonda, conforme a medida indicada, e remover a secreção.
- Realizar a limpeza do sistema de aspiração fechado antes de desconectar o extensor e vácuo. Usar a seringa de 20 mL, com SF para lavar o sistema de aspiração fechado.
- Desprezar a sonda descartável (sistema de aspiração aberta), lavar o extensor, sugando água destilada no copo descartável.
- Desligar o vácuo.
- Descartar sonda e EPI no lixo contaminado.
- Lavar as mãos.

Fluidificar ou não fluidificar com solução salina antes e durante a aspiração?[8,10]

A solução salina frequentemente é instilada na traqueia para facilitar a limpeza das secreções, mas essa pratica não é aconselhada como um procedimento de rotina por dois motivos:

- A solução salina não pode liquefazer ou reduzir a viscosidade das secreções respiratórias.
- As injeções de salina podem deslocar organismos patogênicos que colonizam a superfície interna dos tubos traqueais.

A instilação de *bolus* de 2-5 mL de solução salina estéril no tubo endotraqueal ou de traqueostomia antes da sucção é uma prática comum nas UTI. Não existem evidências científicas que comprovem que os benefícios superam os danos e, apesar da ampla utilização, não é recomendada a instilação de maneira rotineira antes da aspiração.

Quais os riscos da aspiração de vias aéreas?[6]

Sabemos da necessidade de realizar o procedimento de aspiração das vias aéreas em pacientes hospitalizados. Mas esse procedimento também pode causas riscos, como:

- Hipoxemia.
- Arritmias.
- Estimulação vagal levando a bradicardia e hipotensão.
- Broncospasmo.
- Pressão intracraniana elevada.
- Atelectasia.
- Trauma à mucosa traqueal e sangramento.
- Infecção hospitalar.
- Desconforto.

Quais os cuidados com a válvula de aspiração?

A maneira mais prática de garantir e padronizar as condutas é descrever os cuidados em um procedimento operacional padrão (POP), pois cada instituição ode saúde tem materiais disponíveis e rotinas específicos.

- Válvulas de vácuo (Figura 10.1), que possuem manômetros, não devem ser molhadas ou submersas, caso ocorra, secar com compressa limpa.
- Nunca utilizar a válvula de aspiração sem a boia e não ultrapassar o volume máximo de drenagem indicado no frasco.
- A limpeza e desinfecção do frasco de vidro deverá ser realizada uma vez ao turno.
- A limpeza, desinfecção e revisão da válvula deverá ser realizada entre um paciente e outro ou uma vez por mês.
- Válvulas que não estiverem em uso devem ser protegidas com saco plástico transparente e etiquetadas com a data da revisão e data da validade que é de 30 dias.
- Quando houver mal funcionamento na válvula, solicitar conserto, encaminhando para a manutenção com a válvula limpa e completa, sem o frasco de vidro.
- As escovas utilizadas para limpeza dos materiais devem ser mantidas limpas e secas, e devem ser trocadas semanalmente.

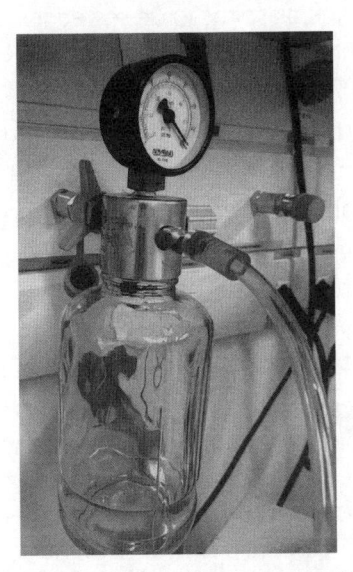

Figura 10.1. Válvula de vácuo (Fonte: Acervo das autoras).

Como prevenir infeção relacionada à aspiração de secreções respiratórias?

- Higienizar as mãos antes do procedimento.
- Usar EPI recomendados para cada tipo de aspiração, ou recomendação da CCIH.
- Usar um cateter estéril descartável para cada procedimento.
- Identificar o frasco de água destilada com data e hora da abertura.

- Usar fluidos estéreis para remover secreções do cateter.
- Usar sistema de aspiração fechado em pacientes com VM.
- Trocar sistema de aspiração fechado a cada sete dias.
- Trocar frascos de água destilada abertos, em uso, a cada 24 horas, rotulando a data e horário da troca.
- Trocar frascos de vidro de coleta de secreção e extensores a cada 24 horas, e entre o uso de diferentes pacientes.
- Esvaziar e lavar o frasco de vidro 1 ✕ ao turno e sempre que necessário.
- Lavar o extensor sempre antes de terminar cada aspiração, para deixa-lo desobstruído e limpo.
- Lavar o frasco de vidro com água e sabão neutro, com auxílio de escovas, enxaguar e secar com compressa limpa e seca.

O que é a pneumonia associada à ventilação mecânica (PAVM)?[1,6]

Pacientes em ventilação mecânica apresentam maior risco de desenvolver pneumonia. A definição de PAVM é dada pela ocorrência de um quadro de infecção pulmonar em pacientes submetidos à VM por mais de 48 horas.

Como há evidência de que a aspiração de secreções orais ou gástricas contribuem para o desenvolvimento de PAVM, as estratégias para a redução do risco de aspiração também diminuem o risco de PAVM. Essas incluem:

- Manter a pressão adequada do balonete do TET com o auxílio de um cuffômetro.
- Evitar a distensão gástrica com aspiração da sonda nasogástrica.
- Realizar aspiração subglótica para evitar o acúmulo de secreções acima do balonete.
- Manter a cabeceira do leito elevada a 30° ou mais, em todos os momentos, a menos que clinicamente contraindicado.
- Prestar cuidados de higiene oral de acordo com o protocolo da unidade.
- A higiene oral frequente deve ser realizada em todos os clientes em ventilação mecânica. Os cuidados orais preservam a integridade da mucosa orofaríngea, o que ajuda a evitar a infecção e colonização de organismos que se mostrou que levam à PAVM. As orientações gerais para a higiene oral não são apropriadas para clientes com um tubo endotraqueal e não são eficazes para a prevenção da PAVM. As diretrizes atuais de higiene bucal para o cliente em ventilação mecânica incluem:
  - Avaliação sistemática da mucosa oral diariamente e a cada limpeza.
  - Lavagem das mãos antes e depois de cada intervenção.
  - Escovação dentária de rotina para remover a placa dentária (a cada 8 horas).
  - Limpeza da boca (a cada 2 horas e quando necessário).
  - Uso de um enxaguatório bucal sem álcool ou com propriedades antimicrobianas (clorexidina) de acordo com o protocolo da instituição para reduzir a colonização orofaríngea.

– Aspiração oral e faríngea subglótica com uma sonda de aspiração em sistema fechado para minimizar o risco de aspiração.

– Troca dos equipamentos de aspiração (a cada 24 horas).

– Aplicação de um hidratante bucal à base de água para evitar o ressecamento das mucosas e para manter a integridade da mucosa oral.

Como realizar a aspiração de VAS durante o transporte do paciente?

Realizar o transporte intra-hospitalar de pacientes com cuidados intensivos, é rotina nos hospitais, tanto para fazer exames, cirurgias, como para transferência de leitos. E a probabilidade de precisar aspiração das VAS durante esse procedimento, é grande. Por isso precisamos adaptar ao leito de transporte, um sistema de vácuo com torpedo de oxigênio (Figura 10.2), junto com um extensor de aspiração, para conectar a sonda estéril descartável ou ao sistema de aspiração fechado. Reforçando que para realizar o transporte de um paciente crítico é necessário ter uma maleta com materiais necessários nos casos de intercorrências.

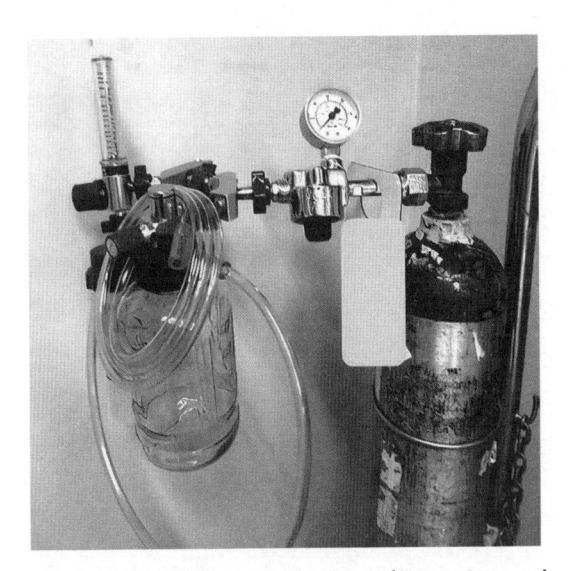

Figura 10.2. Torpedo de oxigênio para transporte (Fonte: Acervo das autoras).

Referências bibliográficas

1. Valiatti JLS, Amaral JLG, Falcão LFR. Ventilação mecânica: fundamentos e prática. 1. ed. Rio de Janeiro: Roca, 2016.
2. Morton PG, Fontaine DK. Cuidados críticos de enfermagem: uma abordagem holística; [revisão técnica Ivone Evangelista Cabral; tradução Aline Vecchi... et al.]. [Reimpr.]. – Rio de Janeiro: Guanabara Koogan, 2013.
3. (https://www.dicio.com.br/aspirar/) 30/08/2020.
4. Martins JJ, Maestri E, Dogenski D, Nascimento ERP, Silva RM, Gama FO. Necessidade de aspiração de secreção endotraqueal: critérios utilizados por uma equipe de enfermagem de uma unidade de terapia intensiva. Cienc Cuid Saude 2008 Out/Dez; 7(4): 517-522.

5. Zeiton SS, Barros ALBL, Diccini S, Juliano Y. Incidência de pneumonia associada a ventilação mecânica em pacientes submetidos à aspiração endotraqueal pelos sistemas aberto e fechado: estudo prospectivo – dados preliminares. Ver. Latino Am Enfermagem. 2001; 9(1):46-52.

6. Morton PG, Fontaine DK. Fundamentos dos cuidados críticos em enfermagem: uma abordagem holística. Tradução Maiza Ritomy Ide. 1. ed. Rio de Janeiro: Guanabara Koogan, 2014.

7. Marino PL. Compêndio de UTI, 4 ed. Porto Alegre: Artmed, 2015. Cap 29 Pneumonia Associada à Ventilação mecânica. pag 525-

8. Busanello J et al. Boas práticas para aspiração de vias aéreas de pacientes em terapia intensiva. J. nurs. health. 2021;11(1):e2111119127. Disponível em: https://periodicos.ufpel.edu.br/ojs2/index.php/enfermagem/article/view/19127 Acessado em 10/03/22.

9. Conselho Federal de Enfermagem. Resolução COFEN 557/2017 de 23 de agosto de 2017. Aprova, no âmbito da Equipe de Enfermagem, o procedimento de Aspiração de Vias Aéreas. Brasília: COFEN, 2017 Disponível em: https://www.legisweb.com.br/legislacao/?id=349359 Acessado em 10/03/22.

10. Calixto P. Instilação de soro fisiológico a 0,9% durante o procedimento de aspiração endotraqueal de paciente em ventilação mecânica: uma revisão de literatura. (Monografia). Escola de Educação Física, Fisioterapia e Terapia Ocupacional da UFMG: Belo Horizonte, 2010. Disponível em: https://repositorio.ufmg.br/bitstream/1843/BUBD-9EREPX/1/monogafiapriscilacalixto.pdf Acessado em 10/03/22.

11 Terapia Intravenosa – A Vida do Paciente em Nossas Mãos

Mirian Neis
Liana Nunes de Wallau
Sabrina dos Santos Pinheiro

Não é exagero o título que escolhemos para esse assunto. Quando falamos em cuidado de enfermagem intra-hospitalar, os acessos venosos ganham grande destaque, porque preenchem o cotidiano do trabalho de enfermagem em larga escala. Muitos de nossos pacientes internados dependem de terapia intravenosa, sendo esse, frequentemente, o motivo pelo qual não podem realizar o tratamento em domicílio. Quando transpomos esse assunto à realidade do intensivismo, os acessos venosos ganham ainda mais destaque porque, dificilmente, um paciente em terapia intensiva demandará apenas um acesso intravenoso.

Tão corriqueiro e tão perigoso: acessar diretamente a corrente sanguínea dos pacientes, por meio dos dispositivos que utilizamos, oferece riscos sérios de vários tipos: a possibilidade de infecção primária de corrente sanguínea (IPCS) relacionada a cateter, a possibilidade de trombose venosa profunda e embolia pulmonar, flebites químicas ou mecânicas, formação de soromas, celulites e lesões de pele por drogas vesicantes, perda de acessos por obstrução química ou trombótica, além de todas as situações relacionadas à segurança assistencial, como medicamento incorreto, dose incorreta e via de acesso incorreta. Eis porque se impõe a necessidade de termos técnicos de enfermagem bem formados em relação aos dispositivos intravenosos, capazes de reconhecê-los e manuseá-los com segurança, administrando a terapia intravenosa da maneira mais adequada e minimizando os riscos para o paciente.

Quais são os tipos de cateteres intravenosos periféricos mais utilizados em atendimento hospitalar atualmente?

Atualmente muito se evoluiu em termos de dispositivos venosos para garantir uma terapia intravenosa segura e eficaz. A seguir, vamos abordar os dispositivos mais comuns, disponíveis no Brasil, para administração de fármacos e fluidos por via intravenosa.

Acessos venosos periféricos[1-3]

Os acessos venosos periféricos são assim chamados porque são inseridos em veias da rede periférica dos membros superiores, inferiores e, no caso de crianças pequenas e neonatos, também na região cefálica. Sua inserção geralmente é feita à beira do leito e requer apenas habilidade do profissional na visualização, palpação e cateterização do vaso. Os riscos inerentes são: hematomas (por transfixação da veia), extravasamento de soro ou medicamentos por mau posicionamento ou deslocamento do dispositivo e lesão de nervo periférico. É um procedimento para o qual estão habilitados enfermeiros e técnicos de enfermagem, segundo norma técnica do COFEN. A punção venosa deve seguir os protocolos de assepsia, garantindo a correta antissepsia da pele, com álcool 70% ou clorexidina 2%, no local da punção, sem que haja toque desse local posteriormente para "palpar" a veia. E a estabilização e cobertura do dispositivo deve ser feita com material estéril, segundo as recomendações da Infusion Nursing Society (INS). A punção venosa periférica por esses dispositivos pode ser realizada por enfermeiros e técnicos de enfermagem, ambos possuem respaldo pelo COREN, porém, é necessário conhecer o protocolo da instituição que você está inserido. A seguir, os dispositivos periféricos mais comuns utilizados no ambiente hospitalar.

Cateteres agulhados tipo SCALP

Dispositivo de acesso venoso periférico conhecido como *butterfly* ou borboleta, composto por uma agulha acoplada em um extensor, no qual se conecta a seringa ou o equipo para infusão ou coleta de sangue (Figura 11.1). Indicado para infusões endovenosas de curta duração e coleta de sangue, segue sendo muito utilizado em unidades ambulatoriais, emergências e pronto atendimentos. Tem numeração variada de acordo com o calibre e comprimento da agulha: quanto maior o número, menor o calibre e comprimento. O tamanho a ser utilizado é escolhido por meio da visualização do calibre da veia. Deve-se atentar para a correta estabilização do cateter e evitar áreas de mobilização intensa, como a fossa antecubital, pois a simples movimentação pode causar a transfixação do vaso pela agulha. Geralmente, estabiliza-se esse tipo de cateter com o uso de adesivos sobre as asas do *butterfly* para conferir estabilidade.

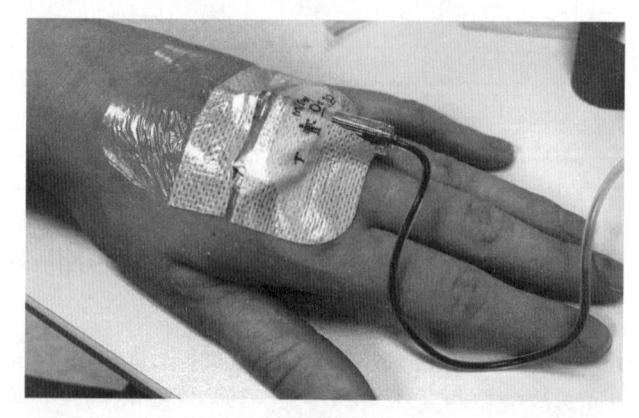

Figura 11.1. Cateter tipo scalp (Fonte: Acervo das autoras).

Cateter flexível (marcas disponíveis no Brasil: Abocath®, Jelco®)

Os cateteres flexíveis são utilizados quando existe a necessidade de manter o acesso venoso por mais tempo, proporcionando maior conforto e segurança. Consiste em um dispositivo com uma agulha removível, envolta por uma capa de poliuretano (Figura 11.2). Durante a punção, após a perfuração do vaso com a agulha, progride-se a capa de poliuretano em direção ao vaso, retirando a agulha do seu interior. Indicado para soroterapia, antibioticoterapia e administração de diversas outras drogas, exceto aquelas contraindicadas para infusão em rede periférica, como drogas vesicantes, com extremos de pH ou de osmolaridade. A escolha do tamanho varia de acordo com o calibre do vaso a ser puncionado. São classificados em números pares e cores diferenciadas do 14 ao 24: quanto maior o número, menor o calibre. Não possui dispositivo específico de estabilização do cateter na pele, gerando a necessidade de fixá-lo com curativos adesivos. Quanto à manutenção da permeabilidade do acesso, esse tipo de dispositivo deve ficar com infusão contínua ou ser salinizado e fechado com oclusores adequados, pois não possui dispositivo antirreflexo, e a simples movimentação do membro puncionado poder gerar refluxo sanguíneo no lúmen do cateter e causar a obstrução por coágulo.

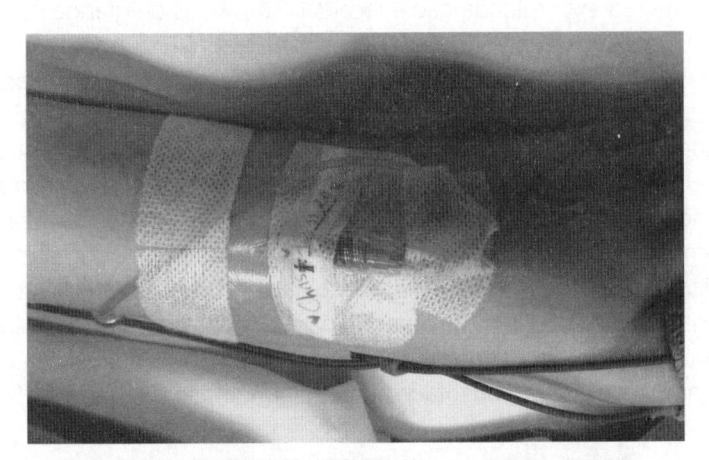

Figura 11.2. Cateter flexível (Fonte: Acervo das autoras).

BD Nexiva™ [4]

O BD Nexiva™ é um cateter flexível fabricado com um tipo de poliuretano exclusivo da BD (vilon), com agulha removível e dispositivo de segurança, que possui um extensor acoplado do tipo sistema fechado, com trava de segurança tipo *clamp* e via dupla de infusão, o que favorece a segurança do profissional durante a punção por impedir o contato das mãos do profissional com o sangue do paciente. O cateter possui plataforma de estabilização semelhante à do *butterfly*, que permite manter a posição adequada do cateter para melhor fixação à pele, porém, o sistema de punção é semelhante ao dos cateteres flexíveis, uma vez que se migra a porção flexível em direção ao vaso e se promove a remoção da agulha após a punção (Figura 11.3). São classificados em números pares e cores diferenciadas do 18 ao 24: quanto maior o número, menor o calibre.

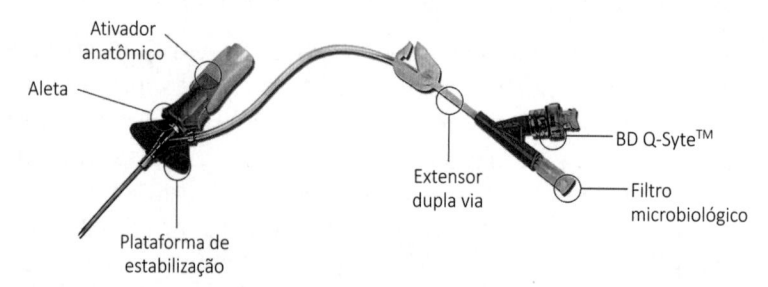

Figura 11.3. BD Nexiva™ (Fonte: www.distrilaf.com.br/bd-nexiva).

Cateter de linha média (*Midline*)[1,5]

O cateter de linha média é outro dispositivo de acesso venoso feito de poliuretano, inserido perifericamente, que mede de 18 a 20 cm de comprimento e desses, 7,5 a 15 cm são inseridos logo abaixo ou acima da área antecubital, na veia basílica, cefálica ou ulnar medial até atingir a região abaixo da axila. Ele é indicado para pacientes com a rede venosa periférica precária, visto que pode permanecer por até quatro semanas. Ele não deve ser confundido com PICC porque sua extremidade não é localizada em veias de grande calibre (não é um acesso central). Desse modo, não deve ser utilizado para administração de soluções hiperosmolares, drogas vesicantes ou irritantes. A maneira de estabilização é por meio de fixação na pele, podendo ser fixado com Statlock™ (dispositivo desenvolvido para fixação adesiva na pele, sem sutura de cateteres, com o objetivo de reduzir as complicações potenciais associadas à fixação com suturas). As vantagens desse cateter é a de propiciar maior segurança em relação a tração acidental e deslocamento do cateter para fora do vaso em razão de sua extensão, reduzindo a necessidade de punções repetidas e frequentes durante um tratamento com antibióticos, por exemplo. Porém, existe risco de trombose, portanto, é necessário avaliar a circunferência do braço diariamente e atentar para sinais de edema, dor e piora da perfusão do membro puncionado. Esse cateter é inserido por enfermeiros que dominam a técnica de Seldinger modificada e punção orientada por ultrassonografia (Figura 11.4).

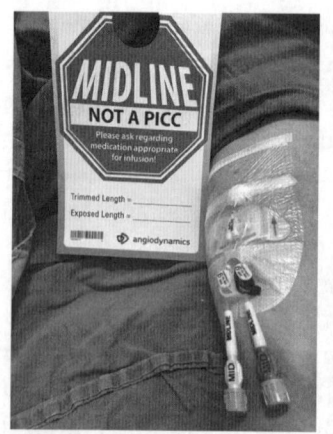
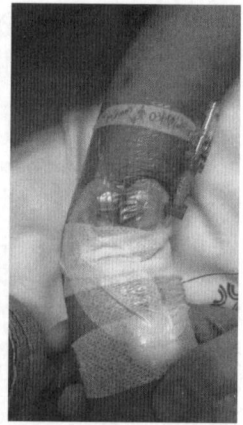

Figura 11.4. Modelo *Midline* (Fonte: Acervo das autoras).

Acesso arterial periférico (linha arterial)[3,6,7]

A cateterização arterial periférica é um procedimento utilizado com frequência em pacientes graves, por se tratar de um método facilmente executável à beira do leito, principalmente, quando realizada por punção, e que permite a obtenção rápida, e com certa margem de segurança, da pressão arterial média (PAM), bem como facilita a coleta de amostras de sangue para exames laboratoriais. Em função disso, a linha arterial é também chamada de PAM invasiva. É um procedimento bastante difundido em serviços de cuidados intensivos de adultos e que vem sendo empregado cada vez com maior frequência em crianças, podendo ser realizado mesmo em serviços de emergência, com um baixo índice de complicações. Dentre as complicações possíveis, estão a trombose (deslocamento de trombos a partir do cateter arterial para a rede arterial posterior) e a infecção intra ou extraluminal. Ambas são complicações sérias, e por isso, demandam cuidados para prevenção e identificação precoce. Devido aos riscos, têm respaldo técnico para a realização de punção arterial somente médicos e enfermeiros graduados (Resolução COFEN nº 390/2011).[8]

A artéria de mais fácil acesso é a radial, por ser bem periférica e facilmente palpável, sem demandar uso de aparelhos de ultrassonografia para sua identificação. No entanto, também é possível puncionar a artéria pediosa principalmente em crianças pequenas e neonatos. Evita-se as braquiais e axilares pelo risco aumentado de complicações tromboembólicas.

Para a punção da linha arterial, geralmente, se utiliza os mesmos dispositivos flexíveis de punção utilizados para acessos venosos periféricos (Figura 11.5). Uma vez atingido o alvo evidenciado pelo refluxo sanguíneo abundante, progride-se a capa de poliuretano em direção à artéria e conecta-se a um perfusor ligado a um transdutor de pressão, que será lido pelo monitor cardíaco ou pela coluna de mercúrio (Figura 11.6). Para a manutenção da permeabilidade do cateter, devido ao alto refluxo imposto pela pulsação da artéria, é necessário manter uma infusão contínua em seu interior, preferencialmente, com bomba de infusão. Em pediatria utiliza-se, geralmente, solução fisiológica em infusão contínua para essa finalidade. Em pacientes adultos não é incomum o uso de solução de heparina contínua a baixas dosagens para manter a permeabilidade de linhas arteriais, evitando a formação de coágulos no interior do cateter. Existe, também, um dispositivo, muito utilizado em bloco cirúrgico, que funciona à base de pressão exercida por um manguito insuflado sobre uma bolsa de solução fisiológica para manter a linha arterial permeável durante todo o procedimento cirúrgico (Figura 11.7).

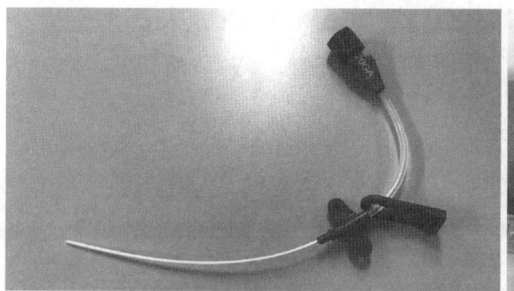 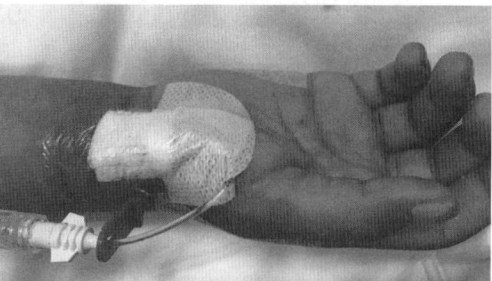

Figura 11.5. Exemplo de cateter e punção arterial (Fonte: Acervo das autoras).

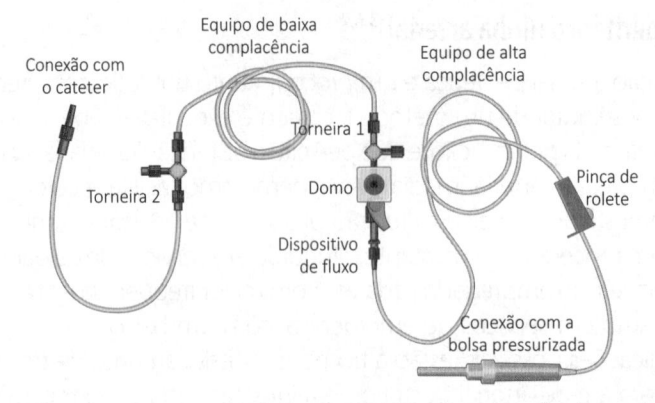

Figura 11.6. Sistema transdutor de PAM (Fonte: www.ebserh.gov.br).

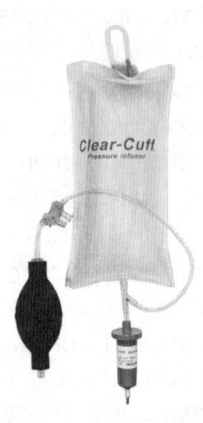

Figura 11.7. Bolsa pressurizadora (Fonte: www.medcleanprodutohospitalar.com.br).

Atualmente, foram lançados no mercado dispositivos desenvolvidos especifica-mente para punção de linha arterial, que são constituídos de agulha para punção, fio guia para cateterizar a artéria e dispositivo a ser inserido por meio da guia e fixado à pele por meio de sutura, com utilização da técnica de Seldinger para cateterização. Esses produtos oferecem maior segurança devido ao comprimento do cateter dentro da artéria e facilidade de estabilização da porção externa, evitando deslocamento acidental.

As recomendações de cobertura são as mesmas dos acessos periféricos: cobertura estéril e transparente, que permita a visualização da pele circunjacente e do sítio de inserção. Além desse cuidado, também é importante:

• Para que a aferição da PAM seja fidedigna, o eletromanômetro (domo) deve estar nivelado na altura da linha axilar média.

• Avaliar a inserção diariamente, atentando também, para a situação de perfusão do membro.

• Jamais tentar desobstruir um cateter arterial por meio de fluxo com pressão positiva, pois o risco de deslocamento do trombo em direção à rede arterial periférica é muito grande e potencial causador de trombose.

- Comunicar ao enfermeiro e equipe médica qualquer alteração na cor e perfusão do membro onde está inserida a linha arterial.

Por que não devemos utilizar linhas arteriais para administração de soroterapia e fármacos?[2,6,9]

A administração de medicamentos por via arterial tem indicações bem específicas. A principal delas é a administração de antineoplásicos por via arterial com o objetivo de atingir mais específica e localizadamente as células tumorais de uma determinada região. Permite infusão do quimioterápico em concentração mais alta próximo ao leito tumoral, o que pode tornar o tratamento mais efetivo e, possivelmente, menos tóxico em nível sistêmico. É utilizada com mais frequência nos casos de tumores de fígado primários ou metastáticos provenientes de carcinoma gastrintestinal (colorretal principalmente), mama e pulmão.

Fora desses casos, a administração de medicamentos por via arterial não é recomendada, porque quando administrado no interior de uma artéria, o fármaco irá percorrer primeiro o trajeto da microcirculação – arteríolas e capilares – antes de atingir a circulação sistêmica por meio do retorno venoso. Alguns fármacos são extremamente lesivos para as células dos capilares, podendo gerar lesões, inflamações e edema.

Quais são os tipos de cateteres centrais mais utilizados em atendimento hospitalar atualmente?[1-3,10]

A definição de acesso venoso central remete à localização da extremidade distal do cateter (ponta). Para ser considerado "acesso central", a extremidade distal deve estar localizada, necessariamente, no interior de um vaso de grande diâmetro, a saber: veia cava superior, junção cavoatrial, veia cava inferior, subclávia, jugular interna. A confirmação da localização da ponta, normalmente é realizada por meio de raio-X (pois os cateteres contêm material radiopaco no seu interior), e é muito importante para determinar o tipo de terapia a ser infundida e prevenir riscos como a formação de trombos por mau posicionamento. Em um cateter que não está em posição central não é possível, por exemplo, a verificação da pressão venosa central, pois o valor mensurado não será fidedigno. Por ser considerado procedimento de risco, a maioria dos acessos centrais é inserida por médicos, preferencialmente, cirurgiões, com exceção do PICC, que é inserido por enfermeiros com habilitação específica para isso. Existem vários tipos de cateteres centrais, cada um com suas características e indicações específicas, sobre as quais trataremos a seguir.

Cateter venoso central de curta a média permanência (CVC)

O acesso venoso central de curta a média permanência tem como finalidade o tratamento terapêutico. São cateteres não tunelizados e sua inserção é feita por médico-cirurgião ou intensivista, por meio de punção em veias profundas (subclávia, jugular, femoral). São indicados quando há impossibilidade de acesso venoso periférico por rede venosa prejudicada ou lesões de pele generalizadas (p. ex.: grandes queimados), impossibilidade de acesso venoso central por inserção periférica (PICC), necessidade de infusões concomitantes, terapia com fármacos não compatíveis com via periférica (como NPT, drogas irritantes ou vesicantes, drogas vasoativas etc.) ou indicação de cirurgia de grande porte. Ele pode ser apresentado na forma de mono, duplo ou triplo lúmen, de acordo com o número de vias que for necessário para a terapêutica (Figura 11.8).

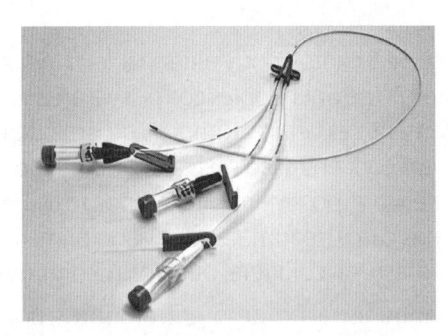

Figura 11.8. Cateter triplo lúmen (Fonte: https://www.abrenfoh.com.br/permeabilizacao/).

Os lúmens são separados por uma fina camada de poliuretano em todo o trajeto do cateter, impossibilitando a interação entre as soluções infundidas dentro dos lumens, o que confere a segurança infusional para pacientes que necessitam de múltiplas infusões. Cada uma das vias tem sua abertura para a corrente sanguínea em sítio separado no cateter, para prevenir a interação medicamentosa no momento da infusão na corrente sanguínea: via distal, via proximal e, no caso dos triplo lumens, via medial.

Dentre os cuidados de enfermagem, estão a assepsia das conexões de cada via com *swab* estéril de álcool a 70%, antes da administração de medicamentos, troca de curativos de maneira asséptica evitando infecções do cateter, cuidados no manuseio evitando trações, e, de acordo com os protocolos de cada instituição, salinização e oclusão com pressão positiva dessas vias para manter boa permeabilidade. Também é importante a inspeção diária do sítio de inserção para detectar a presença de hiperemia, sangramento ou secreções. Manter o ponto de inserção úmido favorece a infecção por via extraluminal, e pode agravar muito a saúde do paciente. Por isso, a cobertura do sítio de inserção deve ser estéril e transparente, conforme recomendações da INS (Figura 11.9).

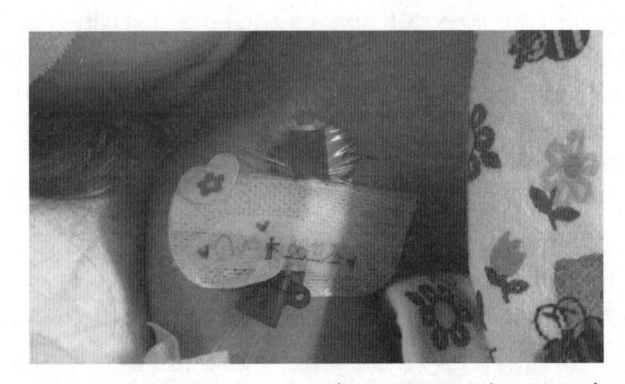

Figura 11.9. Curativo de cateter (Fonte: Acervo das autoras).

Cateter de Shilley

O cateter de Shilley é um cateter calibroso e rígido, e por isso o mais usual para terapia dialítica. Suas paredes relativamente rígidas evitam o colabamento em situações de pressão muito negativa (como a exercida pelas máquinas de hemodiálise). Inserido em veias de grande calibre como a veia jugular e veia subclávia, sendo essa a última escolha (Figura 11.10). O cateter pode ser duplo ou triplo lúmen é e indicado para situações mais agudas e críticas. A inserção é feita por médico-cirurgião habilitado e pode ser realizada em bloco cirúrgico ou no leito de UTI. Devido ao seu grande calibre, esse cateter deve permanecer fechado, ocluído com pressão positiva (*clamp* fechado), quando não estiver em uso. Na maior parte das instituições, quando se encerra a terapia dialítica, o Shilley permanece ocluído com solução de heparina na proporção 1:1, e não é utilizado para infusões ou administração de medicamentos, com o objetivo de mantê-lo permeável e sem contaminação intra ou extraluminal. A heparinização do cateter após o uso deve obedecer ao *priming* do cateter (a quantidade de fluido necessária para preenchê-lo). Cada numeração e cada via possui um *priming* específico, geralmente identificado pelo fabricante nos *clamps* das vias do cateter.

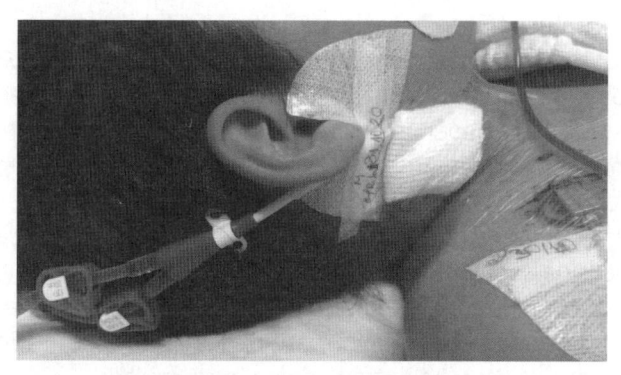

Figura 11.10. Cateter de Shilley (Fonte: Acervo das autoras).

Cateteres de longa ou média permanência

Os cateteres de longa permanência referem-se aos dispositivos intravenosos que podem permanecer inseridos nos pacientes por período igual ou superior a 15 dias. Assim, destinam-se a pacientes com necessidade de terapias de longa duração, como quimioterapia, transplante de medula óssea, antibioticoterapia por período prolongado etc. Alguns deles são de uso apenas em âmbito hospitalar, porém, outros permitem a alta da criança com o cateter para seguimento ambulatorial e retorno posterior ao hospital (Figura 11.11). A seguir, abordaremos os principais dispositivos.

Cateter de Hickmann® e Broviac®

O cateter de Hickmann® e o cateter de Broviac® configuram um tipo de cateter semi-implantável de ponta aberta, caracterizado por uma porção que é tunelizada e pela existência de um *cuff* no terço médio do cateter, que auxilia na aderência de tecido

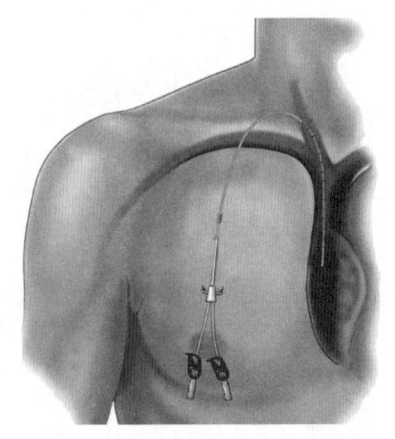

Figura 11.11. Cateteres de longa permanência
(Fonte: https://img.medicalexpo.com/images_me/photo-g/85089-4948243.jpg).

no espaço subcutâneo por meio de uma reação fibrosa, ajudando a proteger o cateter de tração acidental e da entrada de microrganismos pela via extraluminal (Figura 11.12). Assim, eles se tornam o cateter de escolha para terapias de longa duração que envolvem imunossupressão, como, o transplante de medula óssea (TMO), ou a necessidade de nutrição parenteral por período prolongado, como nos casos de intestino curto e reabilitação intestinal. A diferença entre Hickmann® e Broviac® se dá basicamente pelo número de lumens: o Broviac® possui apenas um lúmen, enquanto o Hickmann® é apresentado na versão duplo ou triplo lúmen. Ambos são inseridos por médico-cirurgião, geralmente em bloco cirúrgico, devido ao procedimento de tunelização. Após a punção do vaso de grande calibre (jugular ou subclávia) e inserção do cateter, a porção mais próxima ao sítio de punção é passada pelo interior do tecido subcutâneo com o auxílio de uma ferramenta chamada "tunelizador", de modo a manter a porção final de saída do cateter distante do ponto de entrada na veia, formando, desse modo, um túnel protetor, que oferece barreira mecânica contra a entrada de microrganismos.

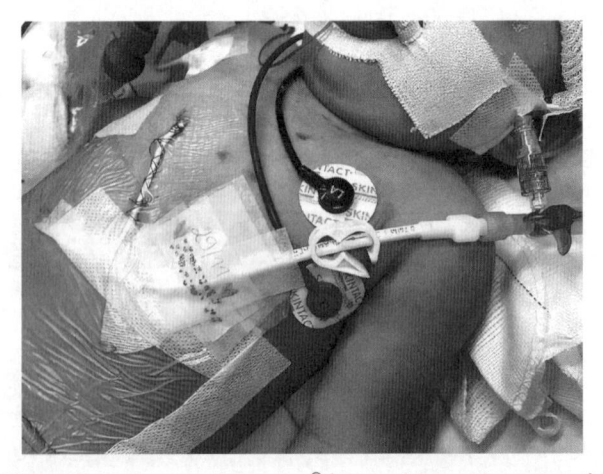

Figura 11.12. Cateter de Broviac® (Fonte: Acervo das autoras).

Devido ao seu grande calibre, quando não utilizado, existe recomendação em muitas instituições para que esse cateter permaneça com as vias heparinizadas conforme o *priming* descrito no cateter, devidamente fechada com pressão positiva e oclusor estéril. Fazem parte dos cuidados de enfermagem, também, a inspeção diária do sítio de inserção e da pele circunjacente, especialmente sobre o trajeto do túnel. Por isso, a recomendação é que seja mantido com cobertura transparente e estéril, sempre íntegra.

Portocath®

O Portocath® é um cateter totalmente implantável, tunelizado, indicado para pacientes com necessidade de terapia intravenosa de longa duração, como quimioterapia, podendo ser, também, utilizado para administração segura de outras drogas e coleta de exames. Esse cateter é implantado cirurgicamente e constituído por um reservatório de plástico ou metal com uma membrana de silicone puncionável, que fica suturado junto ao músculo, posicionado logo abaixo da pele. O acesso a essa membrana é feito por meio da inserção de uma agulha percutânea exclusiva para esse tipo de punção, chamada de agulha de Huber. A inserção desse cateter é realizada por cirurgião em bloco cirúrgico. O sítio de inserção mais comum é a veia subclávia, e o local mais comumente escolhido para fixação do reservatório é o tórax. Em pacientes adultos, existe a variação de fixação do reservatório na face interna do braço ou, mais raramente, na face interna da coxa. A punção do reservatório para uso do cateter é considerado um procedimento estéril, que pode ser feito à beira do leito por enfermeiro com experiência nesse tipo de procedimento (Figura 11.13). Após término do ciclo de terapia intravenosa, o cateter deve ser heparinizado e a agulha é retirada. O Portocath® permite a alta hospitalar, pois o cateter permanece protegido pela pele do paciente.

Durante o tratamento, após a punção com agulha de Huber, o sistema deve ser coberto com película transparente para avaliação frequente do sítio de inserção e o cateter deve ser mantido com infusão contínua. Após administração de medicamentos ou coleta de sangue por meio do Portocath®, é recomendado lavar o sistema com soro fisiológico em turbilhonamento para evitar depósito de cristais e fibrina no reservatório, o que pode gerar obstrução do cateter, uma intercorrência relativamente comum nesse tipo de dispositivo.

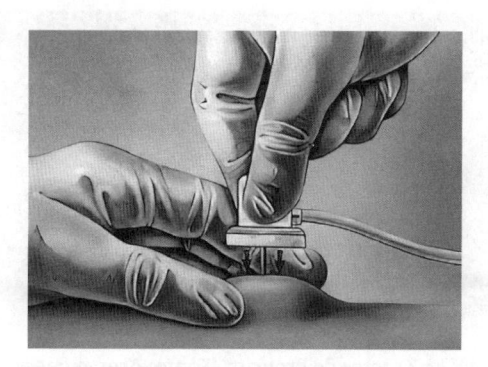

Figura 11.13. Punção do Portocath® (Fonte: www.oncocentrosm.com.br).

Cateter central de inserção periférica (PICC/CCIP)[11-13]

O cateter venoso central de inserção periférica é um dispositivo longo e flexível, de material biocompatível – como silicone, polietileno ou poliuretano – e radiopaco, apresentado nas versões de um, dois ou três lúmens (Power PICC), com calibre variando entre 1 e 6 *French* (FR) (Figura 11.14). É inserido a partir de uma veia superficial periférica, que progride por meio de um fio guia até a posição central (veia cava superior ou junção cavoatrial), por meio de medidas realizadas de acordo com o tamanho do paciente. A localização é confirmada por exame de imagem, e o cateter pode ser tracionado para adequar o posicionamento da sua extremidade. A técnica de punção pode ser realizada pela visualização da veia com auxílio de ecógrafo ou por punção direta, mais comumente utilizada em neonatologia.

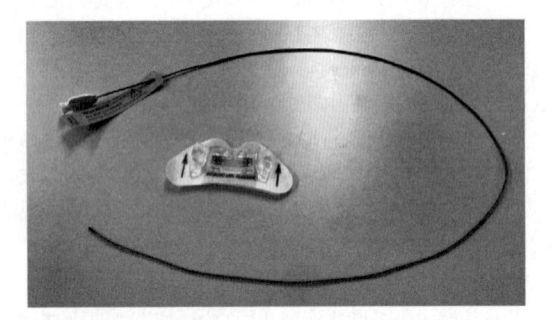

Figura 11.14. Cateter PICC (Fonte: Acervo das autoras).

O PICC é fixado na pele por meio de dispositivos adesivos, sem necessidade de sutura para ancoragem. São realizadas as medidas interna e externa do cateter, as quais são devidamente registradas, para fins de controle de posicionamento. Também é realizada a medida da circunferência do membro na região da inserção do cateter. Esse parâmetro é fundamental para avaliar alterações no membro, como a presença de edema, que pode ser um indicador de complicações relacionadas ao cateter. O curativo é realizado pelo enfermeiro, a cada sete dias, se for apenas com película transparente estéril; nos curativos realizados com gaze e película estéreis a troca deve ser a cada dois dias (Figura 11.15).

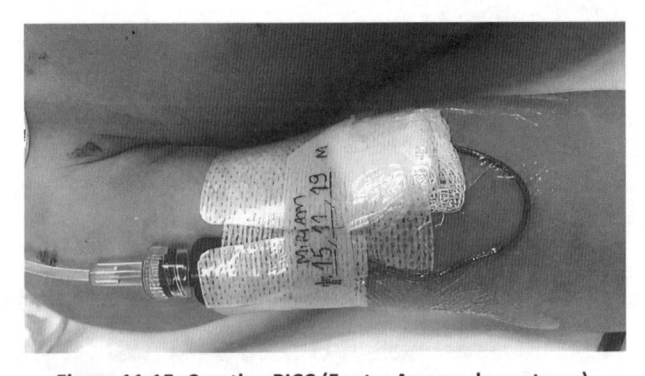

Figura 11.15. Curativo PICC (Fonte: Acervo das autoras).

A técnica de inserção do PICC é um procedimento de alta complexidade técnica e exige conhecimentos específicos, sendo atividade exclusiva de médicos e enfermeiros. A Resolução nº 258/2001[14] do COFEN respalda a inserção do PICC pelo enfermeiro, caso o profissional esteja habilitado por meio de um curso de qualificação devidamente regulamentado. No Brasil, o enfermeiro é o principal responsável pela indicação do uso desse dispositivo, além de ser o profissional diretamente envolvido na sua inserção, manutenção e prevenção das complicações relacionadas a sua utilização.

- **Indicações para inserção:** administração de soluções hiperosmolares ($\geq$ 900 mOsm/L), Nutrição Parenteral, solução glicosada em concentração maior que 10%, aminas vasoativas, soluções irritantes ou vesicantes, antibioticoterapia por tempo superior a sete dias.

- **Indicações para remoção:** infecção no sítio de inserção ou lúmen do cateter, flebite, trombose, mau posicionamento ou ruptura do cateter, obstrução, término de terapia (rever diariamente a necessidade de permanência do cateter).

Quais as diferenças entre o PICC e o Power PICC?[11]

A principal diferença entre o PICC e o Power PICC é a tolerância à pressão exercida em seus lúmens. A administração de infusões em _bolus_ diretamente no PICC que não é Power exige a utilização exclusiva de seringas de 10 a 20 mL, devido ao risco de rompimento do cateter por pressão excessiva exercida pelo êmbolo da seringa em relação ao lúmen do cateter.

Quanto menor o volume da seringa, maior pressão ela exerce no lúmen do cateter. A fratura do cateter pode levar à embolia, complicação que, nesse caso, pode ser evitada com cuidados específicos durante o manuseio e administração de infusões. O PICC tolera infusão em _bolus_ de até 17,4 psi, podendo romper-se entre 58-72 psi. Seringas de 1, 3 e 5 mL exercem pressão entre 90 e 150 psi, sendo sua utilização contraindicada em PICC.

O Power PICC tolera até 300 psi, o equivalente a um volume de 5 mL por segundo. Assim, pode ser utilizado para realizar medidas de pressão venosa central e infusão de contraste para realização de tomografia computadorizada. Isso significa que o Power PICC tolera pressões à infusão maiores do que o PICC, sendo permitido utilizar seringas que produzem maiores pressões no lúmen, ao contrário do PICC, que permite somente o uso de seringas de 10 ou 20 mL.

Quais são os principais cuidados em relação ao cateter PICC?[1-3,11]

- Manter sempre a técnica asséptica durante o manuseio do PICC para evitar infecções de origem intraluminal.

- Verificar diariamente a validade das conexões e infusões acopladas ao cateter, conforme protocolo da instituição.

- Avaliar medida externa do cateter e aferir circunferência do membro e compará-las com as medidas iniciais logo após a inserção, atentando para possível deslocamento de ponta do cateter e alterações no membro, como edema e má perfusão.

- Não verificar pressão arterial no membro em que o cateter foi introduzido.

- Proteger o PICC com material impermeável no momento do banho.
- Utilizar somente seringas de 10 ou 20 mL na administração de infusões em *bolus* no PICC, devido ao risco de rompimento por pressão excessiva gerada dentro do lúmen.

Quais são as melhores técnicas de punção periférica?[15]

Para puncionar com eficácia, é primordial que o profissional de enfermagem adquira conhecimentos de anatomia e fisiologia da pele e do sistema venoso, saiba avaliar a espessura e a consistência da pele nos diversos locais do corpo e faixas etárias, saiba identificar a resposta fisiológica do sistema vascular quanto à temperatura e o estresse, além de conhecer o mecanismo de administração de drogas, e entender sua ação e efeitos adversos para propiciar uma administração segura de medicamentos.

Punção venosa periférica em crianças e neonatos[1,15,16]

Em primeiro lugar é preciso considerar os seguintes fatores antes de selecionar o vaso: idade da criança, estatura, condição das veias, motivo da terapia, condições gerais de saúde, mobilidade e nível de atividade da criança, habilidade motora fina e grossa da criança, percepção da imagem corporal, medo da mutilação e habilidade cognitiva. Esses fatores, associados com o tipo e a duração da terapia intravenosa, deve guiar a escolha do dispositivo a ser utilizado e do membro a ser puncionado. É preciso ter em mente que para uma terapia de duração mais longa, uma veia mais calibrosa no antebraço pode retardar o surgimento de flebites químicas e a consequente necessidade de punções repetidas, o que pode gerar trauma e estresse por procedimentos dolorosos. No entanto, muitas vezes, nas crianças essas veias não são fáceis de visualizar, gerando a necessidade de punção de veias mais superficiais e finas no dorso da mão ou dos pés ou na região cefálica, especialmente nos lactentes.

Técnicas para facilitar a punção periférica em crianças e neonatos: uso de garrote (torniquete), uso da gravidade (manter o membro que vai ser puncionado para baixo em relação ao restante do corpo), aquecimento local (para resolver a vasoconstrição), transiluminação (uso de equipamento que emite luz, auxiliando na visualização dos vasos) (Figura 11.16). Atualmente, muitos enfermeiros estão buscando aprimorar sua técnica de

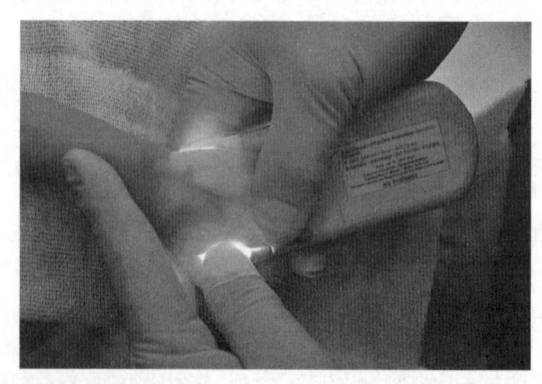

Figura 11.16. Transiluminação em punção periférica de bebês
(Fonte: https://www.labnetwork.com.br/noticias/luz-de-led-e-utilizada-para-encontrar-veias-em-pacientes/).

punção com o uso do aparelho de ultrassonografia (Figura 11.17). No entanto, a disponibilidade desse equipamento para uso à beira do leito em unidades de internação ainda é restrito, fator que dificulta a rápida difusão dessa técnica.

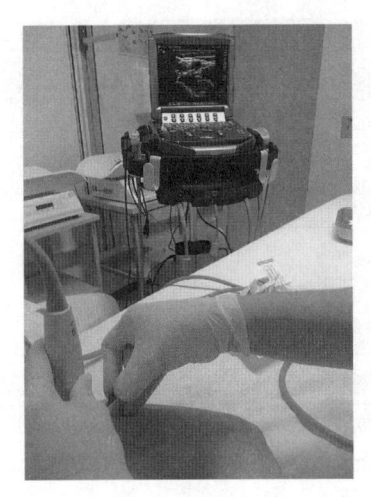

Figura 11.17. Punção periférica orientada por ecografia (Fonte: Acervo das autoras).

Veias de escolha em crianças pequenas (fáceis de visualizar)

- **Veias metacarpianas do dorso da mão:** costumam ser a primeira escolha para punção em bebês, embora sejam delicadas e delgadas, geralmente comportando apenas dispositivos de 24 *gauges* (Figura 11.18).

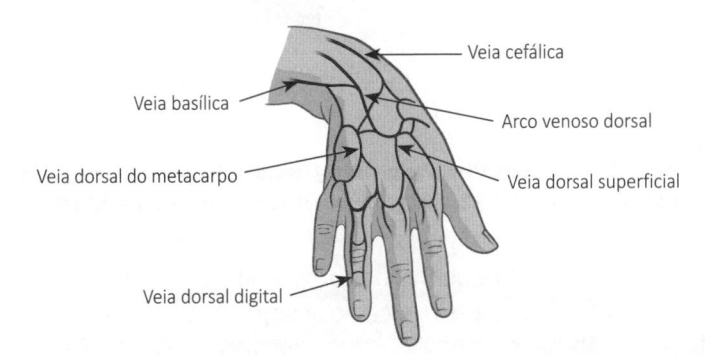

Figura 11.18. Veias do dorso da mão (Fonte: https://br.pinterest.com/pin/676454806514721836/).

- **Safena:** ótima escolha em bebês pequenos, pois é a veia mais calibrosa dos pés, podendo ser canulada muitas vezes com dispositivo de 22 *gauges*, permitindo infusões em grandes volumes e até mesmo hemoderivados (Figura 11.19).
- **Cefálicas:** para puncionar a região cefálica, é importante fazer uma tricotomia na área a ser puncionada, o que vai facilitar a visualização do vaso e a posterior fixação do dispositivo na pele (Figura 11.20). Em muitas instituições utiliza-se a tintura de

benjoim para auxiliar na aderência das fitas adesivas nessa região, uma vez que a criança pequena apresenta sudorese intensa no couro cabeludo. A visualização dos vasos fica mais evidente quando o bebê está chorando (veias mais ingurgitadas).

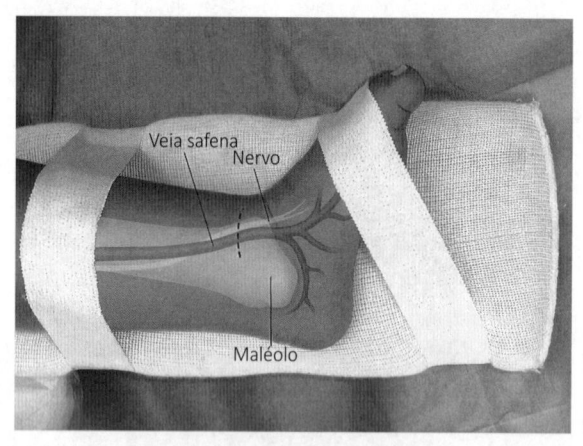

Figura 11.19. Veia safena (Fonte: https://breakem.org/2019/01/06/flebotomia-na-emergencia/).

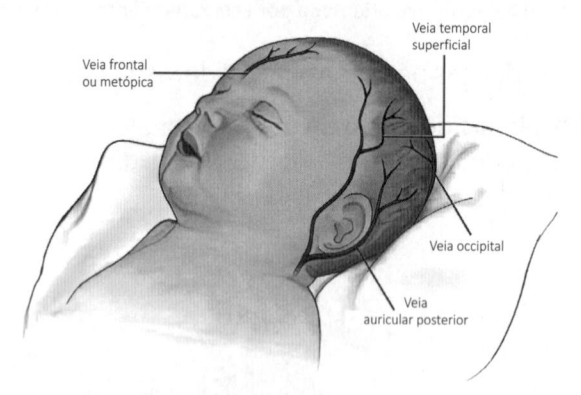

Figura 11.20. Veias cefálicas (Fonte: http://tecnicasbasicasdeenfermagem. blogspot.com/2016/11/cuidados-com-escolha-do-local-para.html).

Ao selecionar um vaso em pediatria, o profissional de enfermagem deve considerar os seguintes aspectos: facilidade de inserção e acesso, tipo e tamanho de agulha ou cateter que pode ser empregado, conforto, e segurança do paciente. É muito importante, após a punção bem-sucedida, manter o dispositivo bem estável, com cobertura estéril, transparente e fitas adesivas, lembrando, no entanto, de não encobrir demasiadamente o membro e o sítio de inserção para que seja fácil avaliar com frequência possíveis flebites ou extravasamentos. Quando puncionados em mãos ou pés, é interessante imobilizar o membro puncionado com uma tala para evitar a mobilização excessiva, que pode deslocar o dispositivo de dentro do vaso ou causar sua fratura (Figura 11.21).

- **Em idosos:** pacientes idosos muitas vezes possuem rede venosa tortuosa, fragilizada e pele muito friável, além de o paciente ser, muitas vezes, mais propenso a hematomas e sangramentos pelo uso contínuo de antiagregante-plaquetário. Assim, não é incomum a necessidade de encontrar vasos mais calibrosos nas partes mais profundas dos membros superiores, com auxílio de ultrassonografia. É necessário, também, cuidados relativos a fixação do cateter e imobilização do membro puncionado em pacientes com distúrbios de consciência e confusão mental.

- **Em adultos:** considerar locais que propiciem que o paciente mantenha sua autonomia na realização das tarefas diárias e de autocuidado, buscar veias mais superficiais e retilíneas e, quando não houver veias visíveis ou palpáveis, optar pelo uso do ultrassom para visualizar veias mais profundas, caso o enfermeiro seja habilitado para a técnica.[1]

- **Em neonatos:** oferecer sucção não nutritiva e sacarose por via oral para conforto e alívio da dor, pois ambos demonstraram eficácia analgésica em neonatos.[17,18]

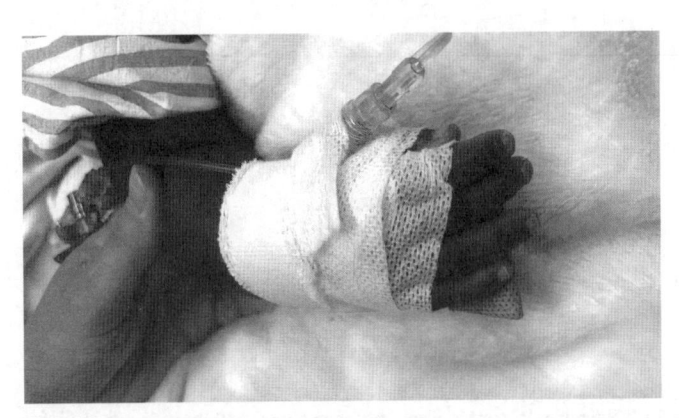

Figura 11.21. Imobilização do membro puncionado (Fonte: Acervo das autoras).

O que é a infecção primária de corrente sanguínea relacionada a cateteres (IPCS) e por que é tão grave?[1-3]

A IPCS relacionada a cateter é, dentre as Infecções relacionadas à assistência em saúde (IRAS), a mais perigosa e causadora de dano. Define-se como uma infecção de consequência sistêmica grave (bacteremia ou sepse) originada pela inserção ou uso continuado de um dispositivo intravenoso central, que não existia antes da inserção do mesmo e que se manifesta após, pelo menos, 48 horas após a sua instalação. Segundo a ANVISA, no Brasil, a despeito da escassez de dados, a taxa de mortalidade por infecção relacionada a cateter venoso central (CVC) em UTIs pode chegar a 69%.

A IPCS está associada ao aumento do tempo de internação entre 10 e 20 dias e ao aumento dos custos da assistência ao paciente, pois pode gerar: piora do estado geral do paciente, com consequente sepse grave e necessidade de UTI, tecnologias de alto custo para tratamento (hemodiálise, ECMO, antibioticoterapia de última geração), colonização por microrganismos multirresistentes, falência de múltiplos órgãos e, inclusive, óbito.

Quais são os fatores causadores de infecção de corrente sanguínea relacionada a cateteres?[1-3]

O grande fator causal é a entrada de microrganismos na corrente sanguínea por meio do cateter, e isso pode ocorrer de diversas maneiras, o que dificulta muito o controle e a prevenção desses eventos.

Existem duas vias principais de entrada: a via extraluminal, na qual os microrganismos penetram a corrente sanguínea movendo-se por capilaridade pela superfície externa do dispositivo (pele colonizada, mal preparada para punção, coberturas inadequadas, sujidade ou coleções em ponto de inserção etc.), e a via intraluminal, na qual os microrganismos adentram pelo lúmen do dispositivo (soluções contaminadas, dispositivos mal ocluídos, contato com as mãos dos profissionais de saúde etc.) (Figura 11.22).

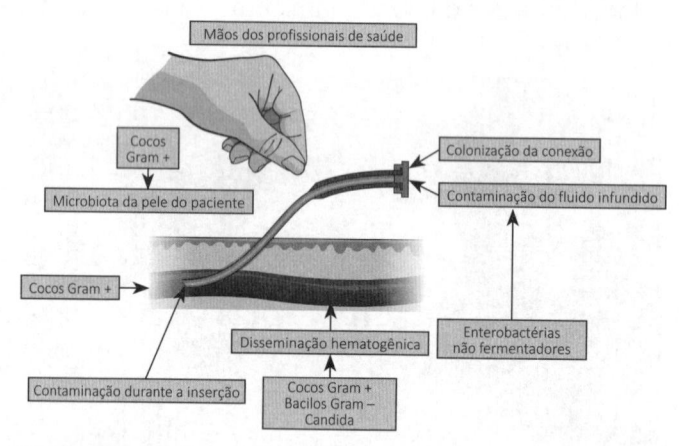

Figura 11.22. Fonte de contaminação dos cateteres (Fonte: www.ebserh.gov.br).

A principal fonte de contaminação dos cateteres de curta duração (que permanecem inseridos por tempo inferior a dez dias) é a microbiota cutânea do paciente: *Staphylococcus coagulase negativo, Staphylococcus aureus* e *Candida spp*. Já nos cateteres de longa permanência (acima de dez dias de inserção) que são centrais, como a fonte de infecção mais predominante é a intraluminal, figuram também como mais frequentes, além dos anteriores, as enterobactérias, micobactérias e fungos.

Como prevenir infecção de corrente sanguínea relacionada a cateter de origem extraluminal?[1,3,10]

A infecção de origem extraluminal é muito relacionada à falta de cuidados com a pele no ponto de inserção, que é, nesse tipo de infecção, o local de entrada dos microrganismos. Assim, para evitá-la, é importante:

- Higienizar o ambiente próximo ao paciente antes do procedimento de inserção do cateter e realizar o preparo da pele adequado pré-punção – antissepsia com clorexidina alcoólico 2%, mantendo contato apenas com materiais estéreis após.

- Uso de barreira máxima (máscara, gorro, avental, luva e campos estéreis) durante todo o procedimento de inserção de cateteres centrais.
- Manter o ponto de inserção sempre limpo, saudável, livre de sujidades e umidade, como sangue, suor e secreção. Assim, as trocas de curativos no ponto de inserção são fundamentais a intervalos regulares (em geral, a cada sete dias quando a cobertura é feita com película, ou a cada dois dias quando é necessário cobrir com gaze). A recomendação mais atual da INS é o uso de películas transparentes e estéreis para cobertura do ponto de inserção, garantindo proteção e visualização do sítio.

Como prevenir infecção de corrente sanguínea relacionada a cateter de origem intraluminal?[1,3,10]

As infecções de origem intraluminal podem ocorrer de diversas maneiras, portanto, vários cuidados precisam ser tomados:

- Evitar o preparo inadequado de soluções e medicamentos – mantendo técnicas assépticas em todas as etapas do processo de manuseio de soros, diluição de medicamentos e administração dos mesmos nos cateteres.
- Os dispositivos mal ocluídos ou mal higienizados são porta de entrada para infecções, por isso, as desconexões frequentes ou acidentais devem ser minimizadas. A troca de oclusores a cada abertura é um dos itens mais recomendados para evitar infecção, assim como a higienização adequada com álcool e swab estéril com no mínimo 10 fricções diretamente na conexão do cateter antes de qualquer utilização.
- Realização da troca de equipos, dânula, perfusores e oclusores de acordo com a frequência recomendada pelo fabricante ou pela comissão de controle de infecção hospitalar.
- Manter a via da NPT exclusiva, trocando equipo, perfusor e dânula a cada troca de solução, que, em geral, dura 24 horas.

Quais são os fatores que podem ocasionar trombose e embolia pulmonar?[3,5,12,19]

Fatores como uso de nutrição parenteral e de outros medicamentos, incompatibilidade entre fármacos que podem ocasionar precipitação no trajeto de equipos e extensores de cateteres, turbilhonamento inadequado do lúmen do cateter após administração de medicamentos e coletas de sangue, assim como manter o cateter sem pressão positiva no seu interior, podem ocasionar a formação de trombos (coágulos) ou bainha de fibrina na porção terminal do dispositivo, ocasionando obstrução parcial (quando o fluxo fica resistente) ou obstrução total (quando não há mais fluxo). Quando movimentados, esses trombos entram na corrente sanguínea e podem dar origem à trombose, uma complicação comum relativa ao uso dos dispositivos venosos. O trombo pode se alojar em uma veia pulmonar, ocasionando em embolia pulmonar, um evento grave que pode causar graves danos ao paciente.

Devido a esses riscos, tentar desobstruir um cateter utilizando pressão positiva (forçando o êmbolo da seringa em direção à corrente sanguínea) é altamente não recomendável, pela possibilidade de deslocamento do trombo. Nessas situações, o procedimento mais recomendado é a técnica de desobstrução com dânula e pressão negativa, que será explicitada adiante.

Qual é a técnica mais segura para desobstruir cateteres?[1]

Técnica de desobstrução com pressão negativa

- Separar uma dânula, uma seringa de 10 mL preenchida com solução fisiológica e uma seringa de 3 mL vazia (Se cateter PICC, utilizar outra seringa de 10 mL vazia). Remover extensores acoplados ao cateter e acoplar a dânula diretamente na via obstruída, a seringa de 10 mL preenchida na extremidade distal da dânula e seringa de 3 mL na via lateral da dânula.

- Deixar aberta a via da seringa de 3 mL e aspirar, formando um vácuo no cateter. Sem desacoplar a seringa de 3 mL, fechar a via, girando a dânula para a via da seringa de 10 mL preenchida.

- A solução fisiológica deverá ser aspirada sem resistência para dentro do cateter por diferença de pressão, o que significará que o cateter foi desobstruído. Repita os passos anteriores até que isso ocorra.

- Após a desobstrução, é necessário testar o refluxo de sangue aspirando a seringa e desprezar 1 a 2 mL de sangue. A seguir, turbilhonar a via com 10 mL de solução fisiológica, salinizando a via, sem esquecer de manter pressão positiva no lúmen do cateter.

- É importante não forçar a infusão se ainda houver resistência, devido ao risco de mobilização de trombos ou rompimento do cateter. Nesse caso, deve-se cogitar o uso de fibrinolíticos ou a retirada do cateter.

Uso de fibrinolíticos

- **Heparina diluída conforme protocolo institucional:** administrar volume adequado, conforme *priming* da via do cateter, mantendo a via fechada por no mínimo uma hora. Após, aspirar o mesmo volume infundido e realizar técnica de turbilhonamento com solução fisiológica para testar sua permeabilidade. A solução pode ser mantida por até 6 horas no lúmen do cateter.

- **Alteplase:** administrar volume adequado, conforme *priming* da via do cateter, mantendo a via fechada por no mínimo 45 minutos. Após, aspirar o mesmo volume infundido e realizar técnica de turbilhonamento com solução fisiológica para testar sua permeabilidade.

Atenção! O uso da dipirona sódica para desobstrução de cateteres não tem nenhuma evidência científica e, por isso, não é recomendado.

O que é a flebite e quais são os fatores que podem ocasioná-la?[20,21]

A flebite é a inflamação da parede venosa, podendo ser causada por ação química, mecânica ou infecciosa. Alguns fatores de risco para ocorrência de flebite são maior fragilidade capilar, rede venosa de pequeno calibre e de difícil visualização, tipo de dispositivo utilizado, adiposidade aumentada, pouca cooperação durante o procedimento de punção venosa, assim como a fixação, utilização e manutenção inadequada do dispositivo.

Também é preciso considerar o tipo de terapia e de drogas utilizadas e o método de administração ou infusão das soluções. A técnica asséptica e manuseio adequado de cateteres é um cuidado importante na prevenção de flebite e outras complicações.

- **Flebite química:** reação causada no interior do vaso pela infusão de soluções vesicantes ou irritantes, infusão rápida ou pela presença de partículas na solução ou introdução acidental de material como talco da luva estéril durante o manuseio do cateter.
- **Flebite mecânica:** trauma mecânico gerado no interior da veia, que pode ser ocasionado pelo atrito de dispositivos venosos contra o lúmen do vaso.
- **Flebite infecciosa:** inflamação do vaso associado à presença de infecção de corrente sanguínea. Pode ser causada por técnica asséptica inadequada durante a introdução ou manuseio do cateter.

Um dos sintomas mais característicos da flebite é a hiperemia dolorosa que pode ser observada na pele do paciente, como que fazendo o trajeto da veia que está puncionada. Uma vez identificada, o vaso deve ser descanulado e outro acesso deve ser puncionado, preferencialmente em outro membro ou ponto distante da flebite identificada.

Como identificar infiltrações em acessos intravenosos?[20,21]

Primeiramente é necessário ressaltar que todo paciente submetido a farmacoterapia intravenosa está sob risco de extravasamento, o que comumente chamamos de infiltração. Predominantemente, as infiltrações ocorrem em acessos periféricos e vários fatores estão implicados na sua ocorrência: rede venosa de difícil visualização ou muito frágil, paciente com mobilidade exacerbada no membro puncionado (como crianças pequenas, por exemplo), pacientes submetidos a punções repetidas, pessoas com lesões cutâneas, diabéticos, pacientes com sudorese aumentada (dificultando a estabilização do dispositivo na pele) entre outros. No entanto, as infiltrações em decorrência de acessos venosos centrais também devem ser consideradas, ainda que raras, pois podem ser causadas por desgaste e rompimento do material do cateter, como a síndrome de *pinch-off*, na qual o cateter se rompe pela compressão entre a clavícula e a primeira ou segunda costela. No caso dos cateteres totalmente implantáveis, quando ocorre obstrução na ponta do cateter, a pressão aumentada no reservatório pode gerar o refluxo do medicamento na pele ao redor da agulha de Huber, ocasionando infiltração local.[5] Infiltrações em acessos centrais são mais difíceis de se confirmar, sendo recomendado um raio-X *venocavum* (exame radiológico contrastado) para confirmar a permeabilidade do cateter em todo o trajeto).

A infiltração em acesso periférico é referida como muito dolorida por pacientes lúcidos e com comunicação eficiente. Portanto, sempre que houver queixas de dor em acesso periférico, é recomendado que se promova a avaliação da permeabilidade do dispositivo, do líquido que está em infusão e do sítio de inserção. No entanto, em pacientes com sensibilidade diminuída, como os diabéticos, ou pacientes sem comunicação eficiente, como neonatos, crianças menores, encefalopatas e comatosos, a identificação do soroma não deve depender apenas de queixas álgicas, sendo recomendada a inspeção frequente e seriada da permeabilidade do acesso e das condições do sítio de inserção.

A infiltração pode gerar

- **Soroma:** abaulamento da pele por acúmulo de líquido extravasado no subcutâneo (Figura 11.23). A extensão do soroma tem relação direta com o volume de líquido extravasado: pouco líquido, o abaulamento fica circunscrito ao ponto de inserção; muito líquido, o abaulamento pode se transformar em edema endurecido em todo o membro no qual está inserido o dispositivo.

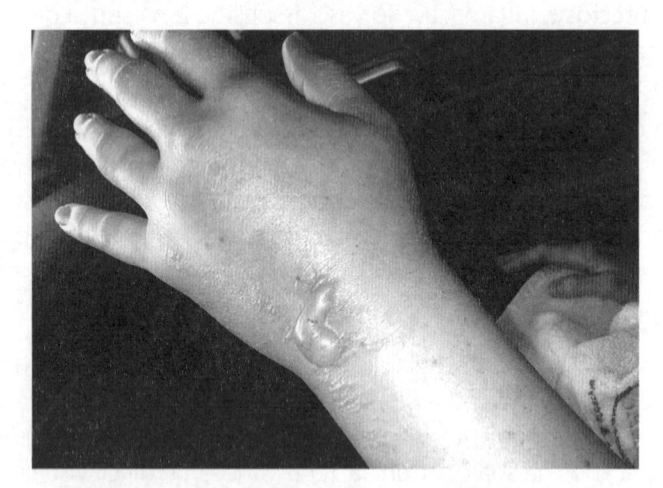

Figura 11.23. Soroma (Fonte: www.topmidianews.com.br).

O tratamento do soroma depende da sua extensão. Na maior parte das vezes, após a retirada do dispositivo, espera-se que o sistema circulatório e linfático seja capaz de reabsorver o líquido extravasado, devolvendo-o à circulação sanguínea, diminuindo espontaneamente o edema sem maiores repercussões. Compressas mornas podem facilitar esse processo e diminuir a sensação dolorosa.

- **Lesão e necrose de tecido circunjacente:** esse tipo de lesão tecidual depende das propriedades do líquido ou fármaco extravasado para o espaço intersticial. Fármacos irritantes são aqueles que causam uma resposta inflamatória local caracterizada por dor, calor e eritema, não chegando a causar necrose (Figura 11.24). Essa inflamação geralmente é autolimitada, sem gerar sequelas maiores. Exemplos de drogas consideradas irritantes: aciclovir, dobutamina e diazepam. Já os fármacos vesicantes têm a capacidade de provocar necrose tecidual com envolvimento da pele e de tecidos profundos, dependendo da quantidade de líquido extravasado (Figura 11.25). Apesar de os agentes antineoplásicos constituírem o grupo de agentes vesicantes mais bem descrito, eles não são os únicos, e fármacos utilizados em larga escala no intensivismo também são vesicantes, como: dopamina, adrenalina, noradrenalina, vasopressina, aminofilina e fenitoína.

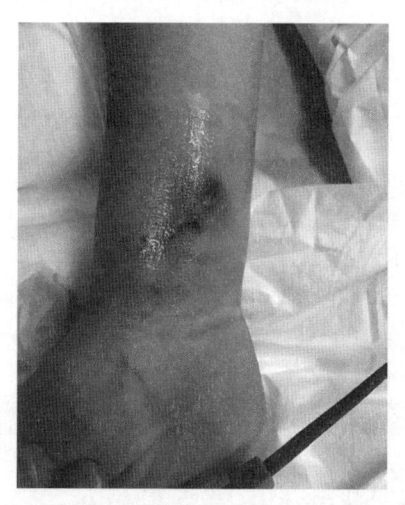

Figura 11.24. Lesão por droga irritante (Fonte: Acervo das autoras).

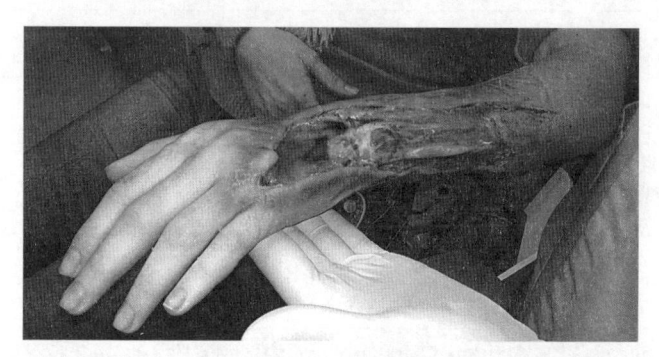

Figura 11.25. Lesão por droga vesicante (Fonte: www.topmidianews.com.br).

A gravidade de lesões por extravasamento de droga vesicante varia de acordo com as propriedades físico-químicas do fármaco: capacidade de ligação ao DNA, ação vaso-dilatadora ou vasoconstritora, pH fora do intervalo entre 5,5 e 8,5, osmolaridade superior à do plasma (290 mOsm/L), álcool ou polietilenoglicol na composição. Fármacos com capacidade de ligação ao DNA (como alguns agentes antineoplásicos citotóxicos) após terem sido liberados pelas células necróticas para o espaço extracelular, voltam a ser captados pelas células adjacentes, gerando um novo ciclo de destruição celular, que pode aumentar em latitude, longitude e profundidade a lesão inicial. As lesões por extra-vasamento de drogas vasoconstritoras (como adrenalina e dopamina) são o resultado de necrose de coagulação pela isquemia local intensa. Já as drogas vasodilatadoras podem agravar o extravasamento e aumentar a lesão inicial. Fármacos extremamente ácidos, como anfotericina e vancomicina, quando extravasados, geram desnaturação de proteínas e necrose de coagulação. Ao passo que os fármacos alcalinos, como a fenitoína, podem causar necrose de liquefação, gerando lesão mais profunda. Com relação à osmolaridade, as soluções hiperosmolares (glicose hipertônica, NPT etc.) ou hiposmolares (sais de cálcio ou potássio) alteram a pressão oncótica intersticial, gerando lesão tecidual.

Quando a lesão é identificada, é recomendado interromper imediatamente a infusão e, antes de retirar o dispositivo, aspirar o conteúdo com o objetivo de drenar eventuais coleções no interstício. A aplicação de frio ou calor vai depender do tipo de fármaco utilizado. O calor local promove vasodilatação, aumentando a absorção do fármaco pela circulação sistêmica. Já a aplicação de frio promove vasoconstrição, que concentra o fármaco no interstício, promovendo maior metabolização pelos tecidos. Além disso, reduz a inflamação e a sensação de dor.

Existe também, a possibilidade de intervenção farmacológica na forma de antídotos para extravasamento de algumas drogas, como exposto nas Tabelas 11.1 e 11.2.

Tabela 11.1. Antídotos para fármacos citotóxicos e suas indicações		
Antídoto	*Dose/via de administração*	*Indicação*
Tiossulfato de sódio	2 mL de solução a 4% por cada mL do agente extravasado, via SC	Dacarbazina, mecloretamina e cisplatina
Hialuronidase	1 mL de solução a 150 U/mL por cada mL do agente extravasado, via SC	Alcaloides derivados da vinca, paclitaxel, epipodofilotoxinas (ex.: etoposido) e ifosfamida
Sulfóxido de dimetilo	Via transdérmica Via SC	Antraciclinas Mitomicina
Dexrazoxano	1.000 mg/m^2 (zero hora, 24 horas), 500 mg/m^2 (48 horas), via IV (dose diária máxima: 2.000 mg, reduzida em 50% se *clearance* de creatinina < 40 mL/min)	Antraciclinas

Fonte: Roberto.[21]

Tabela 11.2. Antídotos para fármacos vasoativos e suas indicações		
Antídoto	*Dose/via de administração*	*Indicação*
Fentolamina	5-10 mg diluídos em 10-20 mL de solução NaCl 0,9%, múltiplas infiltrações, via intradérmica	Dobutamina, dopamina, epinefrina, fenilefrina e norepinefrina
Nitroglicerina	Adesivo de 5 mg, via transdérmica	Azul de metileno, dobutamina, dopamina, adrenalina, fenilefrina, noradrenalina e vasopressina
Terbutalina	1 mg diluído em 10 mL de solução NaCl 0.9%, múltiplas infiltrações, via intradérmica	Dobutamina, dopamina, adrenalina e noradrenalina

Fonte: Roberto.[21]

O tratamento a longo prazo dessas lesões vai depender muito do tipo, extensão e características manifestadas, não sendo possível elencar um procedimento padrão. Após o tratamento imediato, é necessário solicitar avaliação de equipe especializada em lesões cutâneas (dermatologistas, grupo de enfermagem em prevenção e tratamento de feridas etc.) para a orientação do tratamento e melhor tipo de cobertura, a fim de evitar piora por tratamento inadequado.

Devido a todas essas possíveis complicações, recomenda-se que a inspeção de todos os dispositivos intravenosos do paciente faça parte do processo de admissão inicial de cuidados a cada troca de turno, pois a identificação precoce é o melhor meio de evitar complicações iatrogênicas mais graves, como a necrose de tecidos. Testar a permeabilidade dos acessos e avaliar o sítio de inserção de cada um é imprescindível para uma assistência intravenosa segura e de qualidade.

Quais são os critérios que devemos utilizar para a escolha da melhor via para administrar fármacos?

Para garantir uma terapia venosa de qualidade, é necessário que a via de acesso seja escolhida de acordo com:

- pH e osmolaridade da solução a ser infundida: lembrando que fármacos com extremos de pH (< 6 – muito ácidos ou > 8 – muito básicos) ou de osmolaridade geram lesão na túnica íntima das veias periféricas, gerando dor, flebites químicas, com risco grande de rompimento da veia e extravasamento do líquido.
- Drogas vasoativas.
- Propriedades irritantes ou vesicantes.
- Tempo de terapia/periodicidade da terapia.
- Situação da rede venosa periférica.

O que significa o *"flushing* em turbilhonamento" e qual a sua importância?

Consiste na lavagem do lúmen do cateter por infusão de soro fisiológico, realizando pressão intermitente ao invés de *bolus* contínuo, a fim de mobilizar a ponta do cateter no interior do lúmen. Esse procedimento evita o acúmulo de resíduos de medicamentos e outras partículas ao redor da ponta do cateter. Além disso, a salinização e turbilhonamento contribuem para aumentar a vida útil do cateter e evita complicações como a obstrução.

A técnica deve ser realizada antes e após a administração de fluidos ou a cada sete dias, caso a via não esteja em uso. É importante salientar que ao final do *flushing*, deve-se manter pressão positiva no interior do cateter, para que o conteúdo sanguíneo não reflua para dentro do lúmen, gerando risco de obstrução devido aos fatores de coagulação.

Referências bibliográficas

1. Journal of Infusion Nursing. Infusion Therapy, Standards of Practice. Massachusetts, USA, 2016 jan-feb; 39(1S): 1-159.
2. EBSERH. Protocolo de Infecção de Corrente Sanguínea – Procedimento Operacional Padrão/CCIH 010/2016. Disponível em: http://www2.ebserh.gov.br/documents/220250/1649711/Protocolo+prevenção+ICS.pdf/b5d860cb-e3a9-4585-b039-86bf1202dcc7 Acessado em setembro, 2020.
3. BRASIL. ANVISA. Agência Nacional de Vigilância Sanitária. Orientações para Prevenção de Infecção Primária de Corrente Sanguínea. Brasília, 2010.

4. Sistema de cateter IV fechado BD Nexiva ™. Disponível em: https://www.bd.com/en-us/offerings/capabilities/vascular-access/vascular-access-devices/peripheral-iv-catheters/nexiva-closed-iv-catheter-system Acessado em 19/12/2021.
5. Phillips LD. Manual de terapia intravenosa. 2. ed. Porto Alegre: Artmed, 2001.
6. Souza N et al. Complicações da cateterização arterial em crianças. Rev. Assoc. Med. Bras. [Internet]. 2000 mar; 46(1): 39-46.
7. Timby BK, Smith NE. Enfermagem médico cirúrgica, 8.edição, Ed manole, Barueri – SP, 2005.
8. COFEN. Resolução COFEN nº 390/2011. Disponível em: http://www.cofen.gov.br/resoluo-cofen-n-3902011_8037.html Acessado em 22/12/21.
9. Administração de via intra-arterial. Disponível em: https://siteantigo.portaleducacao.com.br/conteudo/artigos/farmacia/administracao-via-intra-arterial-ia/26573, acessado em outubro/2020.
10. Silva AG, Oliveira AC. Impacto da implementação dos bundles na redução das infecções da corrente sanguínea: uma revisão integrativa. Texto Contexto Enferm. 2018; 27(1):e3540016.
11. Dórea E et al. Práticas de manejo do Cateter Central de Inserção Periférica em uma unidade neonatal. Rev Bras Enferm, Brasília 2011 nov-dez; 64(6): 997-1002.
12. Marino PL. Compêndio de UTI, 4. edição, Artmed, Porto Alegre, 2015.
13. Margotto PR. Assistência ao Recém-Nascido de Alto Risco. 2. ed. Brasília: Quick Printer, 2006.
14. COFEN. Resolução COFEN nº 258/2001. Disponível em: http://www.cofen.gov.br/resoluo-cofen-2582001_4296.html Acessado em: 22/12/21.
15. Gomes AVO et al. Punção venosa pediátrica: uma análise crítica a partir da experiência do cuidar em Enfermagem. Enfermería global, 2011 jul;(23):287-297.
16. Oliveira AM, Danski MTR, Pedrolo E. Technological innovation for peripheral venipuncture: ultrasound training. Rev Bras Enferm [Internet]. 2016;69(6):990-6.
17. Alves CO et al. Emprego de soluções adocicadas no alívio da dor neonatal em recém-nascido prematuro: uma revisão integrativa. Rev Gaúcha Enferm., Porto Alegre (RS) 2011;32(4):788-96.
18. Virgens TR, Greco CSS, Carvalho ML. A influência da sucção não nutritiva como analgesia não farmacológica em recém-nascidos durante procedimentos dolorosos: revisão sistemática. Rev Ciênc Med. 2018;27(1):23-37.
19. Jesus VC, Secoli SR. Complicações acerca do cateter venoso central de inserção periférica (PICC). Cienc Cuid Saude 2007 Abr-Jun;6(2):252-260.
20. Bitencourt ES et al. Prevalência de flebite relacionada ao uso de dispositivos intravenosos periféricos em crianças. Cogitare Enferm. [Online], 2018; 23(1).
21. Roberto AFV. Lesões de extravazamento de terapêutica intravenosa com propriedades vesicantes. [dissertação]. Lisboa: Universidade de Lisboa, 2014.

Sites

*   www.distrilaf.com.br/bd-nexiva
*   www.ebserh.gov.br
*   www.medcleanprodutohospitalar.com.br
*   https://www.abrenfoh.com.br/permeabilizacao/
*   www.oncocentrosm.com.br
*   https://www.labnetwork.com.br/noticias/luz-de-led-e-utilizada-para-encontrar-veias-em-pacientes/
*   https://br.pinterest.com/pin/676454806514721836/
*   https://breakem.org/2019/01/06/flebotomia-na-emergencia/
*   http://tecnicasbasicasdeenfermagem.blogspot.com/2016/11/cuidados-com-escolha-do-local-para.html
*   www.topmidianews.com.br

12 Cuidados Diários e Indispensáveis na Administração dos Medicamentos

Liana Nunes de Wallau
Sabrina dos Santos Pinheiro

O profissional de enfermagem pode administrar medicamentos preparados por outro profissional de enfermagem?

Muitos profissionais foram ensinados que só deveriam administrar medicamentos que ele próprio tivesse preparado. Entretanto, em 2015, com o Parecer de Câmara Técnica nº 013/2015/CTLN/COFEN[1] essa foi definido que a administração de medicamentos preparados/ diluídos pode ocorrer após a certificação de que no recipiente em questão encontra-se uma etiqueta de identificação contendo o nome do paciente, dose/dosagem, princípio ativo e solução utilizada para a diluição do medicamento, horário e a identificação do profissional (nome e inscrição no respectivo Conselho). Ressalta-se que, antes da administração, checar a integridade da embalagem, a coloração da droga, e a possível presença de corpos estranhos bem como o prazo de validade do medicamento.

Quais as formas de administração de medicamento?[2-4]

Via oral

- É a via mais frequentemente utilizada e raramente provoca desconforto físico aos pacientes.
- Minimiza os efeitos adversos quando administrados medicamentos orais.
- É a maneira mais econômica e comparativamente mais segura.
- O efeito esperado é mais lento e necessita a cooperação do paciente.
- As formas farmacêuticas orais dos medicamentos incluem comprimidos, cápsulas e líquidos.

- Para administrar medicamento por VO em crianças podemos utilizar seringas, colheres e copinhos. Verifique se o medicamento em forma de comprimido pode ser triturado, pois algumas formulações devem ser diluídas e absorvidas na mucosa gástrica.

Via intravenosa

- É maneira mais rápida de atingir o efeito esperado, usado em situações de emergência possibilitando a administração de grande volume e de soluções irritantes desde que diluída.
- Os fluidos são administrados por meio de uma veia.
- Comparando a outras medicamentos pode haver mais riscos e sempre deve ter cuidados especiais para a realização de injeções ou infusões contínuas.
- Dependendo da indicação e do tratamento, o medicamento pode ser administrado em *bolus* por via IV, infusão intermitente e infusão contínua (Quadro 12.1).

Quadro 12.1. Tipos de infusão intravenosa		
IV *bolus* ou *push*	Administração rápida	Em até 1 minuto
IV rápido	Infusão rápida	Entre 1 e 30 minutos
IV lento	Infusão lenta	Entre 30 e 60 minutos
IV contínuo	Infusão lenta e contínua	Acima de 60 minutos e contínua
IV intermitente	Infusão lenta	Acima de 60 minutos, mas não contínua

Fonte: Chullay e Bunes,[2] Fakih.[5]

Via intramuscular

- Admite a administração de soluções, emulsões, e suspensões injetáveis em volumes moderados em um músculo.
- Medicamentos administrados por essa via são absorvidos mais rapidamente do que os administrados por via subcutânea, devido ao rico suprimento sanguíneo do músculo.
- Pode-se administrar maior volume (1 a 3 mL) em um único local.
- Se a dose a injetar estiver contida em mais de 3 mL, dividir esse volume e administrá-lo em duas injeções separadas. Volumes acima de 3 mL não sofrem absorção adequada.
- Os locais para injeção IM incluem músculo deltoide (braço), regiões ventroglútea e dorsoglútea (quadril) e músculo vasto lateral (coxa).
- Local da aplicação e o volume máximo infundindo no mesmo local conforme a idade.

Idade	Deltoide	Ventroglúteo	Dorsoglúteo	Vasto lateral
Prematuros	-	-	-	0,5 mL
Neonatos	-	-	-	0,5 mL
Lactentes	-	-	-	1 mL
3 a 6 anos	-	1,5 mL	1 mL	1,5 mL
6 a 14 anos	0,5 mL	1,5 a 2 mL	1,5 a 2 mL	1,5 mL
Adolescentes	1 mL	2 a 2,5 mL	2 a 2,5 mL	1,5 a 2 mL
Adultos	1 mL	4 mL	4 mL	4 mL

Fonte: COREN-SP.[6]

Via subcutânea

- Pode-se administrar moderados volumes de soluções, emulsões oleosas, irritantes.
- A injeção subcutânea libera o medicamento nos tecidos entre a pele e o músculo.
- Utiliza-se volume de 0,5 a 1 mL para injeção subcutânea.
- Se for prescrito volume acima de 1 mL SC, a injeção deve ser aplicada em dois locais, com agulhas e seringas separadas.
- Em geral, seringa com agulha de calibre 23 a 25 e 0,8 a 1,5 cm de comprimento é mais apropriada para injeção subcutânea.
- Os locais para injeção subcutânea incluem braços, parte superior do abdômen e coxas.
- Para administrar medicamento SC, deve-se inserir a agulha em ângulo de 45°. Para liberar o medicamento no tecido subcutâneo, é melhor escolher comprimento da agulha e ângulo de sua inserção com base no peso corporal do paciente.

Via intradérmica

- São habitualmente aqueles usados para testes de sensibilidade.
- A absorção é lenta e permite bom resultado no caso dos testes para alergias.
- As partes internas do antebraço e superior do dorso podem ser utilizadas para injeções intradérmicas. A região não deve ter pelos; deve-se evitar a proximidade de sinais, cicatrizes ou áreas cutâneas pigmentadas.
- Deve utilizar seringa de 1 mL, com agulha de calibre 25 a 27 e 0,6 a 1,5 cm de comprimento para a aplicação.
- São utilizados pequenos volumes (habitualmente menos de 0,1 mL) para as injeções intradérmicas, administradas com o bisel voltado para cima.
- Inserir a agulha em ângulo de 15° entre as camadas superiores da pele. Não aspirar com a seringa nem massagear a área.
- A injeção produz pequena pápula (área elevada) na superfície externa da pele.

Quais as seringas que nos deparamos no dia a dia?[7]

- **Seringa de 3 mL:** cada traço marcado na seringa equivale a 0,1 mL.

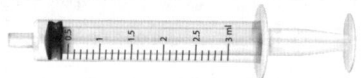

- **Seringa de 5 mL:** cada traço marcado na seringa equivale a 0,2 mL.

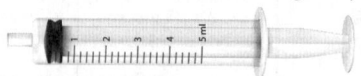

- **Seringa de 10 mL:** cada traço marcado na seringa equivale a 0,2 mL.

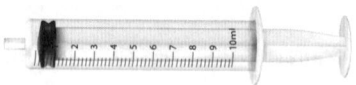

- **Seringa de 20 mL:** cada traço marcado na seringa equivale a 1 mL.

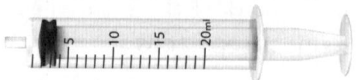

- **Seringa de 60 mL:** cada traço marcado na seringa equivale a 2 mL.

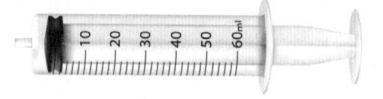

- **Seringa de 1 mL:** cada traço marcado na seringa equivale a 0,02 mL.

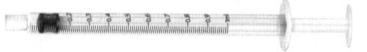

- **Seringa de insulina marcada em unidades (100):** cada traço marcado na seringa equivale a 0,2 UI.

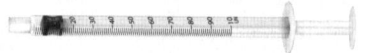

Ao realizar a aplicação IM é necessário aspirar antes de administrar a solução?[8]

A aspiração antes de infundir o medicamento é aconselhada e no caso de refluxo sanguíneo, não injetar o medicamento, realizar a troca da agulha e puncionar outra área.

Já a aspiração no momento da administração de vacinas em tecido muscular, para verificar se foi atingido vaso sanguíneo, não é indicada. A aspiração é desnecessária, não havendo razões clínicas para sua realização, nas regiões deltoide, ventroglúteo e vasto lateral, com exceção da região dorsoglútea.

Ao realizar a aplicação de medicamentos injetáveis é necessário realizar antissepsia da pele?

Tipos de administração	Preparo da pele e desinfecção	
	Água e sabão	*Álcool 70%*
Intradérmica	Sim	Não
Subcutânea	Sim	Não
Intramuscular: • Imunização	Sim	Não
Intramuscular: • Terapêutica	Sim	Sim
Acesso venoso	Não	Sim

Fonte: COREN-SP.[6]

O que são interações medicamentosas ou incompatibilidade medicamentosa?[4,9]

É o uso de medicações simultâneas que promovem a redução ou potencialização do efeito terapêutico do fármaco, podendo haver o aumento da toxicidade de um deles. Ocorrem antes da administração dos fármacos no organismo, quando se misturam em uma mesma seringa, equipo de soro ou outro recipiente.

Podem ocorrer de modos diferentes como: mudança de cor, consistência, opalescência, precipitação, formação de cristais. Alterações podem também ser microscópicas, sendo assim as não visíveis. Caso a ocorrência não seja intencional e potencialmente danosa, deve haver a suspensão dos fármacos envolvidos.

O que são reações adversas a medicamentos?[6,9]

Qualquer resposta prejudicial ou indesejável não intencional que ocorre com medicamentos utilizados. Todo fármaco tem potencial de reação adversa, e apresenta fatores predisponentes relacionados à propriedade do fármaco ou características do paciente como idade, gênero, raça e características, doença ou condições clínicas associadas, associação de medicamentos, consumo de álcool.

Quais as categorias dos medicamentos mais utilizados em UTI?

Categoria	Ação	Medicamentos	Eventos adversos
Anti-inflamatórios não esteroides (AINES)	Ação no combate a inflamação, bem como ações analgésica e antipirética.	Ácido salicílico, pirazolona, diclofenaco, ibuprofeno, cetoprofeno.	Desconforto gastrintestinal, sangramento, náuseas, vômitos, úlcera.
Anti-inflamatórios esteroides	São usados para reduzir a inflamação ou diminuir a atividade do sistema imunológico.	Dexametasona, prednisona, betametasona, prednisolona.	Retenção de líquidos, insuficiência cardíaca congestiva, hipertensão arterial, fraqueza ou perda de muscular, osteoporose, atraso na cicatrização de feridas, acne, manchas vermelhas na pele, hematomas, suor excessivo e dermatite, urticária ou angioedema.

Continua...

Continuação

Categoria	Ação	Medicamentos	Eventos adversos
Antialérgicos	Se baseia no bloqueio da ação da histamina, substância que provoca dilatação dos vasos sanguíneos da pele e formação das lesões, da coceira, bem como da sensação de calor e rubor que caracterizam a doença.	Difenidramina, dexclorfeniramina, hidroxizina, prometazina, loratadina, doxilamina, mepiramina.	Sedação, tontura, náuseas, incoordenação motora, fadiga, perda de apetite, retenção urinária, fotossensibilização, boca seca.
Antibióticos	São substâncias capazes de eliminar ou impedir a multiplicação de bactérias. Podem ser produzidos por bactérias ou por fungos ou ser total ou parcialmente sintéticos. O uso indiscriminado dos antibióticos é responsável pelo desenvolvimento de resistência microbiana.	Clindamicina, polimixina B, vancomicina, meropenem, gentamicina, oxacilina, azitromicina.	Diarreia, desconforto gastrintestinal, náuseas, urticárias.
Antifúngicos	Podem ser fungicidas (capazes de destruir fungos) ou fungistáticos (capazes de retardar a multiplicação dos fungos ou reduzir sua velocidade).	Cetoconazol, nistatina, anfotericina B, fluconazol, voriconazol, micafungina.	Anorexia, mal-estar, calafrios, febre, tremores, cefaleias, desconforto abdominal.
Antivirais	Interferem na capacidade do vírus de se reproduzir dentro de uma célula.	Zidovudina, ganciclovir, aciclovir, lamivudina, oseltamivir.	Alterações gastrintestinais e dermatológica, cefaleia, febre, insônia.
Antiepilépticos	Deprimem as descargas neuronais anormais no SNC.	Carbamazepina, fenitoína, ácido valpróico, fenobarbital, topiramato, gabapentina.	Sedação, vertigem, tremor, náuseas, ataxia, nistagmo, lentificação psicomotora, distúrbios comportamentais.
Antipsicóticos	Atuam sobre receptores de dopamina do cérebro. Têm por objetivo diminuir Comportamentos e alterações de humor, de modo que o indivíduo possa funcionar na sociedade.	Clorpromazina, levomepromazina, haloperidol, risperidona, sulpirida, olanzapina.	Visão borrada, boca seca, constipação, retenção urinária, delírio tóxico, letargia, hiperatividade, hipotensão postural, amenorreia, arritmias.
Antitrombóticos	São utilizados para prevenir a formação e a extensão de um trombo. Não exercem efeito direto sobre o trombo já formado e não revertem lesões causadas pelo trombo.	Ácido acetilsalicílico, clopidogrel, heparina, varfarina, enoxaparina, alteplase.	Dispepsia, náuseas, vômitos, constipação, trombocitopenia, exantema, sangramento gastrintestinal.
Antieméticos	São utilizados no tratamento ou na prevenção das náuseas ou dos vômitos.	Dimenidrinato, difenidramina, ondansetrona, metoclopramida, meclizina.	Agitação, constipação, diarreia, sedação, boca seca, cefaleia, náuseas, letargia, edema orbitário.
Antihipertensivos	Reduzem a pressão arterial ao dilatar vasos sanguíneos arteriais, produzindo aumento do lúmen das artérias, o que, por sua vez, aumenta o espaço disponível para o sangue circular. A vasodilatação diminui a pressão do líquido nos vasos sanguíneos.	Hidroclorotiazida, furosemida, atenolol, clonidina, metildopa, anlodipino, nifedipino, carvedilol, doxazosina, hidralazina, captopril, enalapril, losartana.	Hiperuricemia, bradiarritmias, boca seca, sedação, hipotensão, palpitações, cefaleia, rubor facial, fadiga, depressão, constipação.
Antiarrítmicos	Afetam a condução de impulsos elétricos no coração.	Quinidina, fenitoína, propranolol, metoprolol, amiodarona, lidocaína, verapamil, diltiazem, felodipino, adenosina.	Tontura, cefaleia, náuseas, ataxia, bradicardia, hipotensão, fadiga, tremor, insônia, *rash* cutâneo, fotossensibilização, dor torácica, tosse.
Anestésicos	São fármacos capazes de bloquear as capacidades sensitivas do organismo, sendo utilizados no alívio da dor e bloqueio de outras funções sensitivas para realização de procedimentos invasivos.	Lidocaína, prilocaína, bupivacaína, ropivacaína, mepivacaína.	Visão turva, náuseas, vômitos, fala arrastada, excitação, euforia, desorientação, tremores.
Analgésicos não opioides	São substâncias utilizadas para aliviar o sintoma de dor associado a doenças, lesões ou cirurgias.	Ácido acetilsalicílico, paracetamol, dipirona.	Náuseas, dispepsia, sangramento gastrintestinal, urticária generalizada.

Fonte: Fuchs & Wannmacher,[4] Fakih,[5] Ford,[9] Guimarães *et al.*[10]

Quais os certos da administração de medicamentos?[11]

O preparo e a administração de medicamento exigem atenção e exatidão. Fazem parte de uma lista de verificação tradicional para promover uma administração correta dos medicamentos. São eles:

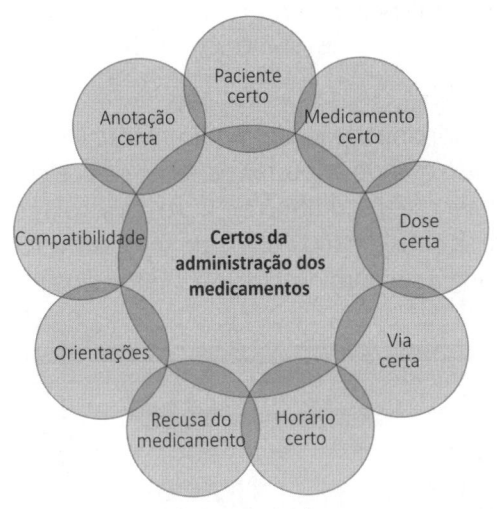

Fonte: BRASIL.[11]

O que é?[6,9,12]

- **Farmacocinética:** absorção, distribuição, metabolismo e excreção de drogas pelo corpo.
- **Farmacodinâmica:** os efeitos bioquímicos e físicos de drogas e os mecanismos de ação das drogas.
- **Farmacoterapêutica:** o uso de drogas para prevenir e tratar doenças.
- **Reconstituição:** é o acréscimo de um excipiente próprio a um medicamento em pó ou pó liofilizado para obtenção do fármaco em solução, ou seja, é transformar um medicamento que está na sua forma de pó para sua forma original líquida. Os veículos recomendados para a reconstituição são aqueles comprovadamente compatíveis com os medicamentos e que quando misturados a ele não o modificam, ou seja, não oferecem riscos de turvação, precipitação ou perda da estabilidade. São exemplos de diluentes: água estéril, cloreto de sódio 0,9% e glicose 5%.
- **Diluição:** é a adição do medicamento reconstituído ou da medicação injetável, pronta a um diluente compatível e em maior volume.
- **Interação medicamentosa:** quando um fármaco interage ou interfere na ação de outro.
- **Estabilidade:** é como a capacidade do produto farmacêutico de manter suas propriedades químicas, físicas, microbiológicas e biofarmacêuticas dentro dos limites especificados durante o prazo de validade.

- **Incompatibilidade:** é uma interação física e/ou química inesperada entre duas ou mais substâncias quando em mistura, cuja segurança e eficácia do tratamento podem ser comprometidas pelo produto formado.
- **Meia-vida:** é o tempo que a concentração plasmática de uma droga leva para chegar à metade de seu valor original, ou seja, o tempo que leva para que metade da droga seja eliminada pelo corpo.

Equivalências e conversões

Para o preparo e a administração de medicamentos, é necessário uma série de cuidados e processos. É de grande importância saber dos cálculos, conversões, incompatibilidades, reações. Para calcular o ritmo do fluxo do soro a ser administrado em um período de tempo deve se considerar o equipo de soro, se micro ou macro gotas, quantidade de volume e tempo a ser administrado. São regras gerais:

Equivalências	
1 grama (g)	1.000 miligramas (mg)
1 miligramas (mg)	1.000 microgramas (mcg)
1 litro (L)	1.000 mililitros (mL)
1 gota	3 microgotas
20 gotas	1 mililitros (mL)
20 gotas	60 microgotas (mcg)
Conversões	
mg em g	Dividir por 1.000
mL em L	Dividir por 1.000
g em kg	Dividir por 1.000
g em mg	Multiplicar por 1.000
L em mL	Multiplicar por 1.000
kg em g	Multiplicar por 1.000

Fonte: Prefeitura de Joinville.[13]

Cálculo de medicações

Veja o exemplo: Administrar 400 mg de vancomicina. O frasco é reconstituído em 10 mL de água destilada**, e o seu volume não altera após reconstituição**, cada frasco contém 500 mg.

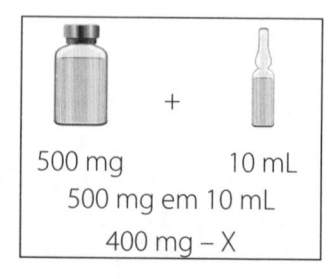

500 mg   10 mL
500 mg em 10 mL
400 mg – X

Então temos 500 mg de vancomicina em 10 mL (volume total do frasco mais diluente, já na forma líquida, reconstituída). Para o cálculo do volume dessa reconstituição a ser administrado, usamos a regra de três:

ou

Multiplicamos a dose a ser administrada (400 mg) pelo volume total do frasco reconstituído (10 mL). Após, esse resultado dividimos pela dose total do frasco (500 mg). O resultado é 8 mL.

**O tipo de diluente utilizado para reconstituição é de acordo com o fabricante, ver normas institucionais.

**Alguns frascos após sua reconstituição apresentam volume final maior do que o inicial.

$$500 \text{ mg} \longrightarrow 10 \text{ mL}$$
$$400 \text{ mg} \longrightarrow X$$
$$\text{Cálculo – regra de 3:}$$
$$500 \times X = 400 \times 10$$
$$500 \times X = 4.000$$
$$X = 4.000/500$$
$$X = 8 \text{ mL}$$

Cálculo de gotejamento

Regras

Microgotas/minuto = volume (em mL) / tempo (em horas)
Gotas/minuto = volume (em mL) / tempo (em horas) × 3

Como realizar o cálculo de...?

- **Heparina:** é apresentada em UI (unidades internacionais) e vem apresentada em frasco ampola ou em ampola.
  - Exemplo: administrar heparina 3.200 UI SC agora. Temos disponível na unidade frasco-ampola de 5.000 UI/mL. R.: deve ser administrado 0,64 mL de heparina.

$$5.000 \text{ UI} – 1 \text{ mL}$$
$$3.200 \text{ UI} – X$$
$$X = \frac{3.200 \times 1}{5.000}$$
$$X = 0,64 \text{ mL}$$

- **Insulina:** vem apresentada em UI (unidades internacionais). O frasco disponível pode variar, mas a concentração será sempre para 1 mL. O volume da seringa é importante para montagem da regra de três.

> **F** = frasco disponível – **S** = seringa disponível
>
> **P** = prescrição médica – **X** = valor a ser administrado

– Exemplo 1: insulina NPH 24 UI SC. Disponível frasco de insulina NPH 100 UI e seringa de 100 UI R.: deve ser administrado 24 UI de insulina NPH.

$$100\ UI - 100\ UI$$
$$24\ UI - X$$
$$X = \frac{24 \times 100}{100}$$
$$X = 24\ UI$$

– Exemplo 2: insulina NPH 30 UI SC. Disponível frasco de insulina NPH 100 UI e seringa de 3 mL. R.: deve ser administrado 0,9 mL de insulina NPH.

$$100\ UI - 3\ mL$$
$$30\ UI - X$$
$$X = \frac{30 \times 3}{100}$$
$$X = 0,9\ mL$$

Segundo a Joint Commission on Accreditation of Healthcare Organizations (JCAHO), existem etapas a serem seguidas para fornecer com segurança o tratamento medicamentoso para o paciente. Quais são essas etapas?[14]

São cinco as etapas mais importantes: seleção e obtenção do medicamento, prescrição, preparo e dispensação, administração de medicamentos e monitoramento do paciente em relação aos efeitos do medicamento, no entanto, o número e o tipo de processos podem variar de um hospital para o outro, e são dependentes de vários processos de áreas diferentes e composto por profissionais de diversas áreas de conhecimento, que se interligam e compartilham de um objetivo em comum: a assistência de qualidade e segurança do paciente.

É uma prática que exige identificação e atenção de vários componentes para o tratamento medicamentoso do paciente. A enfermagem atua no último processo, sendo assim, tem grande responsabilidade em evitar erros ocorridos nos processos iniciais, promovendo barreiras de prevenção. Sendo assim, é de grande importância que a enfermagem possua visão ampliada, conhecimento do sistema e processos de medicações.

O processo de prescrição do medicamento é feito pelo médico, que identifica as necessidades do paciente, e de acordo com essas, inicia o tratamento por meio dessa prescrição médica. Essa prescrição deve conter nome completo do paciente, data de nascimento, número do prontuário/registro, unidade e leito de atendimento em que o paciente se encontra, data, hora, assinatura, CRM do médico e conforme instituição, algumas informações a mais.

Seguindo as etapas, a prescrição médica chega à farmácia, para ser avaliada pelo profissional farmacêutico. Essa etapa visa a dispensação, quantidade e especificações solicitadas corretas, atendendo o prazo requerido promovendo a dispensação e uso correto da medicação prescrita.

Então chega na etapa da administração do medicamento. Feita normalmente pelo técnico enfermagem ou pela enfermeira, essa etapa é a que mais identifica e corrige erros no processo de administração. O profissional que irá administrar o medicamento deve estar atento a todo o processo, ter conhecimento do fármaco, devido armazenamento, interações medicamentosas, preparo, administração, checagem e registro na prescrição e o monitoramento do paciente após a administração para possíveis reações e efeitos adversos.

O que são os medicamentos fotossensíveis?[15]

São aqueles medicamentos que sofrem reações de degradação (fotólise), como oxidação ou hidrólise, em decorrência da exposição à luz. A degradação fotolítica pode ser um importante fator limitante para estabilidade e eficácia dos medicamentos. Para a administração contínua desses medicamentos é necessário equipo fotossensível e capa protetora na solução.

Exemplos de medicamentos fotossensíveis: anfotericina B, dopamina, noradrenalina, nitroprussiato de sódio, furosemida, diversos tipos de vitaminas.

O que são os medicamentos de alta vigilância (MAV)?[16]

São aqueles medicamentos que possuem risco aumentado de provocar danos significativos ao paciente em decorrência de uma falha no processo de utilização.

Algumas recomendações de segurança para prevenção de erros com MAV:
- Utilizar seringas adequadas para administração de soluções orais, as quais as conexões não podem ser adaptadas ao sistema de administração endovenosa.
- Realizar a identificação correta de seringas, utilizando etiquetas contendo nome do paciente, nome da solução, concentração e via de administração.

- Usar procedimentos de dupla checagem dos medicamentos.
- Conhecer a lista de medicamentos potencialmente perigosos disponíveis na instituição que você trabalha.

São exemplos de MAV

• Cloreto de potássio • Cloreto de sódio • Fosfato ácido de potássio • Água estéril com volume maior de 100 mL • Glicose hipertônica • Nitroprussiato de sódio • Vasopressina • Sulfato de magnésio • Soluções de nutrição parenteral	• Oxitocina • Prometazina • Anticoagulantes: varfarina, alteplase, heparina • Insulinas • Medicamentos na forma lipossomal-anfotericina B lipossomal, doxorrubicina lipossomal, cloridrato de doxorrubicina • Quimioterápicos de uso parenteral e oral • Sedativos de uso oral de ação moderada, para crianças: hidrato de cloral, cetamina solução • Sedativos endovenosos de ação moderada: dexmedetomidina, midazolam

Referências bibliográficas

1. COFEN. Parecer de Câmara Técnica nº 013/2015/CTLN/COFEN. Disponível em: http://www.cofen.gov.br/parecer-no-0132015cofenctln_54431.html Acessado em 11/04/22.
2. Chullay M, Burns SM. Fundamentos de enfermagem em cuidados críticos da AACN. 2ª edição. Porto Alegre: AMGH, 2012.
3. Hockenberry MJ, Wilson D. Wong- Fundamentos de Enfermagem Pediátrica. 9ª ed. São Paulo: Elsevier. 2014.
4. Fuchs FD, Wannmacher L. Farmacologia Clínica. Fundamentos da Terapêutica Racional. Rio de Janeiro: Guanabara & Koogan, 2010.
5. Fakih FT. Manual de diluição e administração de medicamentos injetáveis. Rio de Janeiro; Reichmann & Affonso; 2000.
6. COREN-SP. Câmara técnica- Parecer COREN-SP nº 010/2020. Administração de medicamento via intramuscular. Disponível em: https://portal.coren-sp.gov.br/wp-content/uploads/2020/09/Parecer-010.2020-Administra%C3%A7%C3%A3o-de-medicamento-via-intramuscular.pdf Acessado em 11/04/22.
7. Potter P, Perry AG. Fundamentos de enfermagem. 7 ed. Rio de Janeiro: Elsevier, 2009.
8. BRASIL. Ministério da Saúde. Secretaria de Vigilância em Saúde. Orientações quanto à aplicação de vacina intramuscular e a não indicação de aspiração. Disponível em: https://sei.saude.gov.br/sei/controlador_externo.php?acao=documento_conferir&codigo_verificador=0014128030&codigo_crc=D371C3A9&hash_download=26c97f94489e97d0e1b6c30ff8fd8854d4ebe0a7df22e7809a5f420a9cdfa46e5500de8cd9b089c6e6da07a5e749666b6bb159008cf2e4f76b963545b1fe6b24&visualizacao=1&id_orgao_acesso_externo=0 Acessado em 11/04/22.
9. Ford SM. Farmacologia clínica; tradução Patricia Lydie Voeux; revisão técnica Lenita Wannmacher. - 11. ed. - Rio de Janeiro: Guanabara Koogan, 2019.
10. Guimarães DO et al. Antibióticos: importância terapêutica e perspectivas para a descoberta e desenvolvimento de novos agentes. Química Nova [online]. 2010, v. 33, n. 3, pp. 667-679. Disponível em: https://doi.org/10.1590/S0100-40422010000300035 Acessado em 11/04/22.
11. BRASIL. Ministério da Saúde. Anexo 03: Protocolo de segurança na prescrição, uso e administração de medicamentos. Disponível em: https://www.hospitalsantalucinda.com.br/downloads/prot_meficamentos.pdf Acessado em 11/04/22.
12. Corporation, Springhouse. Farmacologia Para Enfermagem - Série Incrivelmente Fácil. Rio de Janeiro: Guanabara Koogan. 2006.
13. Prefeitura de Joinville. Secretaria de Saúde. Manual de diluição de medicamentos injetáveis. 2018. Disponível em: https://www.joinville.sc.gov.br/public/portaladm/pdf/jornal/aff57d668dbf18219d7b9e8f2d949b08.pdf Acessado em 11/04/22.

14. Miasso AI et al. O processo de preparo e administração de medicamentos: identificação de problemas para propor melhorias e prevenir erros de medicação. Rev. Latino-Am. Enfermagem vol.14 no.3 Ribeirão Preto May/June 2006.

15. Trissel LA. Pocket Guide to injectable drugs. 16ª ed. Texas (US): American Society of Hospital Pharmacists; 2011.

16. ISMP. Boletim Instituto para práticas seguras no uso de medicamentos. Medicamentos potencialmente perigosos de uso hospitalar e ambulatorial – Listas atualizadas 2015. ISSN: 2317-2312. Vol. 4, N. 3, Set. 2015. Disponível em: https://www.ismp-brasil.org/site/wp-content/uploads/2015/12/V4N3.pdf Acessado em 11/04/22.

13 Sedativos e Analgésicos Mais Utilizados na UTI

Taynan Dutra
Joice Gonçalves Prestes
Sabrina dos Santos Pinheiro

O objetivo deste capítulo é dispor sobre algumas das medicações mais utilizadas na unidade de tratamento intensivo (UTI) referente à sedação e analgesia. O intuito é ser um guia prático, que possa auxiliar os técnicos de enfermagem que atuam na prática, e que compreendam a importância de cada medicação e o objetivo da administração de cada uma delas.

Em uma unidade de terapia intensiva, as medicações usadas na terapia do paciente são consideradas de alta complexidade, pois são medicações utilizadas para a manutenção da vida do paciente crítico. Essas medicações servem para manter ou regularizar principalmente o sistema cardiovascular e sistema nervoso central, e consequentemente, os demais sistemas do corpo. E ainda, existem os medicamentos antagonistas, que revertem os eventos das medicações.

Os medicamentos mais utilizados, que abrangem o sistema nervoso central são os sedativos, anticonvulsivantes e bloqueadores neuromusculares.

Os sedativos dividem-se nas categorias: benzodiazepínicos, barbitúricos, neurolépticos, analgésicos e anestésicos.

Benzodiazepínicos[1-5]

Têm a função de sedar o paciente crítico, diminuir a ansiedade, ainda com efeito anticonvulsivante, e indiretamente relaxam a musculatura e induzem a amnésia em curto prazo ou longo, dependendo da terapia utilizada para cada paciente. As crianças e os idosos podem apresentar efeitos paradoxais, como: irritabilidade, agitação, agressividade, alucinações e ansiedade. Os mais utilizados são:

Midazolam

É o sedativo mais utilizado no paciente crítico, de curta ação. Em idosos a meia-vida mais longa, devido a absorção hepática ser diminuída. Em pacientes neonatos, não deve ser infundido de modo rápido, pois pode causar hipotensão e convulsões graves.

Principais indicações: indução de anestesia geral, manutenção da anestesia, sedação de pacientes intubados e ventilados mecanicamente, infusão contínua intravenosa na UTI e episódios agudos de crises convulsivas.

Apresentação: ampola com 5 mg/mL em 3 mL; ampola com 1 mg/mL em 5 mL; ampola com 5 mg/mL em 10 mL; comprimidos simples de 15 mg; comprimidos revestidos de 7,5 e 15 mg; solução oral com 2 mg/mL em 10, 20, 30 e 120 mL.

Meia-vida: 6-12 horas.

Início de ação:

• Intranasal (IN): 10 minutos.

• Oral (VO): 10 a 20 minutos.

• Intramuscular (IM): crianças em 5 minutos. Adultos em ~ 15 minutos.

• Endovenoso (IV): 3 a 5 minutos.

Duração da ação:

• IM: até 6 horas, média: 2 horas.

• IV: < 2 horas.

• Intranasal: ~ 23 minutos.

Doses:

• Adulto: **VO:** 7,5 a 15 mg/dia. Idosos e pacientes com disfunção renal e hepática: 7,5 mg/dia – **IM:** 2 a 3 mg/dose – **IV** 0,3 a 0,35 mg/kg.

• Crianças: **VO e nasal:** 0,2 a 0,5 mg/kg/dose – **IV e IM:** 0,1 a 0,15 mg/kg sedação; 0,1 a 0,2 mg/kg/dose pré-intubação

Incompatibilidades: albumina, aciclovir, ácido ascórbico, amoxicilina + clavulanato, ampicilina, aminofilina, anfotericina B e complexo lipídico, ampicilina + sulbactam, azitromicina, azatioprina, bicarbonato de sódio, ceftazidima, cefepima, clonidina, cefuroxima, dexametasona, diazepam, dimenidrinato, dobutamina, ertapeném, furosemida, fenobarbital, fenitoína, foscarnet, ganciclovir, gemtuzumab, hidralazina, hidrocortisona, imipeném, metotrexato, micafungina, omeprazol, piperacilina + tazobactam, Ringer Lactato, sulfametoxazol + trimetoprima, tiopental.

Principais reações adversas: depressão respiratória, apneia, hipotensão, tontura, sonolência, cefaleia, náusea, vômito, dor e reações locais no sítio de injeção, amnésia anterógrada, ataxia, confusão, déficit de atenção e memória. Menos comumente podem ocorrer dependência, agitação, inquietude, irritabilidade, relaxamento muscular, delírio, euforia, alucinações, sonambulismo, depressão e parada respiratória (com uso IV).

Obs.: não sofre perda na hemodiálise. Ajuste da dose em pacientes com insuficiência renal (IR), hepática e idosos.

Lorazepam

É um sedativo de ação intermediária, metabolizado pelo fígado e aproximadamente 88% excretado pela urina.

Principais indicações: tratamento de crises convulsivas, pré-medicação anestésica para aliviar a ansiedade do paciente adulto, gerenciamento de transtornos de ansiedade, sedação.

Apresentação: comprimido, solução injetável.

Início de ação:

- Oral: 20-30 minutos.
- IM: 10-30 minutos.
- IV: 10-20 minutos.

Duração da ação: pré-medicação de anestesia: IM ou IV ~ 6 a 8 horas.

Meia-vida: 12-16 horas em adultos; 22-33 horas em crianças.

Doses: ansiedade: iniciar com 2-3 mg/dia, **VO**, dividido em 2 tomadas. Dose usual de 2-6 mg/dia, administrados em 2-3 × dia. Insônia ou ansiedade aguda situacional: 2-4 mg, **VO**, ao deitar. Pré-operatório: 2-4 mg, **VO**, na noite anterior à cirurgia ou 1-2 horas antes da cirurgia. A retirada deve ser feita de maneira gradual.

Principais reações adversas: sonolência, tonturas, apneia, depressão respiratória, reação extrapiramidal, déficit de memória, *rash*, ganho ou perda de peso.

Diazepam

Sedativo de ação prolongada, exibe efeito cumulativo. Após a administração de doses múltiplas a eliminação terminal é prolongada, por isso não é recomendado em pacientes sob ventilação mecânica. É metabolizado pelo fígado e excretado pela urina.

Principais indicações: tratamento de crises convulsivas, gerenciamento de transtornos de ansiedade, pré-medicação anestésica para aliviar a ansiedade do paciente adulto, gerenciamento de transtornos de ansiedade.

Apresentação: comprimidos de 5 e 10 mg – ampolas de 2 mL com 10 mg.

Início de ação:

- Oral: 20-30 minutos.
- IV (pacientes pediátricos): 4-5 minutos.
- Retal: 2-10 minutos.

Duração da ação:

- Pacientes pediátricos: 60 a 120 minutos.
- *Status* epilético: 15 a 30 minutos.

Doses:

Adultos: **VO:** 2 mg/dia divididos em 1 a 2 × dia – **IV e IM:** 5 a 10 mg/dose a cada 4 horas – **IV:** 0,05 a 0,3 mg/kg/dose cada 2 a 4 horas, efeito relaxante; 0,1 a 0,3 mg/kg/dose, efeito sedativo.

Crianças: **VO e retal:** 0,05 a 0,2 mg/kg/dose dividido em 3 a 4 × dia – **Nasal:** 0,2 a 0,3 mg/kg/dose – **IV:** 0,05 a 0,2 mg/kg/dose a cada 2 a 4 horas.

Incompatibilidades: água destilada, atracúrio, cisatracúrio, pancurônio, vecurônio, cloreto de potássio, cefepima, bleomicina, dexmedetomidina, diltiazem, dobutamina, doxapram, doxorrubicina, esmolol, fluoruracil, ranitidina, remifentanila, dimenidrinato, fluconazol, furosemida, foscarnet, heparina, meropenem, nalbufina; linezolida, pancurônio, propofol, haloperidol, vitamina do complexo B e vitamina C. Compatibilidade variável com SF, SG 5%, Ringer Lactato.

Principais reações adversas: sonolência, náuseas, depressão, bradicardia, tosse etc.

Obs.: diluição não recomendada (risco de precipitação e turvação). Sofre adsorção em materiais como PVC (perda de 25 a 55% da ação). Não sofre perda na hemodiálise. Não exige ajuste em pacientes com IR. Na insuficiência hepática reduzir a dose em 50%.

Antagonista dos medicamentos benzodiazepínicos[2-4]

Flumazenil

Tem a função de reverter o efeito do sedativo, administrado IV, com início de ação entre 1 a 3 minutos.

Observações:

- Administrar em acesso calibroso para minimizar dor local.
- Observar vermelhidão e irritação;
- Pode ocasionar: náuseas, vômitos, agitação, cefaleia, arritmia, bradicardia e hipertensão.
- Bloqueia os efeitos centrais dos benzodiazepínicos.
- Administrar com cautela em pacientes com insuficiência hepática.
- Não exige ajuste em pacientes com insuficiência renal.

Barbitúricos[1-5]

São drogas que atuam sedativos, anticonvulsivos e relaxantes, sendo por isso utilizados em tratamento de ansiedade e agitação. Elas suprimem a atividade do sistema nervoso central e inibem a descarga elétrica no cérebro que daria início à crise convulsiva. São utilizados no tratamento das convulsões, exceto as crises de ausência.

Fenobarbital

Utilizado para tratar ou prevenir crises convulsivas, retardando a atividade cerebral e do sistema nervoso.

Principais indicações: tratamento de crises convulsivas e terapia de manutenção da convulsão.

Apresentação: comprimidos de 50 mg e de 100 mg de

- Solução oral a 40 mg/mL (4%) – frasco com 20 mL.

Início de ação:

- Oral: > 60 minutos.
- IV: 5 minutos.

Duração da ação:

- Oral: 10 a 12 horas.
- IV: > 6 horas.

Doses:

- Adulto: 10-20 mg/kg **EV** – Dose máxima total: 30 mg/kg.
- Criança: 15-20 mg/kg **EV** – Dose máxima total: 40 mg/kg.

Incompatibilidades: atracúrio, clorpromazina, clindamicina, difenidramina, droperidol, efedrina, fenitoína, hidralazina, hidrocortisona, insulina, petidina, metaraminol, morfina, norepinefrina, pancurônio, prometazina, ranitidina, sufentanila, suxametônio, tiamina, vancomicina, nutrição parenteral total (NPT).

Principais reações adversas: sonolência, estimulação ou depressão do sistema nervoso central, tonturas, alucinações, insônia, constipação, apneia, hipoventilação, depressão respiratória, síndrome de Stevens Johnson etc.

Obs.: não administrar subcutânea (SC). Ampola IM não fazer EV. Preparar imediatamente antes do uso. Extravasamento pode causar dano tecidual. Sofre perda na hemodiálise e diálise peritoneal. Ajuste da dose em pacientes com IR e hepática.

Neurolépticos[1-5]

São medicamentos antipsicóticos e têm como função tranquilizar o paciente quando agitado e/ou estado de *delirium*, caracterizados por efeitos sedativos e psicomotores.

Haloperidol

Antipsicótico típico indicado para pacientes agitados em emergências e na agitação psicomotora. Uso comum em pacientes críticos que já não precisam mais receber sedativo contínuo, e mantêm-se agitados. Tem como vantagem a depressão respiratória limitada e pequeno potencial para desenvolvimento de tolerância e dependência.

Principais indicações: confusão mental aguda, síndromes paranoides, tratamento da agitação psicomotora, esquizofrenia, transtorno bipolar, *delirium* hiperativo, intoxicações.

Apresentação: 1 mg/comprimido; 5 mg/comprimido; 2 mg/mL – solução oral 30 mL; 5 mg/mL – injetável (ampola 1 mL).

Início de ação:

- IM: ~28 minutos.
- IV: 3 a 20 minutos.

Duração da ação:

- IM: ~126 minutos.
- IV: 3 a 24 horas.

Doses:

- Adultos: **VO:** 0,5-5 mg, 2-3 × dia (dose máxima: 100 mg/dia); **IM:** 2-5 mg, a cada 4-8 horas.
- Crianças: **VO:** 0,25-0,5 mg/dia, dividido a cada 8-12 horas (dose máxima: 0,15 mg/kg/dia); **IM:** 13 mg/dose, a cada 48 horas.

Principais reações adversas: efeito extrapiramidal, sialorreia, aumento do tônus muscular, hipotensão, hipertensão, taquicardia, arritmia ventricular, inquietação, trismo, euforia, letargia, ansiedade, náuseas etc.

Obs.: é um dos antipsicóticos de escolha para os idosos, pois causa menos hipotensão postural e outros efeitos anticolinérgicos. O uso desse medicamento não deve ser interrompido abruptamente. As doses devem ser reduzidas lenta e progressivamente.

Risperidona

Principais indicações: esquizofrenia e outros distúrbios psicóticos, demências com sintomas psicóticos de agitação e agressividade, comportamento autodestrutivo e distúrbios de conduta em crianças com retardo mental ou QI limítrofe, autismo, tiques motores.

Apresentação: comprimidos revestidos de 0,25, 0,5, 1, 2 e 3 mg; solução oral com 1 mg/mL em 30 mL; frasco ampola com 25, 37,5 e 50 mg.

Doses:

- Adultos: iniciar com 1 mg, 2 ×/dia, **VO**, no 1º dia; no 2º dia, 2 mg, 2 ×/dia; e, no 3º dia, 3 mg, 2 ×/dia. A dose habitual é de 2-4 mg, 2 ×/dia. Não retirar abruptamente para evitar sintomas de retirada.
- Crianças: autismo: 0,25-0,5 mg/dia; aumentar a dose de 4/4 dias (dose usual: 1 mg/dia). Esquizofrenia e transtorno bipolar: 0,5-1 mg/dia; aumentar a dose com intervalo de 24 horas (dose usual: 0,5-6 mg/dia).

Principais reações adversas: insônia, agitação, ansiedade, cefaleia, sintomas extrapiramidais, tontura, hipotensão postural, taquicardia, sedação, reações distônicas, pseudoparkinsonismo, discinesia tardia, síndrome neuroléptica maligna, alteração da temperatura corporal, fadiga, sonolência, alucinação, tremor, acatisia, *rash*, acne, seborreia, amenorreia, galactorreia, ginecomastia, disfunção sexual, constipação, boca seca, náusea, vômito, diarreia, anorexia, poliúria, mialgia, sinusite, faringite, rinite.

Analgésicos opioides[1-5]

São derivados naturais ou sintéticos do ópio, obtidos a partir do suco da papoula. São os medicamentos de escolha para tratamento da dor aguda ou crônica.

Morfina

Utilizada para tratar dor de moderada a intensa, sendo o analgésico narcótico mais utilizado. É metabolizado pelo fígado e eliminado na urina.

Principais indicações: tratamento da dor aguda e crônica, sedação, síndrome coronariana aguda, dor torácica isquêmica refratária, dispneia em cuidados paliativos.

Apresentação: comprimidos 10 e 30 mg; comprimidos de 30, 60 e 100 mg de liberação prolongada; solução oral gotas 10 mg/mL; ampola de 1 mL com 10 mg/mL (para uso parenteral); ampola de 1 mL com 0,2 mg/mL sem conservante (para uso intratecal); ampola de 2 mL com 1 mg/mL (para uso peridural).

Início de ação:

- Oral: liberação imediata.
- IV: 5 a 10 minutos.

Duração da ação:

- Solução oral, comprimido, injetável: 3 a 5 horas.
- Peridural e intratecal: até 24 horas.
- Retal: 3 a 7 horas.

Doses:

- Adultos: analgesia dor intensa: *bolus*: 2,5-5 mg 4/4 horas **SC**: 5 mg 4/4 horas – Infusão contínua: 1 mg/h (máxima: 10 mg/h) – Adaptação a VM:
- *Bolus*: 1-10 mg a cada 1-2 horas – Infusão contínua: 5-35 mg/h
- Neonatos: 0,05-0,1 mg/kg a cada 4-8 horas
- Crianças: 0,1-0,2 mg/kg a cada 2-4 horas (máxima: 15 mg/dia)

Incompatibilidades: clorpromazina, haloperidol, tiopental, meperidina, azitromicina, fenitoína, furosemida, aciclovir sódico.

Principais reações adversas: sonolência, dor de cabeça, constipação, náuseas, vômitos, retenção urinária, edema, bradicardia, hipertensão, hipotensão, taquicardia, bradicardia, síncope, insônia, tontura, ansiedade, anemia, visão turva, hipoventilação, depressão respiratória etc.

Obs.: não sofre perda na hemodiálise. Ajuste da dose em pacientes com IR, hepática e idosos. No paciente pediátrico, geralmente a morfina é diluída com soro fisiológico e dessa diluição se retira a dose para administrar no paciente. Diluição usual: 1 ampola de morfina (10 mg/mL) + 9 mL de soro fisiológico.

Fentanil

É um analgésico opioide utilizado no controle da dor. A velocidade da administração intravenosa está associada ao risco de rigidez muscular (músculos respiratórios), ou seja, quanto mais rápido o medicamento for administrado, maior é o risco. É mais potente que a morfina, com ação rápida. Em dose maior, pode ocorrer a sedação do paciente.

Principais indicações: pré-operatório, durante a cirurgia, pós-operatório, dor maligna, dor crônica, anestesia, *delirium*, sedação.

Apresentação: frasco-ampola 2 mL (50 µg/mL); adesivo transdérmico com 12, 25, 50, 75 e 100 µg; ampolas de 2 e 5 mL.

Início de ação:

- IM: 7 a 8 minutos.
- IV: quase imediato.

Intranasal: 5 a 10 minutos.

Duração da ação:

- IM: 1 a 2 horas.
- IV: 0,5 a 1 hora.

Doses:

- Analgesia: adultos: *bolus*: 25-100 mcg – contínuo na VM: 0,7-10 mcg/kg/h.
- Pediatria: *bolus*: 0,5-2 mcg/kg – contínuo: 2-3 mcg/kg/h.
- Neonatologia: 0,5-2 mcg/kg/h.

Incompatibilidades: azitromicina, fenitoína.

Principais reações adversas: agitação paradoxal, arritmias, bradicardia, broncospasmo, constipação, convulsão, depressão respiratória, depressão do SNC, erupção cutânea, espasmo biliar, hipotensão, laringospasmo, liberação de ADH, náusea, rigidez torácica, sedação, sonolência, vasodilatação periférica, vômito.

Obs.: causa menos hipotensão do que morfina e meperidina, sendo preferível na instabilidade hemodinâmica.

Injeção venosa rápida pode causar rigidez torácica → hipoventilação → apneia, broncoconstrição e laringospasmo, podendo ser necessário relaxante muscular para tratamento.

Opioide 75-125 vezes mais potente do que a morfina, com rápido início de ação e duração mais curta. Há acúmulo com doses repetidas ou administração em infusões prolongadas.

Metadona

Apresentação: comprimidos de 5 e 10 mg; ampola com 10 mg/mL em 1 L; frasco-ampola com 10 mg/mL em 20 mL; solução oral (gt) com 10 mg/mL em 30 mL.

Principais indicações: dor crônica de intensidade moderada a severa, e desintoxicação e tratamento de manutenção de adição a opiáceos.

Doses:

- Adultos: 2,5-10 mg a cada 8-12 horas.
- Crianças: 0,1 mg/kg/dose a cada 4-6 horas – dose máxima: 10 mg

Incompatibilidades: aminofilina, bicarbonato de sódio, fenofarbital, heparina, tiopental.

Principais reações adversas: palpitação, hipotensão, bradicardia, sonolência, tontura, confusão, prurido (pela liberação de histamina), náusea, vômito, constipação, boca seca, retenção urinária, fraqueza, cefaleia, anorexia, íleo paralítico, tremores, problemas de visão, depressão respiratória, dispneia, euforia.

Obs.: potencializa o efeito de barbitúricos. Ajuste da dose em pacientes com IR e hepática e usar com cautela.

Antagonista dos medicamentos opioides[2-4]

Naloxona: tem a função de bloquear ou reverter o efeito do opioide.

Observações:

- Pode ser utilizado nas formas: em nebulização, intranasal, endotraqueal e IV.
- O início da ação é entre 2 a 13 minutos, dependendo da via de administração.
- Apresentação: ampola 0,4 mg/1 mL.
- **Doses:**
  - Adultos: infusão contínua: 2-5 mcg/kg/h – _bolus_: 20-40 mcg/min até reversão dos sintomas.
  - Crianças: _bolus_: 0,01 mg/kg de 3/3 minutos até reversão dos sintomas.

Anestésicos[1-6]

Tem a função de bloquear as capacidades sensitivas do organismo, sendo utilizados para o alívio da dor e bloqueio de outras funções sensitivas para a realização de procedimentos invasivos. Encontramos os anestésicos inalatórios, que são utilizados para a realização de procedimentos cirúrgicos no bloco cirúrgico e, os anestésicos endovenosos que causam efeitos hipnóticos, analgésicos, ansiolíticos e relaxantes musculares. Como exemplo de anestésicos endovenosos podemos citar:

Cetamina

É um anestésico de uso geral, produz analgesia e amnésia, sem perda de consciência.

Principais indicações: analgesia, sedação, pacientes ventilados mecanicamente na UTI, agitação aguda, grave ou refratária, episódio depressivo associado ao transtorno depressivo maior, indução cirúrgica, estado epilético.

Apresentação: frasco-ampola 500 mg/10 mL – ampola 100 mg/2 mL.

Início de ação:

- IM: efeito anestésico – 3 a 4 minutos; analgesia – 10 a 15 minutos.
- IV: efeito anestésico ~ 30 segundos.
- Oral: analgesia ~ 30 minutos; sedação – crianças 2 a 8 anos (12,9 ± 1,9 minutos).
- Intranasal: ~ 10 minutos; sedação – crianças 2 a 6 anos (5 a 8 minutos).

Duração da ação:

- Intranasal: até 60 minutos.
- IM: 12 a 30 minutos.
- IV: 5 a 10 minutos.

Doses:

- Adultos: indução anestésica: 1-2 mg/kg – Analgesia: **EV** 1-4,5 mg/kg; **IM** 3-8 mg/kg.
- Crianças: indução anestésica: 1-2 mg/kg – Analgesia: **IM** 3-7 mg/kg – Sedação consciente: *bolus*: 0,5-1 mg/kg – Infusão contínua: 1-2,5 mg/kg/h – Adaptação à VM: *bolus*: 1-4 mg/kg – Infusão continua: 5-20 mcg/kg/min.

Incompatibilidades: diazepam, fenobarbital, tiopental.

Principais reações adversas: confusão, delírio, alucinações, bradicardia, hipotensão, hipertonia, anorexia, náuseas, sialorreia, cistite, disúria, diplopia, apneia, depressão respiratória etc.

Obs.: ocasiona aumento da frequência cardíaca, da pressão arterial sistêmica, das secreções em vias aéreas e espasmo laríngeo. Aumenta o consumo cerebral de oxigênio, o fluxo sanguíneo cerebral e a pressão intracraniana, sendo contraindicada em pacientes com hipertensão intracraniana. Não deve ser utilizada em crianças menores de três meses.

Dexmedetomidina

É um sedativo e analgesia de curta duração, indicado para infusão inferior a 24 horas, para pacientes intubados ou não, de acordo com a terapia desejada. Pode causar amnésia leve. Não está associado a depressão respiratória, mas tem sido relacionado a bradicardia e hipotensão.

Principais indicações: indicado para pacientes com ou sem ventilação mecânica na UTI, indução pré-anestésica, procedimentos diagnósticos.

Apresentação: frasco-ampola 200 mcg/2 mL.

Doses: 0,2-0,7 mcg/kg/h – **máximo 24** horas.

- Uso prolongado: 0,05 mcg/kg/h.

Início de ação: 6 minutos.

Incompatibilidades: anfotericina B, diazepam.

Principais reações adversas: bradicardia, parada sinusal em adultos jovens, hipotensão, hipertensão transitória, fibrilação atrial, excitabilidade, náuseas, vômitos etc.

Obs.: *bolus* não é recomendado, pois pode causar bradicardia e hipotensão.

Propofol

É um anestésico indicado na sedação profunda. Utilizado associado a opiáceos, ou de maneira isolada. Além da sedação, causa hipnose e leve amnésia anterógrada. Tem um rápido início de ação e meia-vida curta, levando a um rápido despertar após suspensão de sua infusão.

Principais indicações: indução e manutenção de anestesia geral, propriedades anticonvulsivas, redução da pressão intracraniana.

Apresentação: endovenosa (ampola e frasco-ampola).

Início de ação: 9 a 51 segundos (média 30 segundos).

Doses:

- Adultos: *bolus* **EV**: 0,25 a 0,5 mg/kg – infusão contínua: 5 a 50 mcg/kg/min.
- Crianças > 3 anos: procedimentos: 0,5-2,0 mg/kg de dose inicial – Indução anestésica: 2,5-3,5 mg/kg – Anestesia geral: 100-300 mcg/kg/min.

Incompatibilidades: amicacina, cefepima, atropina, atracúrio, diazepam, digoxina, fenitoína, metilprednisolona, metoclopramida.

Principais reações adversas: bradicardia, insuficiência cardíaca, hipotensão, hipertensão, pancreatite, convulsão, insuficiência renal aguda, apneia, acidose respiratória etc.

Obs.: é altamente lipossolúvel, o que faz com que atravesse rapidamente a barreira hematoencefálica. Não tem ação analgésica. Pode elevar os triglicerídeos séricos. Pode levar à tolerância e síndrome de abstinência. A emulsão lipídica do propofol favorece o crescimento de microrganismos. Trocar equipos de infusão a cada 6 horas. Armazenar sob refrigeração. Agitar antes do uso. Técnica asséptica rigorosa no preparo. Infusão única (não diluída) administrar em até 12 horas, devido à degradação.

Tiopental

É um barbitúrico de curta duração, indicado para a indução de anestesia geral. É também indicado como auxiliar em anestesia regional e no controle de convulsões. Ele deprime o córtex sensorial, diminui a atividade motora, altera a função cerebelar e produz sonolência, sedação e hipnose.

Apresentação: frasco-ampola 1 g.

Início da ação: 30 a 60 segundos.

Doses:

- Adultos: 3-5 mg/kg.
- Crianças: 5-6 mg/kg.
- RN: 3-4 mg/kg.

Incompatibilidades: atenolol, atracúrio, atropina, azitromicina, Ringer Lactato, benzilpenicilina potássica, clorpromazina, dobutamina, dopamina, piperacilina+tazobactam, foscarnet, furosemida, lidocaína, linezolida, meperidina, midazolam, bicarbonato de sódio, norepinefrina, ondansetrona, pancurônio, rocurônio, sufentanila, succinilcolina, vecurônio, voriconazol, difenidramina, prometazina, dimenidrinato.

Principais reações adversas: apneia, laringoespasmo, broncoespasmo, soluços, espirros, tosse, depressão respiratória, delírio, dor de cabeça, sonolência prolongada, amnésia, convulsões, tromboflebite, dor no local da injeção, salivação, tremores.

Obs.: deve ser conservado à temperatura ambiente (entre 15 °C e 30 °C), protegido da luz, e a solução reconstituída em refrigerador (entre 2 °C e 8 °C) por 24 horas.

Etomidato

Promove a indução da anestesia geral e suplemento na anestesia regional, além de ser indicado para intervenções de curta duração, como procedimentos invasivos.

Apresentação: ampola 20 mg/10 mL.

Doses: indução: 0,2-0,6 mg/kg – Manutenção: 5-20 mcg/kg/min.

- Crianças > 10 anos: utilizar dose para adultos.
- Dose máxima: adulto: 60 mg.

Início da ação: 5 a 30 segundos.

Duração da ação: 10 a 20 minutos.

Incompatibilidades: ácido ascórbico, vecurônio.

Principais reações adversas: dor no local da injeção, tromboflebite, náusea e vômito no pós-operatório, apneia transitória (15 a 20 segundos) pode ocorrer durante a indução, hipoventilação, hiperventilação, laringoespasmo, taquicardia, bradicardia, arritmias, hipertensão ou hipotensão arterial, mioclônus, movimentos tônicos, movimentos oculares, supressão adrenocortical, inclusive com dose única.

Obs.: deve ser usado em crianças maiores de 10 anos. Altamente irritante: evitar veias de pequeno calibre. Pode causar hipotensão náusea e vômito. Não apresenta ação analgésica.

Neurobloqueadores musculares[1-6]

Têm como função neutralizar o sistema respiratório, para obter uma via aérea invasiva e segura. São classificados em agentes despolarizantes: succinilcolina e não despolarizante (pancurônio, rocurônio e atracúrio), sendo esses últimos os mais utilizados.

Pancurônio

É um relaxante muscular de longa ação. Pode induzir taquicardia e hipertensão.

Principais indicações: bloqueio neuromuscular para intubação endotraqueal, cirurgia ou ventilação mecânica

Apresentação: ampola 4 mg/2 mL.

Início de ação:

- Bebês: 2 a 5 minutos.
- Crianças: 2 a 4 minutos.
- Adultos: 3 a 5 minutos.

Duração da ação:

Doses:

- Adultos: *bolus*: 0,15 mg/kg/dose cada 20-40 minutos SN – Infusão contínua: 0,4-0,6 mcg/kg/min.
- Crianças: *bolus*: 0,05-0,15 mg/kg/dose cada 20-40 minutos SN – Infusão contínua: 0,5-1,6 mg/kg/min.

Incompatibilidades: diazepam, tiopental, propofol, alopurinol, anfotericina B complexo lipídico, caspofungina, dantroleno, furosemida, gemtuzumab, fenitoína.

Principais reações adversas: rubor, aumento da pressão arterial, aumento do trabalho cardíaco, aumento do pulso, miastenia grave (uso de longo prazo), erupção cutânea, sialorreia, paralisia (uso de longo prazo) etc.

Obs.: induz taquicardia e hipertensão pelo seu efeito vagolítico e simpatomimético. Armazenar sob refrigeração. Exige ajuste na insuficiência renal. Pode ser administrado sem diluir por IV rápida.

Rocurônio

É um relaxante muscular de ação intermediária.

Principais indicações: intubação endotraqueal.

Apresentação: frasco-ampola 50 mg/5 mL.

Início de ação:

Bebês ≥ 3 meses e crianças: 30 segundos a 1 minuto.

Adultos: 1 a 4 minutos.

Eliminação de meia-vida:

Bebês de 3 a 12 meses: 1,3 ± 0,5 horas.

Crianças de 1 a < 3 anos: 1,1 ± 0,7 horas.

Crianças de 3 a < 8 anos: 0,8 ± 0,3 horas.

Adultos: 1,4 a 2,4 horas.

Duração da ação: 30 a 60 minutos.

Doses:

Adultos: _bolus_: 0,6-1,2 mg/kg/dose – Infusão contínua: 10-12 mcg/kg/min.

Crianças: _bolus_: 0,6 mg/kg/dose – Infusão contínua: 10-12 mcg/kg/min.

Lactentes: _bolus_: 0,5 mg/kg/dose cada 30 minutos.

Incompatibilidades: amoxicilina, anfotericina B e complexo lipídico, azatioprina, cefazolina, dexametasona, diazepam, famotidina, fenitoína, fosfato de potássio, furosemida, gemtuzumab, hidrocortisona, insulina, metilprednisolona succinato, micafungina, piperacilina + tazobactam, sulfametoxazol + trimetoprima, prednisolona, tiopental, vancomicina.

Principais reações adversas: aumento da resistência vascular periférica, taquicardia (≤ 5%; incidência maior em crianças), hipertensão, hipotensão transitória, anafilaxia.

Obs.: armazenar sob refrigeração e ao abrigo da luz. A solução não contém conservante.

Succinilcolina

Principais indicações: intubação e procedimentos rápidos, relaxante muscular durante cirurgia.

Apresentação: frasco-ampola 100 mg.

Início da ação: 1 minuto EV – 2 a 3 minutos IM.

Duração da ação: 5 minutos EV – 10 a 30 minutos IM.

Doses:

- Adultos: intubação traqueal: 0,3-1,1 mg/kg – Infusão contínua: 0,5 a 10 mL/min.
- Crianças: intubação traqueal: uso EV – Pequenas: 2 mg/kg – Maiores e adolescentes: 1 mg/kg.

Incompatibilidades: anfotericina B, ampicilina, ampicilina + sulbactam, bicarbonato de sódio, azatioprina, dantroleno, diazepam, diazóxido, fenobarbital, fenitoína, ganciclovir, gemtuzumab, haloperidol, hidralazina, indometacina, insulina R, oxacilina, benzilpenicilina potássica, sulfametoxazol + trimetoprima, tiopental.

Principais reações adversas:

- Pode ocorrer: depressão respiratória, apneia, parada cardíaca, arritmia, hipertermia maligna, bradicardia, taquicardia, hipotensão, hipertensão, rabdomiólise, aumento da pressão intracraniana e intraocular.

Referências bibliográficas

1. Chulay M, Burns SM. AACN – Fundamentos de enfermagem em cuidados críticos. 2º ed Porto Alegre: AMGH, 2012.
2. Torriani MS et al. Medicamentos de A a Z: enfermagem. Porto Alegre: Artmed, 2011.
3. Cervo AS et al. Manual de diluição de medicamentos injetáveis/Grupo de estudos sobre medicamentos do HUSM. Santa Maria: Hospital Universitário de Santa Maria, 2015.
4. Barros E, Barros HMT. Medicamentos na prática clínica. Porto Alegre: Artmed, 2010.
5. Oliveira HC, Negrão NYM. I Guia prático de incompatibilidades entre os principais medicamentos utilizados na Unidade de terapia intensiva do HUJM. Cuiabá. 2012. Disponível em: https://www.gov.br/ebserh/pt-br/hospitais-universitarios/regiao-centro-oeste/hujm-ufmt/saude/centro-de-informacoes-sobre-medicamentos-hujm/2016/i-guia-de-incompatibilidades-medicamentosas.pdf Acessado em: 24/04/22.
6. Bresolin NL, Fernandes VR. Sedação, Analgesia e Bloqueio Neuromuscular. Disponível em: https://www.sbp.com.br/fileadmin/user_upload/pdfs/Sedacao_Analgesia_Bloqueio_Neuromuscular.pdf Acessado em: 24/04/22.

14 Cuidados de Higiene e Banho na UTI

Dina Angela Camac Espinoza
Giullia Garcia de Medeiros
Sabrina dos Santos Pinheiro

Na unidade de terapia intensiva (UTI), o comprometimento neurológico e a gravidade clínica tornam os pacientes mais dependentes da equipe de enfermagem, que é responsável pela execução de cuidados contínuos, dentre os quais estão a higiene e o banho, com a finalidade de assegurar o conforto e autoestima do paciente e prevenir possíveis complicações, como as infecções.[1-3]

É importante considerarmos o que o paciente é um indivíduo único, complexo e multidimensional.[1] Assim, devemos avaliar a capacidade dele para colaborar com os procedimentos, promovendo as condições e estimulando o autocuidado. Deve-se, contudo, assegurar a privacidade, pois alguns procedimentos requerem maior contato íntimo com o indivíduo.

Por isso, devemos descrever e explicar o procedimento que será realizado. É importante que durante a prática, o profissional compartilhe com o acompanhante o que o paciente apresenta, a fim de tranquilizá-lo sobre suas condições.

Quais os tipos de higiene na UTI?

Higiene ocular

Deve-se registrar as características das secreções oculares, como: cor, quantidade e odor. Esse tipo de higiene é realizada uma vez por turno e/ou quando necessário. No caso de colocar algum medicamento via oftálmica, deve-se higienizar o olho antes de colocar a medicação.[2]

Higiene oral[3,4]

A higiene oral é frequentemente negligenciada, justo pelo fato de os pacientes não consumirem dieta oral, ainda assim, a necessidade de cuidados é enorme, devido aos dispositivos invasivos que são inseridos por essa região e que aumentam o crescimento de carga bacteriana oral causando desconforto e mal-estar no paciente. Uma boa higiene oral previne gengivites e diminui o risco da pneumonia nosocomial associada à ventilação invasiva.

A higiene oral de dentes, gengivas e língua deve ser feita com escova de dentes, gases ou *swabs* levemente umedecidos com gluconato de clorexidina 0,12%, que tem a função de reduzir a placas bacteriana ou solução oral ofertado pelo hospital.

Higiene perineal

A higiene perineal é essencial para promover conforto para o paciente. Após o paciente urinar ou evacuar, principalmente acamados, é necessário realizar higiene perineal. Além dos benefícios como prevenir infecções urinárias, infecções em lesões por pressão, que podem surgir na região sacra ou trocanteres, durante uma internação de longo prazo, a higiene perineal promove sensação de bem-estar ao paciente. Cuidados especiais com sondas são necessários também, sempre que for manusear sondas uretrais, é necessário que você utilize luvas de procedimentos e materiais estéreis para limpar a região próxima a inserção da sonda, a fim de evitar infecções. Limpe no sentido do "mais limpo", que mais próximo a mucosas e inserções, para o "mais sujo" que seria a pele externa ao corpo.[1,2]

Higiene corporal

Destinada aos pacientes acamados e impossibilitados de autocuidado, também é chamada comumente de banho de leito. Deve ser realizada cuidando a privacidade do mesmo, respeitando as suas crenças e com a humanização possível.[1]

Higiene do couro cabeludo[1-3]

Muitos pacientes sofrem de doenças de pele relacionadas ao couro cabeludo, como ressecamento da pele e daí surgem as caspas, o que torna imprescindível o cuidado com essa extremidade do corpo, a fim de manter a qualidade do cuidado. Observe no banho do paciente possíveis irritações do couro cabeludo, mau cheiro, prurido pois podem ser sinais de algum tipo de infecção de pele e talvez tenha a necessidade de xampus especiais, hipoalergênicos, a fim de reduzir o estresse da pele e informe os familiares para adquiri-lo. Se possível, realizar quando necessário e junto com a higiene corporal. Atente as contraindicações ou prescrição de cuidados especiais em pacientes com cirurgias de cabeça e pescoço. Lembre-se de proteger os ouvidos para evitar a entrada de água e facilite o procedimento adaptando um travesseiro ou coxim sob os ombros.

Higiene e aparo de anexos[1,2]

Outros aspectos são os cuidados relacionados à aparência física, como os cabelos, barba e unhas. Observe sempre durante o banho a necessidade de atenção especial a esses anexos, quanto ao tamanho, necessidade de limpeza e aparo, principalmente quando o paciente permanecerá por muito tempo na unidade, importante perceber o quanto esses fatores são de grande valia na vida do paciente e dos familiares que prezam por ele.

Qual o conceito de banho?[5]

Entende-se a limpeza do corpo visando o relaxamento, asseio e restabelecimento, podendo ser executada sob a forma de banho no leito, de aspersão, de assento ou de banheira/bacia, conforme a necessidade e/ou preferência dos envolvidos, desde que apresentem condições clínicas para escolher o procedimento.

Qual é objetivo do banho de leito na UTI?[2,3]

- Propiciar conforto e relaxamento.
- Reduzir a pirexia.
- Estimular a circulação.
- Avaliar regularmente a integridade da pele.

Quais são materiais necessários para a realização do banho de leito?[2,7]

- "Carrinho" de banho ou móvel para juntar o material e levar próximo ao leito do paciente.
- Biombo, quando necessário.
- Escova de dentes do paciente ou espátulas e enxaguatório bucal sem álcool para a higiene oral.
- Bacia e jarro com água, a temperatura da água deve ser agradável ao toque.
- Roupas de cama.
- Toalhas suficientes para o rosto, corpo e a área íntima.
- Gazes e compressas não estéreis.
- Quando liberados para o uso podemos utilizar: xampu, sabonete, loção hidratante. O sabonete deve ser de fácil enxágue e que não deixe resíduos.
- Hamper e sacos plásticos para desprezar a roupa suja.
- Luvas de procedimento.
- Equipamento de proteção individual: máscara, óculos de proteção, avental com mangas descartável.
- Álcool 70%, para limpeza das superfícies e mesas de apoio.

Quando devo realizar o banho em pacientes de UTI e quanto tempo deve durar esse banho?[1,6,8]

Priorizar a higiene de um paciente grave e instável é uma conduta desafiadora, que depende de fatores como pirexia, continência e estabilidade hemodinâmica.

A prescrição no banho de leito deve constar na prescrição de enfermagem e deve ser realizada pela equipe de enfermagem que atende o paciente. Contudo, é contraindicado quando há desequilíbrio dos sistemas respiratório, cardiovascular, hemodinâmico, ou do ponto de vista psicomotor então sempre observe os parâmetros fisiológicos do paciente antes de iniciar o procedimento.

O tempo recomendado do banho de leito para paciente crítico é de 20-25 minutos. Embora existam poucas pesquisas sobre o momento ideal do banho no leito, se sugere estar programado para não interromper ou repercutir negativamente no sono do paciente antes das 21 horas, além de evitar coincidir com a passagem de plantão e do horário de visita.

No caso dos neonatos, considera-se o banho algumas vezes por semana para não lesar a pele. Pesquisas mostram que a aplicação de agentes tópicos durante o banho em neonatos pode destruir o manto ácido, alterar a flora bacteriana cutânea, destruir a camada de gordura, alterar na hidratação da pele causando ressecamento ou descamação.

Quais os tipos de banho realizados na UTI?[2,8]

Banho de leito convencional completo

É a técnica de higienização corporal destinada para pacientes impossibilitados de autocuidado (Figura 14.1).

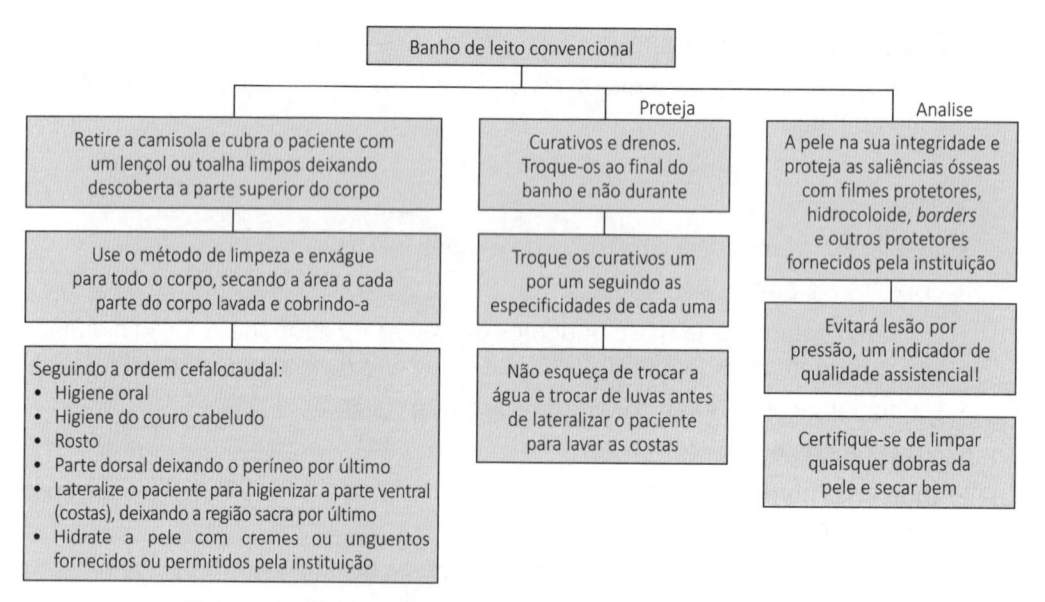

Figura 14.1. Diagrama do banho de leito (Fonte: Acervo das autoras).

Passo a passo da técnica para o banho de leito convencional:[7]

- Confirmar com a equipe se o paciente pode receber o banho.
- Explicar ao paciente e/ou ao familiar como será realizado o banho.

- Solicitar auxílio, quando necessário, aos colegas para garantir a segurança do paciente durante o banho.
- Certificar-se que o paciente não receba dieta durante o banho.
- Reunir o material e levar próximo ao leito do paciente.
- Providenciar água morna para o banho.
- Colocar biombos e fechar portas e janelas, garantindo a privacidade do paciente.
- Higienizar as mãos.
- Colocar o equipamento de proteção individual citado acima.
- Soltar a roupa de cama, deixando o paciente coberto somente com o lençol.
- Higienizar o cabelo e o couro cabeludo do paciente (com xampu e condicionador quando liberado pela equipe), enxaguar com água, secar com uma toalha e pentear o cabelo.
- Se paciente homem, realize tricotomia facial, levando em consideração a vontade do paciente e/ou do familiar.
- Faça a higiene oral com creme dental ou antisséptico bucal.
- Realize higiene ocular com gaze umedecida com SF 0,9%.
- Lave rosto, orelhas e pescoço com água e sabonete, enxágue e seque com a toalha.
- Caso o paciente esteja com sondas, tubo endotraqueal ou traqueostomia, troque as fixações ou solicite a enfermeira a realização da troca, essa conduta varia conforme a instituição.
- Trocar as luvas de procedimento.
- Retirar as roupas e a fralda do paciente e proteja-o com o lençol.
- Faça a higiene corporal do paciente sempre da mesma maneira, em cada parte do corpo.
- Utilizar compressa com água morna e sabonete, em seguida enxaguar e secar com uma toalha ou o lençol.
- Higienizar o tórax e o abdômen e, na sequência, os membros superiores: axila, braço, antebraço e mão.
- Higienizar os membros inferiores na sequência: coxa, perna e pé.
- Massageie os membros inferiores.
- Virar o paciente em decúbito lateral e higienizar o dorso e as nádegas.
- Lavar e enxugar a parte visível das costas.
- Higienizar a região supra púbica e inguinal, e proceda à higiene íntima, que deve ser a última a ser realizada.
- Cobrir o paciente com o lençol ao término de cada região higienizada, para evitar exposição.
- Trocar as luvas de procedimento.
- Virar o paciente em decúbito lateral.

- Retirar a metade do lençol sujo, enrolando-o de modo a passar por baixo do paciente.
- Realize limpeza do colchão com álcool 70% e compressas.
- Colocar um lençol limpo conforme técnica (o lençol deve ser estendido no sentido do paciente com um forro na região do quadril, estando enrolado e sendo esticado conforme é retirado o lençol sujo).
- Mudar o decúbito do paciente.
- Retirar a outra metade do lençol e desprezar no hamper.
- Realizar limpeza do colchão com álcool 70% e compressas.
- Finalizar a troca do lençol esticando as bordas de modo que não fiquem dobras sob o paciente.
- Trocar as luvas de procedimento.
- Colocar a fralda/roupa íntima, camisola ou pijama.
- Deixar o paciente em posição confortável.
- Cobrir o paciente com um lençol.
- Levantar a grade da cama.
- Retirar o material do quarto, mantendo a unidade organizada.
- Encaminhar o material para o expurgo.
- Higienizar as mãos.
- Realizar o registro do banho no prontuário do paciente.

Banho de leito parcial

Consiste em banhar algumas regiões do corpo que provocam desconforto quando ficam sem banho, como as mãos, axilas e períneo. Pode incluir massagear as costas. É um banho adequado para pacientes em estado crítico e hemodinamicamente instáveis.[3]

Banho de leito descartável – banho seco[9,10]

Pouco utilizado no Brasil por questões econômicas. As poucas pesquisas existentes enfatizam o benefício no controle da carga microbiana da pele de pacientes hospitalizados, mostrando-se como uma barreira na disseminação de microrganismos no ambiente hospitalar. Esse tipo de banho utiliza toalhas de algodão, descartáveis, pré-umedecidas em solução emoliente, destinadas à limpeza de uma área do corpo, a qual, depois de higienizada, não necessita de enxágue e secagem.

O material constitui-se de um invólucro (bag bath) contendo oito lenços macios (não tecido), impregnados com hidratante enriquecido de vitamina E, surfactantes não iônicos e água deionizada, conservantes (biguanida) livres de cloro e outros minerais para preservar o pH ácido do manto da pele. A biguanida, produto aprovado em 2012, se utiliza com a função de conservante, inibindo o crescimento bacteriano e fúngico ou de leveduras no interior do invólucro.

O banho seco é aconselhado nas UTIs?[1,6,8]

É usado às vezes nas UTI neonatais e em raras ocasiões nas UTI adulto. Sempre que possível se visa a integridade cutânea do paciente, em especial do RN pré-termo, pois ainda tem imaturidade da camada cutânea mais externa.

O paciente internado em uma UTI pode "tomar um banho de chuveiro"?[5]

Sim, os pacientes críticos e hemodinamicamente estáveis, com melhora do quadro clínico e sem restrições de mobilização podem ser encaminhados para o banho de aspersão (chuveiro). Nesse tipo de banho a equipe de Enfermagem assume a responsabilidade de conduzir o paciente até o banheiro, utilizando ou não o auxílio de uma cadeira de banho, de posicioná-lo sob a fonte de água e acompanhar a atividade, atentando-se para a promoção de estabilidade, segurança e conforto.

Que cuidados devo levar em consideração no banho de leito convencional?[1,3,8]

- **Temperatura corporal e ambiental:** devemos manter o paciente aquecido e coberto sempre que puder, para isso use lençol ou toalha limpos, a fim de evitar perda de calor por irradiação. Deve-se ter em consideração que o ambiente não esteja acima de 24 °C nem menos de 17 °C. Para a temperatura da água se considera morna de 43 °C e fria de 37 °C, isso devido a que estará na bacia, dentro do limite preconizado de 20-25 minutos, e irá diminuindo aos poucos e se deve evitar hipotermia.

- **Privacidade:** tendo a quantidade de pessoas suficiente para o banho, sem expor ele a terceiras pessoas ou constrangimentos. Sugerimos a utilização de biombos ou barreiras visuais para preservar a privacidade do paciente.

- **Curativos e drenos:** cubra-os conforme a rotina e o procedimento operacional da instituição ou seguindo as orientações médicas específicas se houver a fim de protegê-los da água ou possível contaminação. A troca dos curativos devem ser realizados após ou ao final do banho e não durante

- Secar com toques leves, o corpo e quaisquer dobras da pele, especialmente áreas úmidas do corpo, como axilas e a região inguinal, para evitar a irritação e a proliferação de bactérias.

- Atentar a qualquer tipo de lesão observada na pele para futuramente descrevê-la no registro. Observar o local, tamanho, tipo, cor, secreção e odor se tiver.

- **Pacientes em ventilação mecânica (VM):** deve-se verificar as condições e a tolerância do paciente, sobretudo se estiver em desmame ventilatório, a avaliação da enfermeira é fundamental nesse momento. O banho de leito é contraindicado para pacientes em VM com parâmetros altos de pressão expiratório final positiva (PEEP) superior a 7, concentrações inspiradas de oxigênio (FiO$_2$) superior a 60% e saturação de oxigênio inferior a 90%, ou com síndrome da angústia respiratória aguda (SARA). Se sugere em esses casos o banho com clorexidina 2%. Deve-se cuidar a fixação do tubo endotraqueal, essa deve estar centralizada, garantindo a distribuição homogênea da pressão do balonete na traqueia, evitando danos nas cordas vocais. Atentar aos parâmetros ventilatórios, as extensões e os equipamentos na lateralização. Outro ponto a ser avaliado são os dispositivos invasivos que estão no paciente, cateteres centrais, sondas, drenos, curativos extensos etc., em muitos casos contraindicam a realização do banho de leito. Entretanto, na impossibilidade do banho de leito é imprescindível a realização de uma rápida higiene corporal.

- **Pacientes em hemodiálise venovenosa contínua:** como esse tipo de pacientes tem um cateter venoso central posicionado a 90º em relação a pele, deve se atentar em manter o curativo estéril transparente íntegro e aderido à pele, evitando risco de infecção. Na rotina hospitalar o fato de o paciente estar realizando esse procedimento não impossibilita a oferta do banho de leito no paciente, porém é necessário o trabalho conjunto da equipe de enfermagem com a equipe médica, a fim de avaliar as condições hemodinâmicas do paciente, a estabilidade do cateter central e a funcionabilidade correta da máquina. Decisões como essa devem ser discutidas em equipe multidisciplinar.

No cuidado ao recém-nascido existem considerações específicas?[6]

- No recém-nascido, existe uma higiene a mais a ser realizada: a higiene do coto umbilical. Realizar o cuidado com uma substância bacteriostática, no Brasil é usado o álcool 70%, prevenindo *onfalite* e/ou sepse no local.

- Para o início do primeiro banho, entre as 2-4 horas de vida, a temperatura é importante. A temperatura corporal deve ser maior ou igual a 36,5 ºC a fim de reduzir a instabilidade térmica durante o banho. Deve-se considerar a temperatura do ambiente entre 21-24 ºC, longe das correntes de ar. A temperatura da água deve oscilar entre 37-37,5 ºC para não provocar queimaduras nem arrefecimento. O banho deve ser em toques suaves, com ajuda de algodão, evitando fricção sobre a pele.

- Se sugere higienizar somente a área genital com água morna se forem prematuros com peso inferior a 1.500 gramas. As necessidades de banho na UTI Neonatal variam segundo a prematuridade e a complexidade da condição de saúde do neonato.

No cuidado ao idoso existem algumas considerações específicas?[1-3]

Sim, principalmente em relação às alterações de pele, pois muito frequentemente encontramos idosos acamados a longa data o que propicia o surgimento de lesões em pontos de pressão sobre a cama, como dorso da cabeça, orelhas, cotovelos, toda a região do dorso, trocanteres e calcanhares.

Observe durante os cuidados do paciente o surgimento de regiões avermelhadas nas articulações que possam indicar início da falta de oxigenação nos tecidos que evoluem rapidamente para uma ferida. Existem muitos produtos ortopédicos para proteção das proeminências, como curativos adesivos de pele, que podem ser aplicados e permanecerem por tempo contínuo a fim de recuperar a pele do paciente, e diversas coberturas para lesões de variados tamanhos e para diferentes profundidades.

Conforme as alterações é necessário requisitar uma avaliação pelo enfermeiro, porém, os olhos mais atentos e presentes aos pacientes são de toda equipe de enfermagem, e todos temos responsabilidade no tratamento e recuperação dessas lesões.

Referências bibliográficas

1. Rufino CG, Ferreira RGC, Menezes HF, Souza P. Banho de leito: técnica, aspectos _éticos e novas tecnologias_. _Associação Brasileira de Enfermagem; PROTENF_ Programa de Atualização para técnicos de Enfermagem: Ciclo 11. 11th ed. Porto Alegre: Artmed Panamericana; 2018. 87-121 p. 2 vol.

2. Potter P, Perry AG, Stockert PA, Hall AM. Fundamentos de enfermagem. Rio de Janeiro: Mosby: Elsevier, 2013. ISBN 978-85-352-6153-0.

3. Jora DRF, Gubert E. Assistência de Enfermagem nas ações de higiene e conforto. Associação Brasileira de Enfermagem; PROTENF Programa de Atualização para técnicos de Enfermagem: Ciclo 5. 5th ed. Porto Alegre: Artmed Panamericana; 2012. 28-35 p. 1 vol

4. Mendonça AEO, Silva MPM, Segato CT. Cuidados de Enfermagem com a cavidade oral na terapia intensiva. Associação Brasileira de Enfermagem; PROTENF Programa de Atualização para técnicos de Enfermagem: Ciclo 9. 9th ed. Porto Alegre: Artmed Panamericana; 2016. 43-60 p. 2 vol.

5. Toledo LV et al. Diferentes tipos de banho em pacientes críticos e fatores associados ao banho no leito. REME - Revista Mineira de Enfermagem. 2021;25:e-1353. DOI: 10.5935/1415.2762.20210001.

6. Carvalho JBLC, Câmara AG. Cuidados de Enfermagem ao neonato de alto e médio risco. Associação Brasileira de Enfermagem; PROTENF Programa de Atualização para técnicos de Enfermagem: Ciclo 8. 8th ed. Porto Alegre: Artmed Panamericana; 2015. 14-60 p. 1 vol.

7. Carmagnani MIS et al. Procedimentos de Enfermagem: Guia Prático. 2. ed. Rio de Janeiro: Guanabara Koogan, 2017.

8. Flores GP. Critérios para banho de leito em unidade de terapia intensiva adulto: construção de um protocolo assistencial. 2016. Dissertação (mestrado) - Universidade do Vale do Rio dos Sinos – UNISINOS. Porto Alegre; 2016 [cited 2020 Sep 1]. 42-48 p. Available from: http://www.repositorio.jesuita.org.br/bitstream/handle/UNISINOS/5279/GRAZIELA%20PEREIRA%20FLORES_.pdf?sequence=1&isAllowed=y

9. Paulela DC et al. Eficácia do banho no leito descartável na carga microbiana: ensaio clínico. Acta paul. enferm. [Internet]. 2018 Feb [cited 2020 Sep 1];31(1):7-16. Disponível em: http://www.scielo.br/scielo.php?script=sci_arttext&pid=S0103-21002018000100007 &lng=en. https://doi.org/10.1590/1982-0194201800003.

10. Toledo LV et al. Effects of dry and traditional bed bathing on respiratory parameters: a randomized pilot study. Rev. Latino-Am. Enfermagem. 2020;28:e3264. DOI: http://dx.doi.org/10.1590/1518-8345.3668.3264.

15 Cuidados com a Pele e Realização de Curativos

Gisele Oliveira Xavier
Sabrina dos Santos Pinheiro

Por que o técnico de enfermagem deve ter conhecimento sobre feridas e cuidados com a pele do paciente?

Os cuidados de enfermagem na manutenção da integridade de pele são impres-cindíveis para minimizar injúrias nos tecidos, regulação hídrica, térmica, prevenção de infecções e dor.[1] A ferida é uma lesão que causa rompimento ou descontinuidade da pele ou de estruturas, podendo ser superficiais ou profundas e assim torna-se uma porta de entrada para micro-organismos que podem causar infecções. O objetivo é capacitar as equipes para identificar precocemente fatores de risco para desenvolvimento de le-sões; prestar orientações à família e aos cuidadores dos pacientes sobre cuidados com as lesões e pele; implementar intervenções a fim de reduzir o tempo de internação, pro-cessos dolorosos ao paciente, risco de infecção e gastos elevados.

Qual a importância na integridade da pele?[2]

O tecido epitelial tem a função de revestir as superfícies do corpo e proteger con-tra traumas mecânicos e químicos, sustentação do corpo e órgãos, armazenar energia, auxílio na imunidade e integridade física e bioquímica do corpo. Além disso a pele tem função na regulação hídrica, impedindo a perda excessiva de água; equilíbrio eletrolítico, termorregulação; absorção de radiação UV; metabolização de vitamina D e detecção de estímulos sensoriais. A pele é o maior órgão do corpo humano com cerca de 2 m^2 e aproximadamente 4,5 kg no adulto.

Como é constituída a nossa pele?[1]

A pele é formada por três camadas a epiderme, derme e hipoderme (tecido sub-cutâneo) e anexos como unhas, pelos e glândulas sudoríparas e sebáceas.

A epiderme é a camada mais externa e tem a função de proteção contra invasão de micro-organismos e substâncias estranhas. Tem papel fundamental na regulação hídrica e eletrolítica. Essa camada não possui suprimento vascular, ela depende da derme para sua nutrição.

A derme é a camada média da pele, promove sustentação à epiderme, é vascularizada e participa do controle de temperatura e pressão arterial. É responsável pela função sensorial, pois possui receptores de calor, frio, tato, pressão e dor.

A hipoderme ou tecido subcutâneo é rica em tecido adiposo, responsável pela retenção de calor, acolchoamento de estruturas subjacentes e reserva de calorias.

Como se dá o processo de cicatrização? E quais suas fases?[1,2]

O processo de cicatrização acontece em três fases. A primeira é a fase inflamatória caracterizada visualmente por eritema, edema e relato de dor do paciente. Essa fase dura em torno de quatro a seis dias. Nesse momento há uma vasoconstrição na lesão, mecanismo que o corpo encontra para controlar o sangramento, plaquetas agregam-se e depositam fibrina no local para formar um coágulo e após originar um tecido de granulação, há uma migração de células de defesa como neutrófilos, monócitos e macrófagos que atuam contra micro-organismos e corpos estranhos, denominado fagocitose.

A segunda fase é a de proliferação que iniciasse nas primeiras 24 horas após a lesão. Fatores de crescimento estimulam os fibroblastos a produzir colágeno que são depositados no local, ocorre a formação de novos vasos sanguíneos, juntamente com tecido conjuntivo, cria o tecido de granulação. O tempo estimado para reepitelização é em torno de 4 a 24 dias.

Na terceira e última fase de maturação ocorre o desprendimento da crosta originada pelo coágulo, as fibras de colágeno são remodeladas e o tecido de granulação passa a ser um tecido de cicatrização, chamado de fibrose. Está fase pode levar de 21 dias a 2 anos.

Quais são os métodos de cicatrização das feridas?[1,2]

A cicatrização das feridas podem ser por primeira, segunda ou terceira intenção:

- A cicatrização por primeira intenção ocorre geralmente em lesões causadas por objetos cortantes. É a cicatrização de feridas agudas ou cirúrgicas. A cicatrização leva em torno de 4 a 14 dias; pois as bordas estão próximas e a cicatrização é mínima devido a pequena ou nenhuma perda tecidual, com pouco ou nenhum exsudato, assim como menor risco de infecção.

- A cicatrização por segunda intenção pode ser observada tanto em feridas crônicas como agudas, a lesão permanece aberta, há perda tecidual significativa impossibilitando aproximação das bordas; a cicatrização depende da granulação; tem resposta inflamatória bem evidente e maior risco de infecção devido a área exposta.

- A cicatrização por terceira intenção ou também denominada primeira intenção tardia apresenta uma cicatrização mais lenta que na primeira intenção devido a um processo infeccioso e ou edema. Durante esse período a ferida é coberta e irrigada para remover exsudato e resíduos celulares. Após resolução da infecção e ou edema as bordas da ferida aproximam-se e ela se fecha como na primeira intenção ou pode ser fechada por sutura, enxertos ou retalhos.

Quais são os principais cuidados de enfermagem com a integridade da pele?

- Avaliar rotineiramente a pele dos pacientes, principalmente proeminências ósseas e pontos de pressão identificando e eliminando fatores de risco para lesões.
- Manter pele limpa e seca, pois a umidade excessiva aumenta o risco de maceração da pele, enfraquece as camadas superficiais tornando a pele mais vulnerável à ruptura.
- Manter os lençóis do leito limpos, secos e sem rugas.
- Realizar mudança de decúbito de 2/2 horas cuidadosamente, evitando redução de fluxo sanguíneo em pontos de pressão para evitar cisalhamento e lesão a uma pele fragilizada.
- Fazer uso de colchões de fluxo de ar (se disponível na instituição), para pacientes com múltiplas lesões ou risco elevado de LP; o uso desse recurso possibilita a mudança de decúbito a cada 4 horas.
- Evitar posicionar o paciente sobre região acometida por lesão a fim de evitar redução da circulação local e assim prejudicar a cicatrização.
- Cobrir as camas com colchão piramidal pois distribuem a área de pressão sobre as proeminências ósseas.
- Utilizar dispositivos específicos para auxiliar no posicionamento como exemplo coxins de gel ou de lençóis e cobertores, travesseiros, recortes de colchão piramidal confeccionados de maneira artesanal e bota salva-pés.
- Elevar a cabeceira até 30º, ou na menor elevação possível conforme a condição do paciente; pois a força de gravidade desloca uma parte do corpo para baixo e pele da mesma área se mantém no mesmo lugar, promovendo uma sobrecarga das partes moles e pinçamento dos vasos, dificultando ou interrompendo o fluxo sanguíneo.
- Usar lençóis e dispositivos para mobilizar os pacientes.
- Estimular a saída do leito.
- Educar paciente e cuidadores sobre os fatores de risco para lesão por pressão e medidas preventivas.
- Como modo de prevenção e barreira cutânea aplicar de maneira delicada triglicerídeos de cadeia média (TCM); mantendo a pele hidratada.
- Proteger proeminências ósseas com dispositivos terapêuticos como hidrocoloide e filme transparente.

Fatores que afetam a cicatrização

O processo de cicatrização e reparação celular pode ser influenciado negativamente por alguns fatores (Tabela 15.1).

Tabela 15.1. Fatores × intervenções de enfermagem		
Fatores	*Justificativa*	*Intervenções de enfermagem*
Idade do paciente	Quanto mais velho o paciente, menor é a resistência dos tecidos.	Manusear com todo o cuidado todos os tecidos.
Manipulação de tecidos	O manuseio descuidado causa prejuízo e retardo na cicatrização.	Manipular tecidos cuidadosa e uniformemente.
Hemorragia	Acúmulo de sangue cria espaços mortos, bem como as células mortas que devem ser removidas. A Área torna-se um meio de crescimento de organismos.	Monitorar os sinais vitais. Observar local de incisão para a evidência de hemorragia e infecção.
Hipovolemia	Insuficiente volume de sangue leva a vasoconstrição e redução de oxigênio e de nutrientes disponíveis para cicatrização de feridas.	Monitorar o déficit de volume (insuficiência circulatória). Corrigir com a reposição hídrica, como prescrito.
Edema	Reduz o fornecimento de sangue, exercendo maior pressão intersticial nos vasos.	Elevar a parte; aplicar compressas frias.
Curativo muito pequeno	Permite a invasão bacteriana e contaminação.	Seguir as orientações para a técnica de curativo adequada.
Curativo muito apertado	Reduz o suprimento de sangue que transporta nutrientes e oxigênio.	
Déficits nutricionais	Depleção proteico calórica pode ocorrer. Secreção de insulina pode ser inibida, causando a elevação de glicose no sangue.	Corrigir déficits, o que pode exigir a terapia nutricional parenteral. Monitorar os níveis de glicose no sangue. Administrar suplementos vitamínicos como prescrito.
Corpos estranhos	Os corpos estranhos retardam a cicatrização.	Manter feridas livres de curativos tópicos e pó de talco de luva.
Déficit de oxigênio (oxigenação tecidual insuficiente)	Oxigênio insuficiente pode ser devido à insuficiência do pulmão e função cardiovascular, bem com vasoconstrição localizada.	Incentivar a respiração profunda, mudar de posição, controlar a tosse.
Acúmulo de drenagem	Secreções acumuladas dificultam o processo de cicatrização.	Monitorar os sistemas fechados de drenagem para o funcionamento adequado. Iniciar medidas para eliminar secreções acumuladas.
Corticosteroides	Podem mascarar a presença de infecção alterando a resposta inflamatória normal.	Estar ciente de ação e efeitos de medicamentos que o paciente está recebendo.
Anticoagulantes	Podem causar hemorragia.	
Antibióticos de amplo espectro e específicos	Específica ou contaminação bacteriana. Se forem administrados depois que a ferida é fechada, mostram-se ineficazes por causa da coagulação intravascular.	
Hiperatividade do paciente	Impede a aproximação das bordas da ferida. Repouso favorece a cicatrização.	Usar as medidas para manter as bordas da ferida aproximadas: gravação, curativos, talas. Incentivar descanso.

Continua...

164

Tabela 15.1. Fatores × intervenções de enfermagem – continuação		
Fatores	_Justificativa_	_Intervenções de enfermagem_
Doenças sistêmicas/choque hemorrágico/acidose/hipóxia/insuficiência renal/doença hepática/sepse	Deprimem a função das células, afetando diretamente a cicatrização de feridas.	Estar familiarizado com a natureza do distúrbio específico. Administrar o tratamento prescrito. Culturas podem ser indicadas para determinar o antibiótico adequado.
Estado imunossuprimido	Paciente é mais vulnerável à invasão de bactérias e vírus; mecanismos de defesa são prejudicados.	Fornecer a máxima proteção para evitar a infecção. Restringir os visitantes com resfriados; instituir a higiene das mãos obrigatória para todos os funcionários.
Estressores da ferida/vômitos/manobra de valsalva/tosse/esticar	Produção de tensão em feridas, em especial do tronco.	Incentivar a mudança de posição frequente e a deambulação e administrar medicamentos como prescrito. Auxiliar o paciente na imobilização da incisão.

Fonte: De Smeltzer _et al._[3]

Como classificar as feridas?[4]

A ferida é uma ruptura na integridade da pele. As feridas podem ser classificadas como:

- **Feridas cirúrgicas:** é uma lesão provocada intencionalmente na pele durante um procedimento cirúrgico para um fim terapêutico.
- **Feridas traumáticas ou acidentais:** podem ser de origem mecânica como perfuração, corte, prego, espinho. Podem ser de origem química causadas por ácidos, cosméticos, iodo; de origem física, como frio, radiação ou calor ou ainda de origem biológica ocasionada por animal peçonhento.
- **Feridas ulcerativas ou patológicas:** são lesões relacionadas à redução de suprimento sanguíneo como exemplo úlceras arteriais, venosas, neuropáticas e lesões por pressão. São lesões com características escavadas formadas pela morte e expulsão de tecidos.
- **Feridas iatrogênicas:** são lesões de pele resultantes de processos ou de tratamentos para outra patologia, por exemplo lesões causadas por dispositivos médicos e lesões em decorrência da radioterapia.

O que avaliar na ferida?[2,5]

Devemos observar a localização anatômica e realizar os registros de acordo com a terminologia correta; registrar o tamanho da lesão em cm ou milímetros; avaliar o aspecto da pele, coloração, verificar profundidade com auxílio de _swab_ estéril; presença ou ausência de drenagens (quando presente descrever odor, coloração, quantidade e consistência); descrever margens da ferida (ex.: aproximação, condição do tecido circunvizinho); prurido, sinais flogísticos, observar a presença de drenos e tubos; condição do curativo anterior e avaliação de dor com escala apropriada para condição clínica e idade do paciente; proporcionar alívio da dor, conforme necessário antes durante e após avaliação ou troca do curativo.

Tabela 15.2. Cuidados com feridas específicas		
Tipo de ferida	*Descrição*	*Cuidados com a ferida*
Úlcera venosa de estase	• Geralmente encontrada na face medial da perna • Ferida com margens irregulares, aparência avermelhada • Manifesta-se como uma cratera com secreção leve a intensa	• Terapia de compressão usando uma bota de Unna ou um curativo de múltiplas voltas para fornecer compressão contínua • Elevação da perna afetada acima do nível do coração para diminuir o edema
Úlcera arterial (isquêmica)	• Normalmente encontrada na extremidade distal da perna e no dorso do pé e dos dedos • Margens da ferida arredondadas, regulares e lisas • Aparência "perfurada", leito da ferida pálido • Pode ser superficial ou profunda • A perna afetada pode apresentar-se fria ao toque, cianótica, pálida e com mínima distribuição de pelos	• Curativo oclusivo • Déficit vascular deve ser abordado cirurgicamente
Úlcera de pé diabético	• Encontrada principalmente no aspecto plantar do pé, calcanhar e metatarsos • Frequentemente não é reconhecida no início, devido a neuropatia	• Utiliza-se um curativo que proporcione um ambiente úmido para promover a cicatrização de feridas • Desbridamento • Avaliação da infecção, osteomielite e cicatrização retardada • Sapatos especiais para receber a descarga de peso do cliente
Laceração da pele	• Espessura parcial, feridas agudas • Ocorre quando a pele é fina e frágil • Pode ser devido à remoção de fita ou curativos oclusivos transparentes	• Limpeza suave com soro fisiológico normal (ou outro limpador aprovado pela instituição) • Aplicação de hidrogel e um curativo não aderente • Utiliza-se bandagem ou atadura de crepe para fixar o curativo no lugar, sem esparadrapo
Úlcera de pressão	• A aparência depende do estágio	• Úlceras de pressão estágios I e II: curativos hidrocoloides • Úlceras de pressão estágios III e IV: curativos absorventes de hidrofibra ou alginatos de cálcio coberto com hidrocoloide ou curativos transparentes oclusivos; curativos de espuma; fechamento de ferida assistido por vácuo (FFAV)

Fonte: Morton e Fontaine.[1]

Lesão por pressão e estágios

As lesões por pressão, também conhecidas como úlceras de decúbito; é resultado da pressão excessiva em determinada área do corpo seja por ele mesmo ou por algum dispositivo médico que reduz o fluxo sanguíneo arterial e capilar, levando a eventos isquêmicos. As áreas geralmente acometidas são proeminências ósseas e tecidos moles.

As LP são feridas causadas por pressão, cisalhamento e atrito na pele; acometem principalmente pacientes com restrição de movimentos; diabete; pacientes com lesão raquimedular; incontinência urinária e fecal; nível de consciência diminuído; estado mental prejudicado; doença vascular periférica; nutrição e hidratação deficiente, portanto estão diretamente relacionadas ao microclima, nutrição, déficit de perfusão, doenças associadas e pela condição do tecido. Apresentam-se a princípio com hiperemia, dor local e flictena.

As lesões por pressão são classificadas por estágios (0,1,2,3,4) de acordo com as características apresentadas tornando possível uma uniformização na descrição do tecido lesado por diferentes profissionais:[1]

- **Estágio zero:** pele íntegra, sem área avermelhada, sem lesão[5] (Figura 15.1).

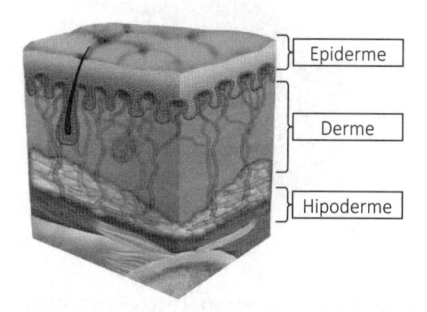

Figura 15.1. Pele sem lesão (Fonte: NPIAP[6]).

- **Estágio 1:** presença de eritema que não retorna ao normal após remoção da pressão.[4] Nos pacientes com pele mais escura, pode ser avermelhada, azulada ou purpúrea e acompanhada de endurecimento e edema[1] (Figura 15.2).

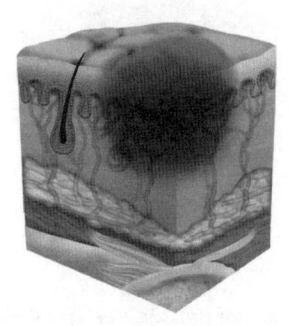

Figura 15.2. Lesão por pressão – estágio 1 (Fonte: NPIAP[6]).

- **Estágio 2:** lesão parcial da pele, envolvendo epiderme e derme, ou ambas. A úlcera é superficial, rompimento da pele, flictenas ou cratera rasa[5] (Figura 15.3).

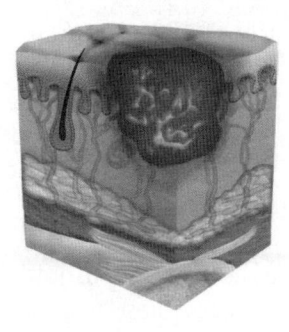

Figura 15.3. Lesão por pressão – estágio 2 (Fonte: NPIAP[6]).

- **Estágio 3:** lesão total da pele (rompimento), envolvendo dano ou necrose na camada subcutânea, mas não completa. A úlcera apresenta-se, clinicamente como uma cratera profunda com ou sem comprometimento dos tecidos adjacentes[1] (Figura 15.4).

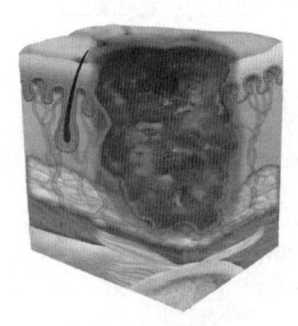

Figura 15.4. Lesão por pressão – estágio 3 (Fonte: NPIAP[6]).

- **Estágio 4:** rompimento da pele com grande área de destruição com presença de tecido necrótico ou exposição e dano de músculo, ossos ou estruturas de suporte (p. ex., tendões e cápsula articular[5] (Figura 15.5).

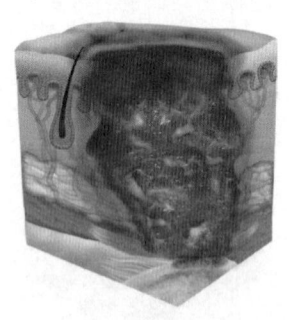

Figura 15.5. Lesão por pressão – estágio 4 (Fonte: NPIAP[6]).

- **Lesão por pressão não classificável:** lesão com perda total de tecido, na qual a base da úlcera está coberta por esfacelo (amarelo, marrom, cinza, esverdeado ou castanho) e/ou há escara (marrom, castanha ou negra) no leito da lesão[5] (Figura 15.6).

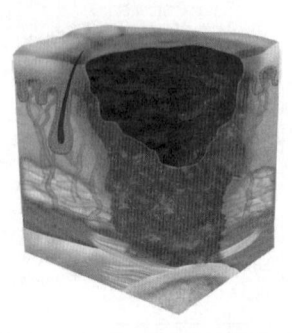

Figura 15.6. Lesão por pressão não classificável (Fonte: NPIAP[6]).

- **Lesão tissular profunda:** área de pele intacta de coloração púrpura ou castanha ou bolha sanguinolenta devido a dano no tecido mole, em decorrência de pressão e/ou cisalhamento. A área pode ser precedida por um tecido que se apresenta dolorido, endurecido, amolecido, esponjoso e mais quente ou frio comparativamente ao tecido adjacente[5] (Figura 15.7).

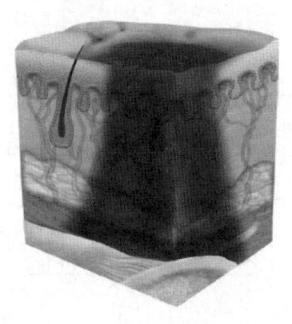

Figura 15.7. Lesão tissular profunda (Fonte: NPIAP[6]).

Como avaliar o risco de desenvolvimento de lesão por pressão em pacientes?[5]

O risco no desenvolvimento de lesões por pressão pode ser mensurado pela aplicação da escala de Braden; realizado pelo enfermeiro no momento da internação do paciente e reaplicado conforme condição clínica e rotina da instituição. A escolha da escala depende da faixa etária do paciente, sendo a Braden Q (Tabela 15.3) para crianças a partir de 21 dias de vida até 8 anos de idade incompletos; e acima de 8 anos utiliza-se a escala de Braden (Tabela 15.4). Na escala de Braden Q é avaliado sete indicadores de

Tabela 15.3. Escala de avaliação de risco Braden Q				
Percepção sensorial: capacidade de responder de maneira apropriada ao desconforto relacionado à pressão	**1. Completamente limitada:** não responde ao estímulo doloroso (não geme, não se encolhe ou se agarra), devido à diminuição do nível de consciência, ou sedação ou limitação da capacidade de sentir dor na maior superfície corporal.	**2. Muito limitada:** responde apenas ao estímulo doloroso. Não consegue comunicar desconforto, exceto por gemido ou inquietação; ou apresenta alguma disfunção sensorial que limita a capacidade de sentir dor ou desconforto em mais da metade do corpo.	**3. Levemente limitada:** responde aos comandos verbais, mas nem sempre consegue comunicar o desconforto ou a necessidade de ser mudado de posição, ou apresenta alguma disfunção sensorial em uma ou duas extremidades que limita a capacidade de sentir dor.	**4. Nenhuma alteração:** responde aos comandos verbais. Não apresenta déficit sensorial que limite a capacidade de sentir ou comunicar dor ou desconforto.
Umidade: grau de exposição de pele à umidade	**1. Constantemente úmida:** a pele fica constantemente úmida por suor, urina etc. A umidade é percebida cada vez que o paciente é movimentado ou mudado de posição.	**2. Frequentemente úmida:** a pele está frequentemente, mas nem sempre úmida. A roupa de cama precisa ser trocada pelo menos a cada 8 horas.	**3. Ocasionalmente úmida:** a pele está ocasionalmente úmida, necessitando de troca de roupa de cama a cada 12 horas.	**4. Raramente úmida:** a pele geralmente está seca, as trocas de fralda são feitas de rotina e as roupas de cama necessitam ser trocadas apenas a cada 24 horas.

Continua...

Tabela 15.3. Escala de avaliação de risco Braden Q – continuação				
Atividade: grau de atividade física	**1. Acamado:** permanece no leito o tempo o tempo todo.	**2. Restrito à cadeira:** a capacidade de deambular está gravemente limitada ou inexistente. Não consegue sustentar o próprio corpo peso e/ou precisa de ajuda para sentar-se em para sentar-se em uma cadeira ou cadeira de rodas.	**3. Deambula ocasionalmente:** deambula ocasionalmente durante o dia, porém por distâncias bem curtas, com ou sem ajuda. Passa a maior parte do turno no leito ou na cadeira.	**4. Deambula frequentemente:** deambula fora do quarto pelo menos 2 × por dia e dentro do quarto pelo menos 1 × a cada 2 horas que está acordado.
Mobilidade: capacidade de mudar e controlar a posição do corpo	**1. Completamente imóvel:** não faz mudanças, nem mesmo pequenas, na posição do corpo ou das extremidades, sem ajuda.	**2. Muito limitado:** faz pequenas mudanças ocasionais na posição do corpo ou das extremidades, mas é incapaz de fazer mudanças completamente sozinho.	**3. Levemente limitado:** faz mudanças frequentes, embora pequenas, na posição do corpo ou das extremidades, sem ajuda.	**4. Nenhuma limitação:** faz mudanças importantes e frequentes na posição do corpo, sem ajuda.
Fricção (ocorre quando a pele se move contra as estruturas de suporte) e **cisalhamento** (ocorre quando a pele e a superfície óssea adjacente deslizam uma sobre a outra)	**1. Problema importante:** a espasticidade, a contratura, o prurido ou a agitação levam a criança a debater-se no leito e há fricção quase constante.	**2. Problema:** necessita de ajuda moderada a máxima para se mover. É impossível se levantar completamente sem deslizar sobre os lençóis do leito ou cadeira, necessitando de posicionamento frequente com o máximo de assistência.	**3. Problema potencial:** movimenta-se com dificuldade ou necessita de mínima assistência. Durante o movimento, provavelmente ocorre atrito entre a pele e os lençóis, cadeira, coxins ou outros dispositivos. A maior parte do tempo mantém uma posição relativamente boa na cadeira e no leito, mas ocasionalmente escorrega.	**4. Nenhum problema aparente:** capaz de levantar-se completamente durante uma mudança de posição. Movimenta-se sozinho na cadeira e no leito e tem força muscular suficiente para levantar-se completamente durante o movimento. Mantém uma posição adequada no leito e na cadeira o tempo todo.
Nutrição: padrão habitual de consumo alimentar	**1. Muito pobre:** em jejum e/ou mantido com ingesta hídrica ou hidratação IV por mais de 5 dias ou albumina < 2,5 mg/dL ou nunca come uma refeição completa. Raramente come mais da metade de algum alimento oferecido. O consumo de proteínas inclui apenas duas porções de carne ou derivados de leite por dia. Ingere pouco líquido. Não ingere suplemento dietético líquido.	**2. Inadequada:** dieta líquida por sonda ou NPP que fornece calorias e minerais insuficientes para a idade ou albumina < 3 mg/dL ou raramente come uma refeição completa. Geralmente, come apenas a metade de algum alimento oferecido. O consumo de proteínas inclui apenas três porções de carne ou de leite por dia. Ocasionalmente, ingere suplemento dietético.	**3. Adequada:** dieta por sonda ou NPP que fornece calorias e minerais suficientes para a idade ou come mais da metade da maioria das refeições. Consome um total de quatro porções de proteínas (carne, derivados do leite) por dia. Ocasionalmente recusa uma refeição, mas geralmente toma suplemento dietético, se oferecido.	**4. Excelente:** dieta geral que fornece calorias suficientes para idade. Por exemplo, come/bebe a maior parte de cada refeição/alimentação. Nunca recusa uma refeição. Geralmente come um total de quatro porções de carne e derivados de leite. Ocasionalmente, come entre as refeições. Não necessita de suplementação.
Perfusão tissular e oxigenação	**1. Extremamente comprometida:** hipotenso (PAM < 50 mmHg; < 40 mmHg em recém-nascido) ou o paciente não tolera as mudanças de posição.	**2. Comprometida:** normotenso. Apresenta saturação de oxigênio < 95% ou a hemoglobina < 10 mg/dL ou o tempo de enchimento capilar > 2 segundos. O pH sérico < 7,40.	**3. Adequada:** normotenso. Apresenta saturação de oxigênio < 95% ou a hemoglobina < 10 mg/dL ou tempo de enchimento capilar > 2 segundos, O pH sérico é normal.	**4. Excelente:** normotenso. Apresenta saturação de oxigênio > 95%, a hemoglobina normal e o tempo de enchimento capilar < 2 segundos.

Fonte: Pinheiro.[5]

Tabela 15.4. Escala de avaliação de risco de Braden			
Percepção sensorial: capacidade de reagir significativamente à pressão relacionada ao desconforto	**1. Totalmente limitado:** não reage (não geme, não se segura a nada, não se esquiva) a estímulo doloroso, devido ao nível de consciência diminuído ou devido à sedação ou capacidade limitada de sentir dor na maior parte do corpo.	**2. Muito limitado:** somente reage a estímulo doloroso. Não é capaz de comunicar desconforto, exceto através de gemido ou agitação. Ou possui alguma deficiência sensorial que limita a capacidade de sentir dor ou desconforto em mais da metade do corpo.	**3. Levemente limitado:** responde a comando verbal, mas nem sempre é capaz de comunicar o desconforto ou expressar a necessidade de ser mudado de posição ou tem certo grau de deficiência sensorial que limita a capacidade de sentir dor ou desconforto em 1 ou 2 extremidades.	**4. Nenhuma limitação:** responde a comandos verbais: não tem déficit sensorial que limitaria a capacidade de sentir ou verbalizar dor ou desconforto.
Umidade: nível ao qual a pele é exposta à umidade	**1. Completamente molhada:** a pele é mantida molhada quase constantemente por transpiração, urina e etc. Umidade é detectada às movimentações do paciente.	**2. Muito molhada:** a pele está frequentemente, mas nem sempre molhada. A roupa da cama deve ser trocada pelo menos uma vez por turno.	**3. Ocasionalmente molhada:** a pele fica ocasionalmente molhada requerendo uma troca extra de roupa de cama por dia.	**4. Raramente molhada:** a pele geralmente está seca, a troca de roupa de cama é necessária somente nos intervalos de rotina.
Atividade: grau de atividade física.	**1. Acamado:** confinado à cama.	**2. Confinado à cadeira:** capacidade de andar está severamente limitada ou nula. Não é capaz de sustentar o próprio peso e/ou precisa ser ajudado a se senta.	**3. Caminha ocasionalmente:** anda ocasionalmente durante o dia, embora distâncias muito curtas, com ou sem ajuda. Passar a maior parte de cada turno na cama ou na cadeira.	**4. Anda frequentemente:** anda fora do quarto pelo menos duas vezes por dia e dentro do quarto pelo menos uma vez a cada 2 horas durante as horas em que está acordado.
Mobilidade: capacidade de mudar e controlar a posição do corpo.	**1. Totalmente imóvel:** não faz nem mesmo pequenas mudanças na posição do corpo ou extremidades sem ajuda.	**2. Bastante limitada:** faz pequenas mudanças ocasionais na posição do corpo ou extremidades, mas é incapaz de fazer mudanças frequentes ou significantes sozinhos.	**3. Levemente limitada:** faz frequentes, embora pequenas mudanças na posição do corpo ou extremidades sem ajuda.	**4. Não apresenta limitações:** faz importantes e frequentes mudanças de posição sem auxílio.
Nutrição: padrão usual de consumo alimentar.	**1. Muito pobre:** nunca come uma refeição completa. Raramente come mais que ⅓ do alimento oferecido. Come 2 porções ou menos de proteínas (carnes ou laticínios) por dia. Ingere pouco líquido. Não aceita suplemento alimentar líquido; ou é mantido em jejum e/ou mantido com dieta líquida ou IVs por mais de 5 dias.	**2. Provavelmente inadequada:** raramente come uma refeição completa e geralmente come cerca de metade do alimento oferecido. Ingestão de proteína inclui somente 3 porções de carne ou laticínios por dia. Ocasionalmente aceitará um suplemento alimentar. ou recebe abaixo da quantidade satisfatória de dieta líquida ou alimentação por sonda.	**3. Adequada:** come mais da metade da maioria das refeições. Come um total de 4 alimentos rico em proteína (carne ou laticínios) todo dia. Ocasionalmente recusará uma refeição, mas geralmente aceitará um complemento oferecido ou é alimentado por sonda ou regime de nutrição parenteral total o qual provavelmente satisfaz a maior parte das necessidades nutricionais.	**4. Excelente:** come a maior parte de cada refeição. Nunca recusa uma refeição. Geralmente ingere um total de 4 ou mais porções de carne e laticínios. Ocasionalmente come entre as refeições. Não requer suplemento alimentar.

Continua...

Tabela 15.4. Escala de avaliação de risco de Braden – continuação			
Fricção e cisalhamento	**1. Problema:** requer assistência moderada a máxima para mover. É impossível levantá-lo ou erguê-lo completamente sem que haja atrito da pele com o lençol. Frequentemente escorrega na cama ou cadeira, necessitando frequentes ajustes de posição com máximo de assistência. Espasticidade, contratura ou agitação leva a quase constante fricção.	**2. Problema potencial:** move-se, mas sem vigor, ou requer mínima assistência. Durante o movimento provavelmente ocorre certo atrito da pele com o lençol, cadeira e outros. Na maior parte do tempo mantém posição relativamente boa na cama ou cadeira, ocasionalmente escorrega.	**3. Nenhum problema:** move-se sozinho na cama ou cadeira e tem suficiente força muscular para erguer-se completamente durante o movimento. Sempre mantém boa posição na cama ou na cadeira.	

Fonte: HCPA.[7]

risco: percepção sensorial; umidade; atividade; mobilidade; fricção e cisalhamento; nutrição; perfusão tissular e oxigenação; escores de 20 a 25 – baixo risco; de 17 a 21 – risco moderado; menor ou igual a 16 alto risco para desenvolvimento de lesões. A escala de Braden é para pacientes acima de 8 anos de idade, são avaliados seis indicadores de risco: percepção sensorial; umidade; atividade; mobilidade; nutrição e fricção e cisalhamento; os escores de 15 a 18 – baixo risco; 13 a 14 risco moderado; 10 a 12 – alto risco e menores ou iguais a 9 indicam risco muito alto.

Quais os pontos mais acometidos de lesão por pressão em diferentes faixas etárias?[2,4]

Os locais mais vulneráveis ao desenvolvimento de lesões por pressão são as proeminências ósseas (p. ex.: occipício; ísquio; calcanhar; área sacral; escápula e quadril); mas podem ser observadas também em qualquer ponto do corpo onde exista pressão constante que não seja aliviada, assim como locais submetidos a pressão por dispositivos terapêuticos (Figura 15.8).

Queimaduras

O atendimento pré-hospitalar e primeiro atendimento hospitalar à vítima de queimadura visa a manutenção da permeabilidade das vias aéreas, reposição de fluidos e controle da dor; a equipe deve estar alerta para sinais de hipoxemia, taquicardia, cianose, sudorese e sinais de choque hipovolêmico.[9,10]

O método mais eficaz e adequado na interrupção da queimadura é a irrigação da lesão com grandes volumes de água em temperatura ambiente, a fim de interromper a progressão do calor limitando o aprofundamento da lesão; remove agentes nocivos, proporciona alívio da dor e redução do edema. É contraindicado o uso de água fria e/ou gelo. A limpeza da área afetada é feita com soro fisiológico 0,9%, aplicação de compressas úmidas estéril não aderente ou tecido limpo, isso impede a contaminação e alívio da dor. Não se deve remover roupas firmemente aderidas a ferida e não romper bolhas.[9]

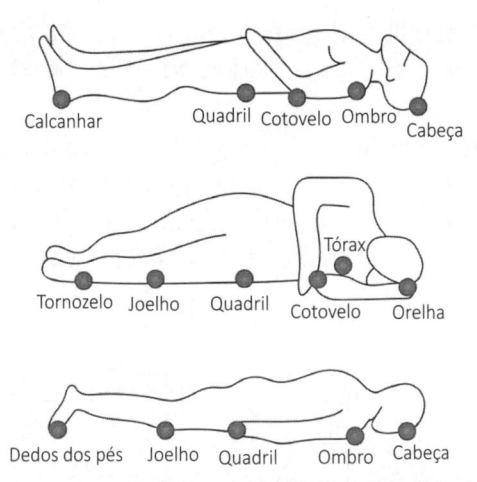

Figura 15.8. Áreas de maior pressão no corpo (Fonte: Adaptada de Afonso _et al._[8]).

Curativos de prata podem ser aplicados sob a ferida conferindo uma cobertura antimicrobiana.[6]

Em queimaduras extensas o curativo úmido frio não deve cobrir mais de 10% da superfície corporal pois a pele queimada perde a capacidade de regulação da temperatura corporal podendo levar a hipotermia do paciente. Em casos de hemorragia associado, usam-se curativos compressivos.[11]

A extensão de uma queimadura por ser estimada por diversos métodos, são eles:

- **Regra dos nove:** possibilita uma avaliação rápida nos pacientes com mais de 15 anos de idade, divisão do corpo em 11 segmentos de 9% e o períneo equivalente a 1%. (Figura 15.9).

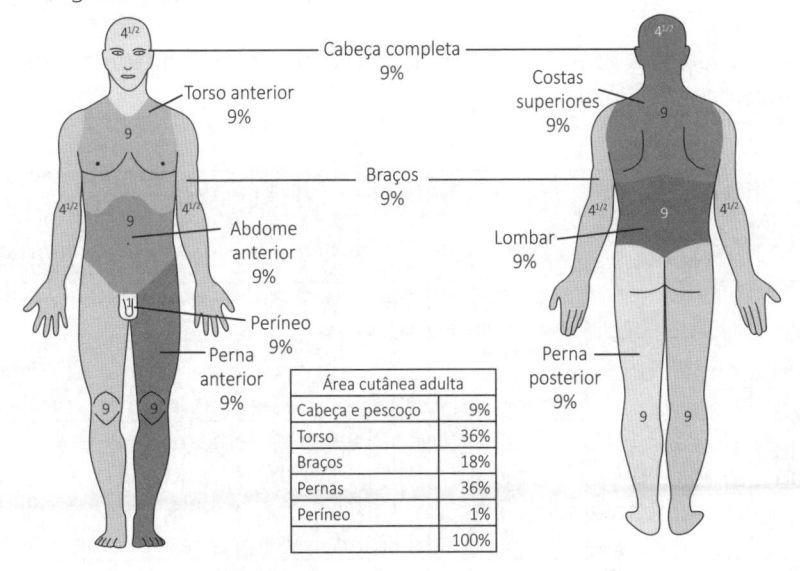

Área cutânea adulta	
Cabeça e pescoço	9%
Torso	36%
Braços	18%
Pernas	36%
Períneo	1%
	100%

Figura 15.9. Regra dos nove (Fonte: La Torre[12]).

- **Regra das palmas:** utilizada em pequenas queimaduras e esparsas. A superfície palmar do paciente (incluindo os dedos) equivale a 1% da área de superfície corporal total acometido.

- **Método de Lund e Brower:** as medidas de extensão das queimaduras são atribuídas a cada parte do corpo de acordo com a idade do paciente. Também é necessária a determinação da profundidade da queimadura, que, junto com a extensão da superfície queimada e a idade, é o principal determinante da mortalidade (Figura 15.10).

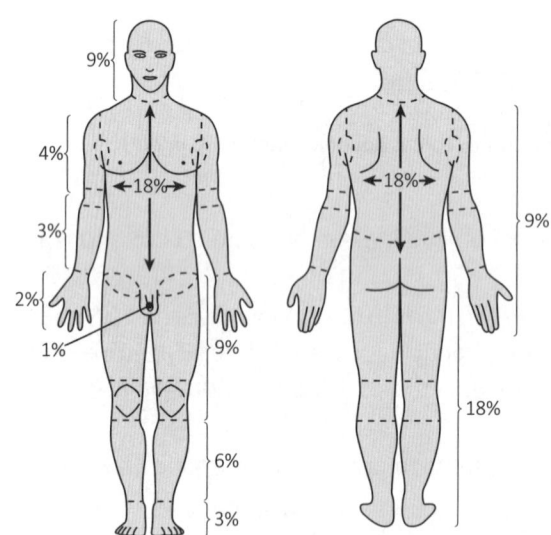

Área/idade	0 a 1	2 a 4	5 a 9	10 a 14	Adulto
Cabeça	19%	17%	13%	11%	7%
Pescoço	2%	2%	2%	2%	2%
Tronco anterior	13%	13%	13%	13%	13%
Tronco P	13%	13%	13%	13%	13%
Braço D	4%	4%	4%	4%	4%
Antebraço D	3%	3%	3%	3%	3%
Mão D	2,5%	2,5%	2,5%	2,5%	2,5%
Braço E	4%	4%	4%	4%	4%
Antebraço E	3%	3%	3%	3%	3%
Mão E	2,5%	2,5%	2,5%	2,5%	2,5%
Genitália	1%	1%	1%	1%	1%
Nádega D	2,5%	2,5%	2,5%	2,5%	2,5%
Nádega E	2,5%	2,5%	2,5%	2,5%	2,5%
Coxa D	5,5%	6,5%	8%	8,5%	9,5%
Perna D	5%	5%	5,5%	6%	7%
Pé D	3,5%	3,5%	3,5%	3,5%	3,5%
Coxa E	5,5%	6,5%	8%	8,5%	9,5%
Perna E	5%	5%	5,5%	6%	7%
Pé E	3,5%	3,5%	3,5%	3,5%	3,5%

Figura 15.10. Diagrama de Lund e Brower (Fonte: La Torre[12]).

As queimaduras são classificadas de acordo com a profundidade em primeiro, segundo e terceiro grau (Tabela 15.5).

Tabela 15.5. Classificação das queimaduras pela profundidade da lesão					
Profundidade	*Tecidos envolvidos*	*Causa usual*	*Características*	*Dor*	*Cicatrização*
Superficial (primeiro grau)	Epiderme, dano epitelial mínimo	Queimadura de sol ou breve exposição a líquido quente, relâmpago, fogo	Seca Bolhas após 24 horas Coloração vermelho/rosado Empalidece a pressão	Dolorosa Prurido durante a cicatrização	3 a 6 dias Nenhuma cicatriz
Superficial de espessura parcial (segundo grau)	Epiderme, derme superficial	Relâmpago, líquidos quentes	Úmida Rosada ou vermelha manchada Vesículas Um pouco pálida	Doloroso Hiperestesia	10 a 14 dias Cicatrizes mínimas

Continua...

Tabela 15.5. Classificação das queimaduras pela profundidade da lesão – continuação					
Profundidade	_Tecidos envolvidos_	_Causa usual_	_Características_	_Dor_	_Cicatrização_
Profunda de espessura parcial (segundo grau)	Epiderme, parte da derme: pelos alinhados com a epiderme e glândulas sudoríparas intactas	Relâmpago, líquidos quentes, sólidos quentes, fogo e lesão por energia radiante intensa	Seca, pálida, como cera Sem branqueamento	Sensível à pressão	30 dias a meses Formação de cicatrizes hipertróficas tardias; formação de contratura acentuada Pode precisar de enxerto de pele
Espessura total (terceiro grau)	Epiderme e derme; pode envolver gordura subcutânea, músculo e osso	Fogo prolongado, elétrica, química e por vapor	Coriácea, rachada avascular, branca, vermelho- cereja, marrom ou preta Sem palidez	Pouca dor; pressão profunda	Não é capaz de autorregenerar-se; Necessita de enxerto

Fonte: Morton e Fontaine.[1]

O que são estomas e principais cuidados de enfermagem?[5,13]

Estoma é a exteriorização de qualquer víscera oca por causas variadas, desviando o trânsito normal, realizando uma abertura alternativa de comunicação com o meio externo, por intermédio de uma intervenção cirúrgica. Os estomas são diferenciados de acordo com a localização do corpo onde ocorre a exteriorização. Assim temos a traqueostomia (orifício que cria uma comunicação traqueal com o exterior com o objetivo de melhorar o fluxo respiratório). As estomias urinárias, urostomia (podem ser classificadas como nefrostomia, ureterostomia e cistostomia) para criação de um trajeto para drenagem da urina, com o objetivo de preservar a função renal. A gastrostomia (comunicação do estômago com o meio externo, com a finalidade de suplementação alimentar); e as estomias intestinais (colostomia e ileostomia, que consiste em um desvio de um segmento intestinal através da parede abdominal para saída de conteúdo fecal); as principais indicações são enterocolite necrotizante, ânus imperfurado, doença de Hirschsprung, doença inflamatória do intestino, especialmente a doença de Crohn, retocolite ulcerativa, incontinência anal, infecções perineais graves, diverticulite, obstrução intestinal, neoplasia de cólon e reto e trauma abdominal.

Qual a diferença entre colostomia e ileostomia?[13]

Quando a exteriorização é no intestino grosso ou cólon é chamada de colostomia; a consistência das fezes varia de acordo com a porção onde foi criada a abertura. Se o estoma se localiza no cólon ascendente ou cólon transverso as fezes são líquidas espessa a semiformadas, já se a abertura se localiza no cólon descendente ou sigmoide são fezes mais consistentes.

Quando o desvio é na porta ileal do intestino é chamada de ileostomia; o efluente é líquido a semiespesso e contém algumas enzimas digestivas.

Qual a importância na manutenção da integridade da pele periestoma?[13]

As estomias que geram efluentes são um desafio para equipe de enfermagem com relação a integridade da pele periestoma. A urina possui um pH alcalino, diferentemente da pele que tem um pH ácido podendo causar dermatite e irritação ao redor do estoma. As fezes drenadas da porção ileocecal são ricas em enzimas proteolíticas e irritantes a pele por isso as estomias devem ser protegidas por bolsas, com vedação segura para evitar vazamentos e proteger a pele periestoma.

Cuidados de enfermagem com relação à integridade da pele de pacientes estomizados:

- Capacitar e dar suporte ao paciente e/ou cuidador para desenvolvimento das atividades de autocuidado com a estomia e pele periestoma.

- Observar e avaliar as condições da estomia quanto às características: coloração (deve ser rosado/avermelhado); forma; altura/protrusão; hemorragia; necrose ou retração; localização; edema; umidade e integridade da mucosa e pele periestoma.

- Avaliar as condições de adesividade da bolsa coletora instalada, evitando que haja vazamento do efluente e consequentemente dermatite e queimaduras na pele.

- Remover bolsa usada delicadamente para não lesionar a pele. Observar saturação da resina da bolsa; responsável pela aderência.

- A higiene deve ser feita com água morna e sabonete de uso habitual, realizar preferencialmente durante o banho, enxaguar com água abundante, remover resíduos de fezes, colas e adesivos delicadamente com material macio, não esfregar; enxaguar e secar, é muito importante remover a umidade para evitar maceração da pele periestoma.

- Aplicar barreira protetora na pele limpa e seca.

- Não utilizar SF 0,9% para higiene do estoma e periestoma e nem álcool 70% na pele periestoma pois ambos produtos desidratam e ressecam a mucosa e a pele.

- A tricotomia ao redor do estoma com giletes/lâminas é desaconselhada pois pode prejudicar a integridade da pele. A remoção do excesso de pelos deve ser feito com tesoura sem ponta rente a pele para evitar traumatismos.

- Meça o estoma, trace o modelo no adesivo barreira de pele; o recorte deve ser do tamanho do estoma ou no máximo 3 mm maior evitando que o efluente entre em contato com pele (o extravasamento pode causar lesão, formação de granuloma e lesões verrucosas); o sistema coletor deve ficar adequadamente colocado, pois se ficar justo em demasia o estoma é privado de circulação e pode se tornar necrótico.

Tipos de curativo e cuidados[13]

As propriedades do curativo ideal são aquelas que conseguem absorver o exsudato sem ressecar o leito da ferida, mantendo o nível ideal de umidade, deve servir de barreira contra micro-organismos e perda de calor, a sua remoção deve ser livre de traumas ou deixar fragmentos do curativo no leito da ferida, deve ser um curativo permeável a vapores de umidade e impedir a hiper-hidratação e a maceração da pele adjacente.

As feridas apresentam melhor cicatrização em um ambiente úmido, pois permite que as células epiteliais se movimentem mais rapidamente a superfície da pele. Quando temos uma ferida exsudativa o curativo deve ser absorvente e quando temos uma ferida ressecada precisamos de um curativo com propriedades umectantes.

Curativos com drenos[1]

O dreno na incisão cirúrgica tem a função de evitar acúmulo de exsudato na ferida, o que pode interferir na cicatrização e potencializar processo infeccioso e tunelização.

Os cuidados básicos na inserção de drenos incluem a limpeza com soro fisiológico estéril e aplicação de curativos para estabilizar o dreno e evitar contaminação do local. Pode ser aplicada pomada antibiótica se a ferida estiver infectada, porém, o uso prolongado destrói o tecido de granulação e inibe o processo de cicatrização normal.

Curativos com Hidrogel[1,13]

Os hidrogéis são à base de água ou glicerina para hidratar a ferida, são frequentemente utilizados em feridas secas a moderada exsudação, necróticas, com ou sem tecido de granulação e feridas limpas. Ele age criando um ambiente úmido promovendo a proliferação de fibroblastos, a granulação, à epitelização e desbridamento autolítico; reduz a sensação de dor e promove a sensação de refrescância devido a sua elevada umidade, promovendo um ambiente ideal para o processo cicatricial. É contraindicado para queimaduras de terceiro grau ou com exsudato abundante. A principal desvantagem do hidrogel é pelo potencial de maceração ou desenvolvimento de candidíase na pele periférica.

Curativos de prata[1,4]

São curativos impregnados com prata, servem como barreira protetora antibacteriana e liberam o poder antimicrobiano da prata no leito da ferida, sem inibir a cicatrização. A cobertura pode ser deixada sob a lesão por períodos prolongados, reduzindo o número de trocas de curativos; e fornecendo um ambiente úmido propício para granulação e rápida epitelização. O potencial das bactérias para desenvolver resistência a prata é insignificante.

Curativos de filme transparente[13]

É uma membrana adesiva à prova d'água, impermeável a líquidos e bactérias, porém permite a troca de oxigênio e vapor de umidade da ferida com o meio externo. O filme transparente é indicado para feridas superficiais, com pouco exsudato e como proteção da pele contra atrito e fricção; é de fácil aplicação e quando removido cuidadosamente não causa danos a pele; é indicado para úlceras de pressão em estágio I e II; e promove o desbridamento autolítico, criando um ambiente úmido que amolece esfácelos e escaras finas. Esse curativo é contra indicado para feridas infectadas, com exsudato moderado a intenso e queimaduras.

Curativos absorventes

Curativos de gaze[13]

São curativos utilizados para proteção de incisões cirúrgicas, feridas com cicatrização por primeira intenção com pouco exsudato ou utilizado como curativo secundário. O curativo com gaze protege a ferida de lesões, impede a introdução e a disseminação de bactérias, reduz o desconforto e acelera a cicatrização. Podem ser de algodão ou material sintético. A principal desvantagem do curativo de gaze é a aderência ao tecido sadio, causando lesão quando removido e interferindo na cicatrização; nesse caso, umedecer o curativo com soro fisiológico ou água destilada antes de remover a gaze.

A frequência de troca é de duas a três vezes por dia e quando necessário.

Alginato de cálcio[1,13]

Constituídos de algas marrons. É um curativo que tem a capacidade de absorver até 20 vezes ou mais o seu peso em secreção de ferida. À medida que alginato de cálcio absorve a ferida, transforma-se em um gel facilmente removido. É indicado para feridas com exsudato moderado a intenso. Ele deve ser introduzido no leito da ferida e pode ser recoberto por um curativo hidrocoloide ou filme transparente; a troca é indicada a cada 24 horas. O Alginato não é indicado para queimaduras de terceiro grau, feridas sem exsudato e feridas necróticas secas.

Curativo em espuma[13]

É um curativo altamente absorvente, feito de poliuretano, não aderente. É aplicado sobre o leito da ferida para proteção e propicia um ambiente úmido para cicatrização. É indicado para feridas com exsudado moderado a intenso, feridas de espessura parcial ou total e úlceras de pressão em estágio II-IV. É contraindicado para queimaduras de terceiro grau, feridas com túneis, feridas com sinos; deve ser usada com cautela em feridas infectadas. Estão disponíveis em diferentes tamanhos e formas; são de fácil remoção. Pode ser usado com outros curativos filmes e absorventes. Os curativos de espuma não adesivas demandam um curativo secundário.

Hidrocoloides[1,13]

É curativo oclusivo, absorvente, feito de agentes elastoméricos, adesivo e gelatina; possuem menor capacidade absortiva que os alginatos de cálcio e curativos de espuma, por isso a indicação é para feridas com exsudato mínimo a moderado; São frequentemente utilizados em úlceras de pressão grau I- IV e para proteção de proeminências ósseas. Pode ser usado em combinação com pó absorvente ou alginato. Facilita o desbridamento autolítico, é impermeável a líquidos e bactérias. Podem ser trocados a cada três a cinco dias ou quando removidos acidentalmente. Essa cobertura é contraindicada para queimaduras de terceiro grau, feridas infectadas, úlceras arteriais ou diabéticas e feridas com escara seca. As desvantagens do hidrocoloide é a maceração ao redor da ferida se deixado no lugar por tempo prolongado e frequentemente o exsudato é confundido com pus/infecção.

Desbridamento de feridas

A técnica de desbridamento é realizada em lesões que apresentam tecido necrosado (morto), desvitalizado, com tecido não viável de aparência marrom-escuro, preta, amarela, pálida, cianótica ou aspecto de escara dura. Para que ocorra a cicatrização da ferida é necessário remover esse tecido necrosado, desvitalizado e o biofilme, restaurando a base da ferida e a matriz extracelular a fim de obter tecido viável no leito da ferida. Cada lesão deve ser avaliada individualmente e muitas vezes precisa de técnicas combinadas.[1,5]

- **Desbridamento cirúrgico:** é um método rápido de remoção, realizado pelo profissional médico ou de enfermagem capacitado e consiste em remoção cirúrgica da placa necrótica.
- **Desbridamento mecânico:** consiste na remoção do tecido necrótico por meio da aplicação de força mecânica diretamente sobre o tecido desvitalizado.
- **Desbridamento enzimático ou químico:** consiste na aplicação de enzimas proteolíticas ou fármacos diretamente no tecido necrótico. Essa técnica requer cautela, pois alguns agentes enzimáticos não são seletivos e podem destruir tecidos saudáveis além de tecidos necróticos e desvitalizados. Os produtos mais utilizados nesse tipo de desbridamento é a colagenase, papaína 8%-10% e ureia a 10%.
- **Desbridamento autolítico:** consiste na aplicação de produtos com enzimas sintetizadas do próprio corpo e possuem a capacidade de lise promovendo a migração celular e dissolvendo o tecido necrosado (Tabela 15.6). Esse tipo de desbridamento não é ideal para feridas com grande área de tecido necrótico e desvitalizado. São exemplos de desbridamento autolítico os hidrocoloides e hidrogel.

Tabela 15.6. Lesão × produtos	
Característica da ferida	_Produtos utilizados_
Tecido necrótico seco	Hidrogel com filme transparente Papaína 8%-10% com ureia a 10%
Tecido necrótico exsudativo	Papaína 8%-10% com ureia a 10%
Tecido de granulação com pouco exsudato	Ácidos graxos essenciais, filme transparente, hidrogel, hidrocoloides, gaze não aderente, cobertura com petrolato ou parafina
Tecido de granulação exsudativo	Ácidos graxos essenciais Alginato de cálcio
Infectada e com odor fétido	Alginato de prata

Fonte: Pinheiro.[5]

Tecnologias em curativos

- **Curativo a vácuo:**[1,5] é um sistema que ajuda no fechamento da ferida ao fornecer uma pressão negativa (sucção) localizada no leito e nas margens da ferida. O curativo a vácuo oclusivo promove um ambiente úmido para cicatrização e a pressão negativa atua mantendo as bordas da ferida aproximadas ao colabar a espuma no leito da lesão, removendo a drenagem excessiva de líquidos intersticiais da ferida, promove a perfusão, estimula a proliferação celular e consequentemente aumento de tecido de granulação, favorecendo a redução de infecção e colonização bacteriana; o fechamento da ferida acontece em um ambiente úmido "a vácuo" reduzindo a frequência de trocas de curativo, diminuindo o desconforto do paciente e otimizando o tempo utilizado pela enfermagem.

O curativo a vácuo é indicado para feridas crônicas (p. ex., úlceras de pressão estágios III e IV que não cicatrizam e em portadores de diabetes); retalhos e enxertos; deiscência de incisão; feridas agudas, traumáticas e queimaduras. Deve ser usado com cautela em pacientes com sangramento ativo; em uso de terapia anticoagulante; história de hemorragia não controlada e ferida infectada.

As contraindicações são: osteomielite não tratada; tecido necrótico com lesão presente; neoplasia não removida; fístulas não exploradas ou não entéricas; desbridamento incompleto; estruturas vasculares visíveis, sensibilidade a prata.

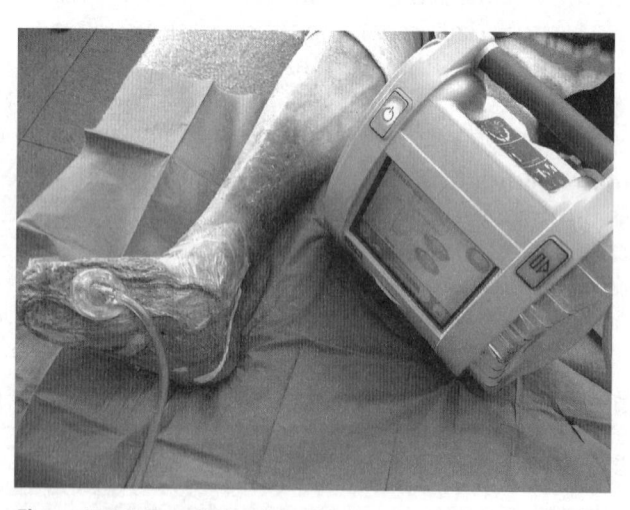

Figura 15.11. Curativo a vácuo (Fonte: Conexão Home care[14]).

- **Laserterapia:**[15,16] o laser é uma aplicação de luz por emissão estimulada da radiação de baixa potência em lesões de pele gerando uma corrente de baixa energia em vários tecidos da ferida com efeitos cicatrizantes, analgésicos e anti-inflamatórios. Esse método é capaz de aumentar a proliferação das células reparativas, reorganização do colágeno, regeneração tecidual, redução do processo inflamatório, revascularização, contração da ferida, minimização da dor e edema, redução de gastos e tempo de internação dos pacientes; o que corrobora com o decréscimo no número de infecções hospitalares. O laser de baixa potência mostrou ser um auxílio no processo de cicatrização de lesões crônicas, em queimaduras, úlceras diabéticas, úlceras de pressão diminuindo as dimensões das lesões e acelerando a processo de proliferação celular e reepitelização; podendo ser utilizado como terapia principal ou auxiliar. A aplicação do laser poderá ser realizada pelo profissional enfermeiro após certificação de especialização ou curso fornecido por instituição de ensino regulamentada.

Referências bibliográficas

1. Morton PG, Fontaine DK. Cuidados Críticos de enfermagem: Uma abordagem holística. 9 ed. Rio de Janeiro: Editora Guanabara Koogan, 2011.
2. Gotti IA. Ciências morfofuncionais dos sistemas tegumentar, reprodutor e locomotor - Londrina: Editora e Distribuidora Educacional S.A, 2015.
3. De Smeltzer SC, Bare BG, Hinkle JL, Cheever KH: Brunner & Suddarth's Textbook of Medical-Surgical Nursing, 11th ed. Philadelphia: Lippincott Williams & Wilkins, 2008, p 541.
4. Tavares W, Silva, R. Curativos utilizados no tratamento de queimaduras: Uma revisão integrativa. Rev. Bras. queimaduras. 2015,14(4): 300-6
5. Pinheiro SS. Intensivismo pediátrico: O que todo enfermeiro deve saber - 1 ed. - Rio de janeiro: Atheneu,2020.
6. NPIAP – National pressure injury advisory. Estágios de lesão por pressão. Disponível em: https://npiap. com/page/PressureInjuryStages Acessado em 29/11/2021.
7. HCPA. Protocolo assistencial de prevenção e tratamento de lesão por pressão em adultos do Hospital de clínicas de Porto Alegre. Acesso em: 24/07/2020
8. Afonso C et al. Prevenção e Tratamento de Feridas - Da Evidência à Prática. 1. ed. ISBN 978-989-20-5133-8. Novembro, 2014.
9. Comitê do PHTLS da National Association of Emergency Medical Technicians. Atendimento Pré-hospitalar ao Traumatizado. PHTLS. 7ª ed. Rio de Janeiro: Elsevier; 2012.
10. Nishi PK, Costa ECNF. Cuidados de enfermagem à pacientes vítimas de queimaduras: Identificação de características clínicas. Rev Uningá (Maringá).2013,36:181-92.
11. Prudente PM, Gentil RC. Atuação do enfermeiro durante o atendimento pré-hospitalar a vítimas de queimaduras. Rev Enferm UNISA. 2005;6:74-9.
12. La Torre FPF et al. Emergências em pediatria: protocolos da Santa Casa- 2. ed. - Barueri, SP: Manole, 2013.
13. Potter PA, Perry AG, Elkin MK. Procedimentos e intervenções de enfermagem. 5ª Edição. Rio de Janeiro: Elsevier, 2013.
14. Conexão Home Care. Terapia por pressão negativa em casa no tratamento de feridas complexas. 2018. Disponível em: https://conexaohomecare.com/terapia-por-pressao-negativa-no-tratamento-de-feridas-complexas/ Acessado em 29/11/2021.
15. Lucena AF et al. Laser em feridas: translação do conhecimento para uma prática efetiva e inovadora na enfermagem. Revista Gaúcha de Enfermagem. 2021;42:e20200396. doi: https://doi.org/10.1590/1983-1447.2021.20200396
16. Tallamini I, Pinheiro LSM. Processo de cicatrização e efeito da laserterapia de baixa potência: revisão integrativa. C&H [Internet]. 1º de outubro de 2020 [citado 29º de novembro de 2021];1(1):123-37. Disponível em: https://rechhc.com.br/index.php/rechhc/article/view/22 Acessado em 29/11/2021.

16 Mudança de Decúbito e Prona no Paciente Crítico

Taynan Dutra
Cristiane Stein
Sabrina dos Santos Pinheiro

O objetivo deste capítulo é dispor das atualidades sobre a mudança de decúbito e prona de pacientes criticamente doentes. O intuito é ser uma ferramenta básica que possa auxiliar os técnicos de enfermagem que atuam na prática de unidades de tratamento intensiva (UTI), sejam elas com pacientes adultos, pediátricos ou neonatos, e que eles possam realizar esses cuidados de maneira segura e com qualidade.

O que é mudança de decúbito?

É o processo de reposicionamento manual do paciente acamado e/ou com dificuldade de mobilidade, de maneira rotineira e padronizada, em especial em UTI, sendo um dos recursos usados como prevenção para lesões por pressão, tanto em pacientes adultos como pediátricos.[1,2]

Qual a importância do procedimento dentro de uma UTI?

A mudança de decúbito está diretamente relacionada a proteção do paciente em diversos fatores, quando internado em UTI. O procedimento reduz a duração da pressão exercida nos tecidos, diminuindo a hipóxia tecidual e, por consequência, diminuem o risco de lesões por pressão.

Pacientes muito graves, especialmente internados em unidades de tratamento intensivo, são bastante suscetíveis a lesões por pressão, em especial aqueles submetidos à ventilação mecânica. Estudos mostram que as essas lesões são fontes consideráveis de morbidade, mortalidade e desconforto do paciente, fatos que explicam e justificam a necessidade e importância do procedimento, em especial no ambiente hospitalar.[1] Além disso, o paciente acamado é suscetível a apresentar diversas complicações, como a síndrome do desuso muscular, tendo a mudança de decúbito papel importante na prevenção de repercussões sistêmicas causadas pela síndrome, como a própria lesão por pressão, constipação, estase de secreções pulmonares, trombose, força ou resistência diminuída.

Ainda, a mobilização do paciente auxilia na drenagem das secreções das vias aéreas inferiores, facilitando a aspiração traqueal e consequentemente promovendo melhora da dinâmica respiratória do paciente crítico.[3]

Quais pacientes precisam do procedimento?

Pacientes com restrições de movimentação, submetidos à ventilação mecânica invasiva e com longo período de imobilidade são mais suscetíveis a lesões por pressão, logo, são os pacientes que mais precisam da mudança de decúbito.[1] Além da imobilidade e fatores mencionados anteriormente, o uso de fármacos vasoativos, extremos de peso, alterações no sistema circulatório, extremos de idade, déficit sensorial, entre outros, também são fatores importantes que aumentam risco de lesões por pressão e situações em que a mudança de decúbito é indispensável.[2]

Como é realizado o procedimento e qual a frequência adequada?

O método mais comumente utilizado é baseado em um relógio (Figura 16.1), onde o paciente tem sua posição modificada a cada 2 horas, em dorsal, ventral, lateral direita e lateral esquerda. A frequência preconizada e padronizada é de 2/2 horas, entretanto todo paciente precisa de uma avaliação diária de suas condições clínicas e hemodinâmicas para que isso seja alterado caso necessário. Em geral, o procedimento é realizado pelo técnico de enfermagem responsável pelo paciente, entretanto, dependendo da gravidade e do tamanho do paciente pode ser necessário que mais profissionais auxiliem, incluindo enfermeiro e médico. Sempre faça uma avaliação das condições gerais do paciente antes de iniciar a manobra.

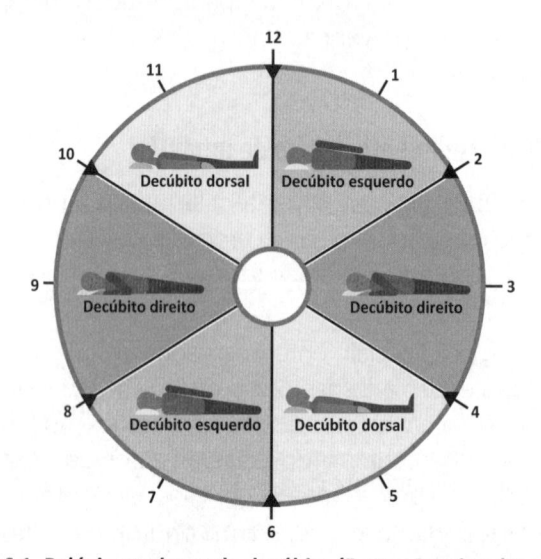

Figura 16.1. Relógio mudança de decúbito (Fonte: Arquivo das autoras).

Quais os cuidados antes da mudança de decúbito?

É importante que seja feita uma avaliação de maneira geral do paciente, em especial os pacientes em estado mais crítico. Nem todos os pacientes toleram todas as posições, e isso precisa ser levado em consideração antes de iniciar o procedimento, visto que pode ocorrer instabilidade do paciente.

Algumas posições provocam alteração no padrão respiratório do paciente em ventilação mecânica, evidenciado pela mudança nos parâmetros do ventilador, fato que se explica pela fisiologia, visto que, dependendo do quadro clínico do paciente, o decúbito interfere diretamente no consumo de oxigênio e maior trabalho respiratório.[3]

Pacientes com quadro neurológico podem ter aumento da pressão intracraniana, visto que algumas posições interferem no fluxo sanguíneo cerebral, fato que precisa ser levado em consideração para mudança no decúbito desses pacientes, evitando maiores danos.[4]

Antes do procedimento também é importante fazer avaliação da pele do paciente, em caso de a pele ser íntegra recomenda-se realizar medidas de proteção da mesma. Em casos de pacientes mais graves, mesmo que a mudança de decúbito esteja sendo feita rigorosamente conforme preconizado, esses pacientes podem desenvolver lesões de pressão entre uma troca e outra de posição, e nesses casos, é possível que sejam aplicadas coberturas para proteção da pele, por isso a importância da avaliação inicial do paciente.

Quais os cuidados após a mudança de decúbito?

De maneira geral, os cuidados são semelhantes aos do pré-procedimento. Faz-se importante uma avaliação geral do paciente, a fim de evidenciar se ocorreu alguma alteração em seu estado geral, como mudanças no padrão ventilatório, se há desconforto pela nova posição, entre outros.

Em pacientes críticos, é comum que tenhamos diversos aparelhos conectados ao mesmo, como cateteres, sondas, aparelhos de ventilação. A cada mudança de decúbito é essencial a avaliação desses equipamentos, evitando tracionamentos, oclusões e demais intercorrências que possam colocar o paciente em risco e/ou acarretar mais procedimentos para corrigir esses possíveis erros.

Deve-se sempre atentar para não deixar nenhum material indesejado em contato com o paciente, como tampas de acessos, material como seringas, agulhas e afins, visto que podem causar lesões no paciente e aumentar o desconforto do mesmo.

Manobra prona no paciente crítico

O que é prona?

Prona é a posição do paciente em decúbito ventral[5] (Figura 16.2).

Porque é preciso pronar o paciente?

Essa manobra é realizada no paciente com síndrome do desconforto respiratório agudo (SDRA), e tem como finalidade melhorar a oxigenação e perfusão pulmonar.[6,7]

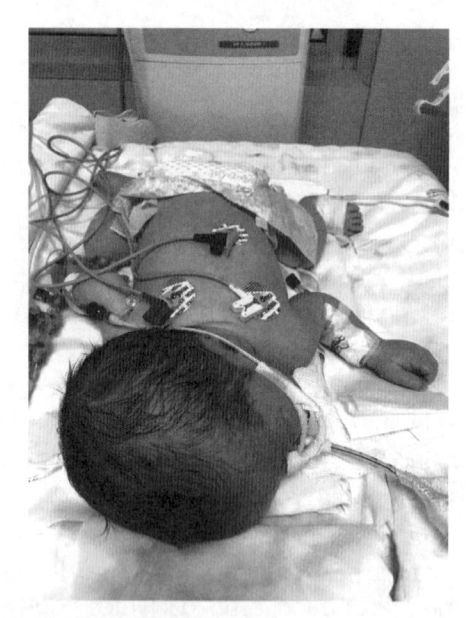

Figura 16.2. Posição prona (Fonte: Arquivo das autoras).

O processo fisiológico na manobra prona

Nessa posição, o volume corrente gerado pelo ventilador mecânico é distribuído aos alvéolos pulmonares de maneira mais homogênea, e isso está associado à proporção maior de tecido pulmonar no dorso do tórax.[5] Quando alteramos a posição do doente de posição dorsal para ventral, recrutamos alvéolos que não ventilavam adequadamente, por causa de líquido "parado", seja por edema ou secreção. E ao movimentar o paciente, esse líquido é redistribuído no pulmão, e facilita a ventilação adequada desses alvéolos. Ao ventilar mecanicamente o paciente, ocorre a abertura e fechamento de alvéolos de forma repetitiva. Na posição prona, ocorre que esse movimento é menor, diminuindo respostas inflamatórias desse atrito, reduzindo riscos de colapso alveolar e atelectasias.[5,7] Devido a esses efeitos fisiológicos que ocorrem na posição prona, o risco de lesão pulmonar é evitado.[5,6]

Outro benefício dessa manobra é que facilita a eliminação da secreção acumulada na base dos pulmões, promovendo a saída de líquido do edema no espaço alveolar, causando uma melhora na ventilação e perfusão.[5]

Quanto tempo fica nessa posição?

Para obter sucesso nessa manobra, o aconselhado é que ela seja realizada de maneira precoce, e o ideal é manter o paciente nessa posição por mais de 12 horas diárias.[6]

Existem riscos ao pronar o paciente?

Todos os procedimentos realizados no paciente têm riscos, assim, pronar também tem seus riscos. A incidência é baixa, próximo de três por mil pacientes/dia, porém podem ocorrer complicações como perda do cateter central ou extubação acidental, que são capazes de provocar riscos graves e até mesmo fatais.[8]

Algumas das complicações mais relatadas são: úlceras por pressão na face, tórax e joelho; edema facial, de membros e tórax; lesão do plexo braquial; deiscência de ferida operatória; extubação acidental; seletividade; obstrução do tubo endotraqueal e remoção ou dificuldade de fluxo nos cateteres centrais.[8]

Contudo, há aumento de riscos relacionados a úlceras por pressão, pneumonia associada à ventilação mecânica e obstrução ou extubação de tubo endotraqueal.[6,8] A fim de reduzir esses riscos é importante que o processo seja organizado. Além disso, é fundamental que a equipe seja treinada e que haja trabalho em equipe, para que o procedimento seja feito de maneira alinhada e segura ao paciente.

Quantos profissionais precisam para realizar a manobra e quais são eles?

O número de integrantes da equipe pode variar de acordo com o tamanho do paciente e sua a gravidade. Isso porque quanto mais equipamentos, mais ágeis devemos ser ao mudar o paciente de posição e logo reconectá-lo às máquinas. A equipe mínima deve ser composta por médico, enfermeiro e técnico de enfermagem.

De maneira geral, o médico define o horário que será realizada a mudança de decúbito para prona. No horário predeterminado, a equipe se reúne à beira do leito.

O médico posiciona-se na cabeceira da cama, pois ao rotar o paciente, ele deve estar à postos, se for necessário reintubar o paciente. A enfermeira e o técnico ficam um de cada lado do paciente, podendo ser necessário mais técnicos de enfermagem (em caso de paciente adulto e obeso).

Como organizar as linhas e dispositivos do paciente?

Quando todos os membros estão na sua posição, é preciso organizar os acessos. Como será feita uma rotação do paciente, muitas vezes, é preciso trocar algumas coisas de lugar, pois ficarão de lado oposto ao que está no momento. Por exemplo: o coletor da sonda vesical irá para o lado oposto, o acesso da diálise deverá ficar do outro lado, por isso, é necessário que troque o suporte da diálise para o lado mais próximo que ficará do cateter de diálise, e assim com todos os dispositivos. E além disso, é fundamental ver se as linhas de acesso (equipos e sondas) ficarão livres, sem riscos de tracionar qualquer dispositivo.

Quais são os cuidados necessários com a pele?

É essencial proteger a pele do paciente, principalmente de crianças e neonatos, em que a pele é mais frágil. É fundamental posicionar o paciente com auxílio de coxins, adesivos ou filmes nas proeminências ósseas, onde há maior atrito com o colchão (orelhas, joelhos, pés) para minimizar riscos de lesões por pressão. O dispositivo a ser utilizado vai depender das rotinas de cada instituição.

Como pronar o paciente?

Pré-manobra

Primeiramente alguns cuidados são essenciais para que tudo ocorra como planejado. Antes da manobra é necessário:

- Suspender a infusão da dieta, e desconectar o equipo da sonda enteral.
- Testar o aspirador e a bolsa-válvula-máscara (Ambu®) e certificar-se que estão funcionando corretamente.
- Deixar carro de urgência próximo.
- Revisar a fixação de dispositivos como: cateteres (central, abdominal), tubo endotraqueal, sondas (enteral, vesical etc.), drenos e curativos.
- Colocar próximo alguns materiais que possam ser necessários como: eletrodos, lençóis e coxins.
- Preparar sedação e analgesia conforme a orientação do médico responsável.

Execução da manobra

Nesse momento é preciso confirmar se toda a equipe está no seu local correto, médico na cabeceira e os outros nas laterais ao lado do paciente. Coloca-se os eletrodos nos membros superiores do paciente e a linha invasiva de pressão (se houver). Desconectar, clampear e fixar as sondas e drenos do paciente e mantê-las entre os braços ou pernas. Posicionar os coxins no tórax e na pelve do paciente (Figura 16.3) e formar o envelope (Figura 16.4).

Une-se a parte superior à inferior, e enrole os lençóis o mais próximo do corpo do paciente (Figura 16.5).

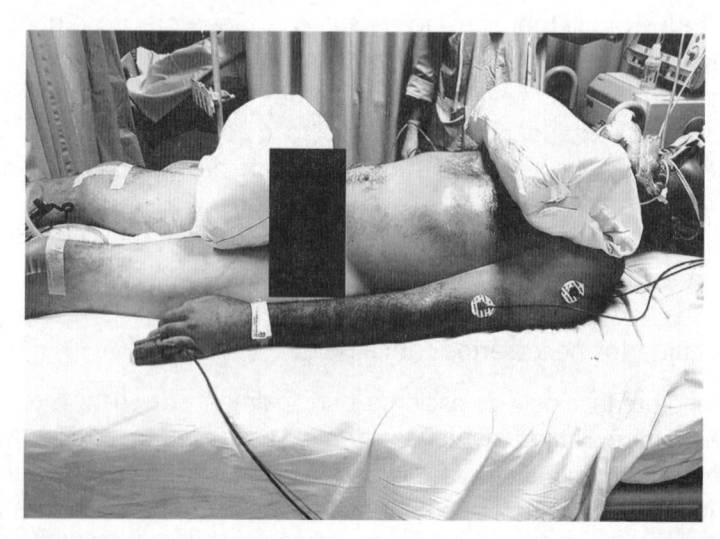

Figura 16.3. Posicionamento dos coxins da manobra prona em paciente adulto (Fonte: Oliveira[8]).

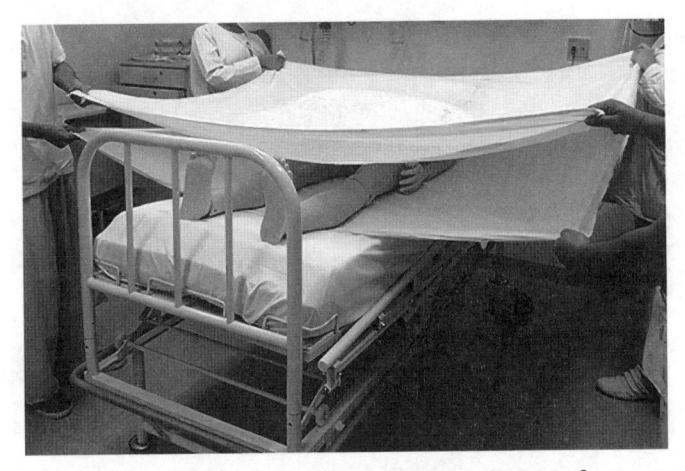

Figura 16.4. Manobra do envelope (Fonte: Oliveira[8]).

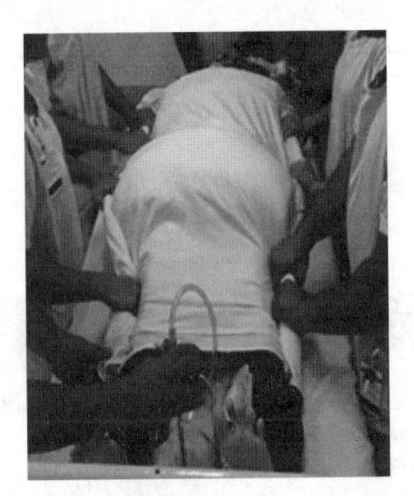

Figura 16.5. Organização da manobra (Fonte: Oliveira[8]).

Em seguida, o médico comanda o giro de três pontos, contando em voz alta até três. No primeiro ponto irá girar para o lado oposto ao ventilador ficando em decúbito lateral, e logo após colocado em decúbito ventral.[8]

Nos pacientes pediátricos e neonatos, não há a necessidade de realizar a manobra envelope devido ao tamanho do paciente. Contudo, os passos são os mesmos a serem verificados, junto com o giro de três pontos.

Após a manobra

Logo após a manobra, primeiramente colocar novamente os eletrodos na posição do dorso, e conferir a monitorização do paciente. Com o paciente pronado, o médico verifica a posição do tubo endotraqueal por meio da ausculta pulmonar, para certificar que o paciente esteja intubado e ventilando como esperado, e é verificado a comissura labial.

Nesse momento, organizamos a posição do doente com auxílio de coxins, e um colchão fino ou lençol dobrado, entre o paciente e a cama, a fim de deixá-lo discretamente por cima dessa altura (no caso de paciente pediátrico). No paciente adulto, o abdômen precisa ficar livre e os coxins localizados no tórax e na pelve (Figura 16.6).

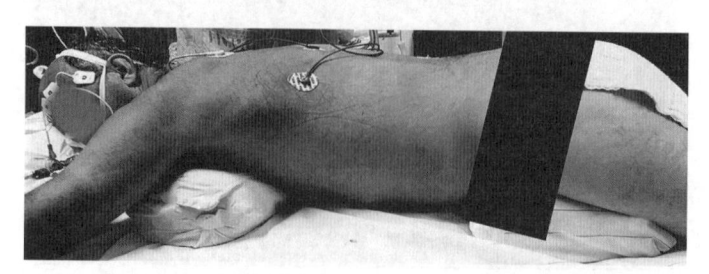

Figura 16.6. Coxins no tórax e abdômen (Fonte: Oliveira[8]).

Colocar uma almofada ou coxim baixa para a face é necessário para evitar lesões (face e orelhas) e deixar uma altura adequada para que o tubo endotraqueal fique livre de quebras e obstruções. A posição da cama deve ser Trendelenburg reverso, para minimizar risco de aspiração. Deixar o corpo alinhado e mobilizar o os membros (membro superior é elevado e flexionado na altura da face, e o outro membro fica ao lado do corpo (posição do nadador – Figura 16.7).

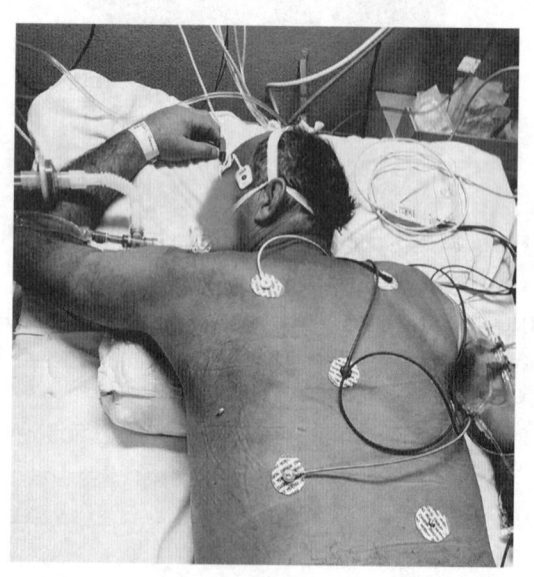

Figura 16.7. Posição do nadador (Fonte: Oliveira[8]).

É fundamental alternar essa posição a cada 2 horas, e junto fazer a rotação da cabeça (sempre com auxílio da enfermeira ou do médico para que um gire, e o outro segure o tubo endotraqueal).

Por mais que seja padronizado, a mudança de decúbito, na prática, deve ser vista como individual e dependente da avaliação de cada paciente, com o objetivo de beneficiar o paciente com a proposta terapêutica e não gerar danos.

Cada decúbito tem a sua finalidade e seus benefícios. A posição prona diminui a mortalidade, e previne lesões pulmonares. Dessa forma, o posicionamento prono pode ser percebido como um tratamento a ser iniciado precocemente, na gravidade adequada da síndrome do desconforto respiratório agudo (SDRA) e na dose correta (> 12 horas).

É imprescindível que a equipe esteja treinada para realizar as mudanças de decúbito adequadamente, sempre prezando por uma avaliação inicial do paciente e o movimentando de maneira segura, a fim de alcançar os resultados esperados.

Referências bibliográficas

1. Teixeira AFO. Mudança de decúbito em paciente crítico em ventilação mecânica invasiva: uma revisão integrativa de literatura. Trabalho de conclusão de pós-graduação em Fisioterapia em Terapia Intensiva do Instituto de Ensino Superior Blauro Cardoso de Mattos – FASERRA, Manaus, 2017.
2. Silva RFA, Nascimento MAL. Mobilização terapêutica como cuidado de enfermagem: evidência surgida da prática. Revista da Escola de Enfermagem USP. 2012;46(2):413-9.
3. Stamm B, Ponse C, Santos K. (2019). A educação em saúde no ambiente hospitalar: relato de experiência sobre prevenção de lesões por pressão. Extensio: Revista Eletrônica de Extensão. 16. 133-140. 10.5007/1807-0221.2019v16n32p133.
4. Magnus LM, Backes MTS, Backes DS. Mudança de decúbito em pacientes com injúria cerebral grave: construção de um guia com enfermeiros intensivistas. Enferm. Foco 2018;9(2):28-34.
5. Johnson NJ, Luks AM, Glenny RW. Gas Exchange in the Prone Posture. Respir Care. 2017;62(8):1097-110.
6. Munshi L et al Oxigenação por membrana extracorpórea venovenosa para síndrome do desconforto respiratório agudo: uma revisão sistemática e meta-análise. Lancet Respir. Med. 2019;7:163-72.
7. Dalmedico MM et al. Eficácia da posição prona na síndrome do desconforto respiratório agudo: visão geral de revisões sistemáticas. Revista da Escola de Enfermagem USP. 2017;51:e03251.
8. Oliveira VM et al. Checklist da prona segura: construção e implementação de uma ferramenta para realização da manobra de prona. Revista Brasileira de Terapia Intensiva. 2017;29(2):131-41.

17

Isolamentos e Precauções

Fernanda Rodrigues Girard Abdallah
Sabrina dos Santos Pinheiro

Como é regulamentada a utilização de precauções por parte dos trabalhadores da área da saúde?[1]

Por meio da Normativa Regulamentadora nº 32 (NR32), que estabelece as diretrizes básicas para a implementação de medidas de proteção à segurança e a saúde dos trabalhadores em serviços de saúde. Ela recomenda para cada situação de risco, a adoção de medidas preventivas e a capacitação dos trabalhadores para o trabalho seguro.

Por que as precauções específicas são chamadas de "isolamento"?

O termo "isolamento" já não é mais utilizado para se referir a um paciente que esteja portando alguma doença transmissível, por se tratar de um termo discriminativo, onde o paciente se sente isolado das outras pessoas. Assim, o nome isolamento foi substituído por precauções.

Precauções são medidas adotadas a fim de evitar a propagação de doenças transmissíveis, não permitindo assim, a transmissão de microrganismos dos pacientes infectados para outros pacientes, visitantes ou mesmo para os profissionais de saúde.

Os microrganismos são transmitidos da mesma maneira?[2-4]

Não, as maneiras de transmissão variam de acordo com o patógeno. Pode ocorrer por meio do contato ou por via respiratória, sendo essa última por meio de gotículas (partículas maiores) ou por aerossóis (partículas menores).

Como se forma a cadeia de infecção e qual o objetivo das medidas de precaução?[4]

A cadeia de infecção (Figura 17.1) mostra a relação entre os diferentes elementos que ocasionam a transmissão dos agentes infecciosos, o que permite identificar os pontos onde podemos atuar para quebrar os elos dessa cadeia e prevenir a infecção.

As medidas de precaução e isolamentos buscam interromper a sequência de transmissão e prevenir infecções. São um conjunto de ações que visam prevenir/controlar a transmissão de microrganismos nos ambientes de assistência à saúde. Elas podem ser classificadas em medidas de precaução padrão e precaução com base no modo de transmissão do microrganismo.

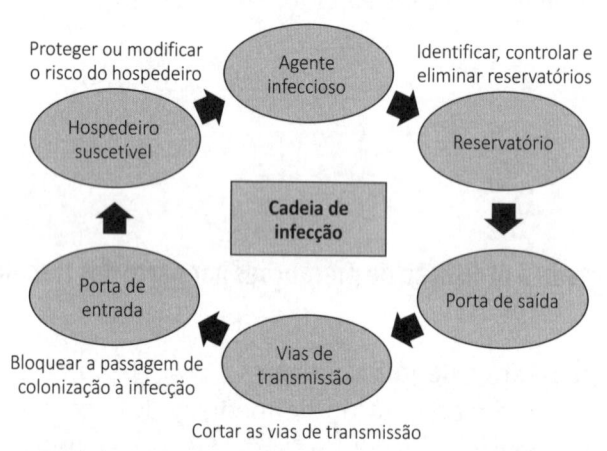

Figura 17.1. Cadeia de infecção (Fonte: HCFAMEMA[4]).

O que são precauções padrão?[2-4]

São os cuidados aplicados a todo e qualquer paciente independentemente do seu estado presumível de infecção, na manipulação de equipamentos e artigos contaminados ou sob suspeita de contaminação.

Quais as medidas que envolvem a precaução padrão?[2-4]

- Higienização correta das mãos.
- Uso de luva, avental, máscara e protetor facial.
- Descarte correto dos perfurocortantes em local específico.

Em quais situações deve-se aplicar a precaução padrão?[2-4]

Deverão ser utilizadas quando existir o risco de contato com: sangue; todos os líquidos corpóreos, secreções e excreções, com exceção do suor, sem considerar a presença ou não de sangue visível; pele com solução de continuidade (pele não íntegra) e mucosas.

Recomenda-se a aplicação em todas as situações e pacientes, independentemente da presença de doença transmissível comprovada.

Como sabemos que o paciente está em medidas de precaução?[5]

É obrigatório que a CCIH providencie um sinalizador (cartazes informativos) indicando os quartos de pacientes que necessitam de precauções específicas. Esse sinalizador deve indicar qual o tipo de precaução a ser tomada e os equipamentos de proteção necessários a serem utilizados.

Quais precauções devemos adotar caso não haja uma indicação específica?[2-4]

Os profissionais de saúde deverão respeitar as precauções padrão, ou seja, luvas, avental e máscara, poderão ser utilizados em qualquer procedimento que possa haver o risco de contato com sangue ou outros líquidos do corpo.

Qual o objetivo de instalar precaução de contato em um paciente?[2-4]

Prevenir a transmissão de alguns microrganismos, a partir de pacientes infectados ou colonizados, para outros pacientes, profissionais, visitantes, acompanhantes, por meio de contato direto (tocando o paciente e estabelecendo a transmissão pessoa por pessoas) ou indireto (ao tocar superfícies contaminadas próximas ao paciente ou por meio de artigos e/ou equipamentos).

O que previne a precaução por gotículas?[2-4]

A transmissão de microrganismos por via respiratória por partículas maiores que 5 micra de pacientes com doença transmissível, geradas pela tosse, espirro, e durante a fala. Essas gotículas podem se depositar à uma distância de 1 a 1,5 metros.

Em quais pacientes adota-se a precaução por aerossóis?[2-4]

Para pacientes com suspeita ou diagnóstico de infecção transmitida por via aérea (partículas maiores do que 5 micra), que podem ficar suspensas no ar ou ressecadas no ambiente. Deve se utilizar para o cuidado desse paciente, área física específica, dotada de sistema de ar com uso de filtro especial e pressão negativa.

Quais são os equipamentos de uso individual utilizados em cada tipo de precaução?[2-4]

Por contato	_Por gotículas_	_Por aerossóis_
• Avental descartável • Luvas de procedimento • Máscara cirúrgica • Protetor facial/óculos	• Avental descartável • Luvas de procedimento • Touca • Máscara cirúrgica • Protetor facial/óculos	• Avental descartável • Luvas de procedimento • Touca • Máscara N95/PFF2 • Protetor facial/óculos

Além dos equipamentos, é necessário que os pacientes estejam acomodados em quartos privativos ou com o mesmo tipo de agente patológico diagnosticado.

Quais as doenças que necessitam de precauções por contato?[2-6]

Conjuntivites; diarreias infecciosas; hepatite A; infecções ou colonização por bactérias multirresistentes; herpes zoster; infecções de pele ou tecidos moles com secreção, não contidas em curativo; varicela; bronquiolite; rotavírus; escabiose; impetigo; rubéola congênita.

Quais as doenças que necessitam de precauções por gotículas?[2-6]

Meningites bacterianas; coqueluche; difteria faríngea; caxumba; influenza; rubéola; micoplasma; meningococcemia; parvovírus; adenovírus; síndrome respiratória aguda grave.

Quais as doenças que necessitam de precauções por aerossóis?[2-6]

Casos suspeitos ou confirmados de tuberculose pulmonar ou laríngea; varicela; herpes zoster disseminado; sarampo.

É possível adotar mais de uma precaução para o mesmo paciente?[2-4]

Sim, devido as múltiplas vias de transmissão das doenças. Um exemplo é a varicela, onde a doença manifesta-se por lesões cutâneas, mas também é transmitida por aerossóis. Sendo assim, adota-se precaução de contato e também por via respiratória, sendo necessário instalar a precaução por aerossóis.

O paciente em precauções específicas pode sair do quarto?[2-6]

Deve-se evitar a saída do quarto do paciente quando esse se encontra em precauções específicas, a fim de diminuir o risco de transmissão de microrganismos infecciosos para outros pacientes, profissionais ou para o ambiente. Porém, se for necessário o transporte, por exemplo, na realização de um exame fora do quarto, o profissional deve avisar o setor para o qual o paciente está sendo encaminhado para que o exame seja o mais breve possível. Reforçando que para o transporte o paciente que está com precauções de gotículas e aerossóis deve utilizar máscara cirúrgica.

Como é a identificado o quarto do paciente que está em precaução?[5]

Por meio de placas informativas que orientam os equipamentos a serem utilizados ao entrar no ambiente em que o paciente está. A Agência Nacional de Saúde Suplementar (ANVISA), recomenda o uso das seguintes placas (Figuras 17.2), entretanto cada instituição de saúde pode padronizar suas próprias placas tendo do referências as informações contidas na placa da Agência.

O que são microrganismos multirresistentes (GMR)?[5,6]

São bactérias, vírus, fungos, e outros microrganismos que possuem alta capacidade de sofrer mutações e adquirir genes de resistência, tornando-se resistentes aos diferentes microrganismos.

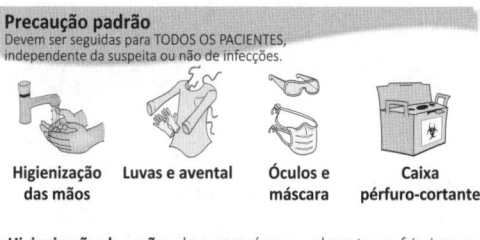

Precaução padrão
Devem ser seguidas para TODOS OS PACIENTES, independente da suspeita ou não de infecções.

Higienização das mãos	Luvas e avental	Óculos e máscara	Caixa pérfuro-cortante

- **Higienização das mãos:** lave com água e sabonete ou friccione as mãos com álcool a 70% (se as mãos não estiverem visivelmente sujas) antes e após o contato com qualquer paciente, após a remoção das luvas e após o contato com sangue ou secreções.
- Use luvas apenas quando houver risco de contato com sangue, secreções ou membranas mucosas. Calce-as imediatamente antes do contato com o paciente e retire-as logo após o uso, higienizando as mãos em seguida.
- Use óculos, máscara e/ou avental quando houver risco de contato de sangue ou secreções, para proteção da mucosa de olhos, boca, nariz, roupa e superfícies corporais.
- Descarte, em recipientes apropriados, seringas e agulhas, sem desconectá-las ou reencapá-las.

Precauções para gotículas

Higienização das mãos	Máscara cirúrgica (profissional)	Máscara cirúrgica (paciente durante o transporte)	Quarto privativo

- **Indicações:** meningites bacterianas, coqueluche, difteria, caxumba, influenza, rubéola, etc.
- Quando não houver disponibilidade de quarto privativo, o paciente pode ser internado com outros infectados pelo mesmo microrganismo. A distância mínima entre dois leitos deve ser de um metro.
- O transporte do paciente deve ser evitado, mas, quando necessário, ele deverá usar máscara cirúrgica durante toda sua permanência fora do quarto.

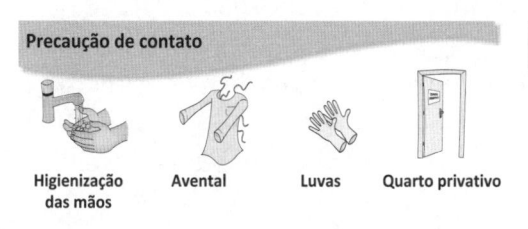

Precaução de contato

Higienização das mãos	Avental	Luvas	Quarto privativo

- **Indicações:** infecção ou colonização por microrganismo multirresistente, varicela, infecções de pele e tecidos moles com secreções não contidas no curativo, impetigo, herpes zoster disseminado ou em imunossuprimido, etc.
- Use luvas e avental durante toda manipulação do paciente, de cateteres e sondas, do circuito e do equipamento ventilatório e de outras superfícies próximas ao leito. Coloque-os imediatamente antes do contato com o paciente ou as superfícies e retire-os logo após o uso, higienizando as mãos em seguida.
- Quando não houver disponibilidade de quarto privativo, a distância mínima entre dois leitos deve ser de um metro.
- Equipamentos como termômetro, esfignomanômetro e estetoscópio devem ser de uso exclusivo do paciente.

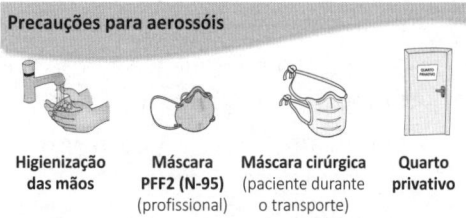

Precauções para aerossóis

Higienização das mãos	Máscara PFF2 (N-95) (profissional)	Máscara cirúrgica (paciente durante o transporte)	Quarto privativo

- **Precaução padrão:** higienize as mãos antes e após o contato com o paciente, use óculos, máscara cirúrgica e/ou avental quando houver risco de contato de sangue ou secreções, descarte adequadamente os pérfuro-cortantes.
- Mantenha a porta do quarto SEMPRE fechada e coloque a máscara antes de entrar no quarto.
- Quando não houver disponibilidade de quarto privativo, o paciente pode ser internado com outros pacientes com infecção pelo mesmo microrganismo. Pacientes com suspeita de tuberculose resistente ao tratamento não podem dividir o mesmo quarto com outros pacientes com tuberculose.
- O transporte do paciente deve ser evitado, mas quando necessário o paciente deverá usar máscara cirúrgica durante toda sua permanência fora do quarto.

Figura 17.2. Placas informativas da ANVISA (Fonte: BRASIL[5]).

A definição mais aceita de germe MR é: "microrganismo resistente a três ou mais classes de antimicrobianos."

Quais os principais microrganismos multirresistentes que encontramos nas UTIs?[5,6]

- _Acinetobacter baumannii._
- _Pseudomonas aeruginosa._
- _Enterobacteriaceae_ resistentes aos carbapenêmicos – ERC.

- *Enterococcus faecium* resistente à vancomicina – VRE.
- *Staphylococcus aureus* resistente à meticilina – MRSA.
- *Clostridioides difficile.*

Detalhes importantes sobre os germes multirresistentes e as precauções[5,6]

- A transmissão por contato é a principal via de disseminação de GMR, e ela se dá principalmente por meio das mãos dos profissionais de saúde, quando não higienizadas adequadamente, e pela contaminação de superfícies e equipamentos.
- A higiene das mãos é uma das principais medidas de precaução padrão contra a disseminação de microrganismos.
- O avental de uso exclusivo para atendimento de cada paciente com GMR deve ser colocado na entrada do quarto e descartado na saída.
- A utilização de aventais e luvas é restrita ao quarto do paciente de maneira que não haja circulação de profissionais paramentados nos corredores.
- O paciente preferencialmente deve ser alocado em um quarto privativo ou sistema de coorte (que é a alocação de pacientes portadores do mesmo microrganismo em um quarto, ala, unidade, com profissionais exclusivos para esse grupo).
- O descarte incorreto de fluidos corporais representa um risco muito alto de contaminação.
- Limpeza e desinfecção diárias no ambiente de pacientes em precaução de contato, com foco nas superfícies mais tocadas.
- O álcool 70% é o principal produto utilizado para a desinfecção de artigos não críticos e o hipoclorito de sódio para a desinfecção de superfícies em concentrações que variam de 0,02% a 1%.
- Quando possível, dedicar equipamentos médicos para uso exclusivo de pacientes colonizados/infectados.
- Não levar ao quarto ou área do paciente formulários, planilhas, pastas e prontuário.
- Manter um número mínimo e suficiente de insumos (gazes, cremes, compressas, esparadrapos, faixas, EPI, lençóis, fraldas, antissépticos e outros) para o consumo por plantão, dentro do quarto/enfermaria, preferencialmente próximos ao leito do cliente. Evitar estoque, pois em caso de liberação do leito esse material será descartado.

Referências bibliográficas

1. Brasil. Ministério do Trabalho e Previdência. NR 32 – Segurança e saúde no trabalho em serviços de saúde. Disponível em: https://www.gov.br/trabalho-e-previdencia/pt-br/composicao/orgaos-especificos/secretaria-de-trabalho/inspecao/seguranca-e-saude-no-trabalho/normas-regulamentadoras/nr-32.pdf Acessado em 02/06/22.
2. EBSERH. Ministério da Educação. Protocolo PRO/ SVSSP.SCIRAS/P006/2019 - Medidas de Precaução para Prevenção de Infecção Hospitalar Versão 1.0. 2019.

3. Secretaria Municipal de Saúde de Contagem/MG. Guia para isolamento e precauções em serviços de saúde. Disponível em: https://www.contagem.mg.gov.br/arquivos/downloads/guia_precaucoes_2009.pdf Acessado em 02/06/22.

4. HCFAMEMA Hospital das Clínicas da Faculdade de Medicina de Marília Protocolo de precauções e isolamento – SCIH. São Paulo – SP. 2018. Disponível em: http://hc.famema.br/wp-content/uploads/2018/11/Protocolo-de-Precau%C3%A7%C3%B5es-e-Isolamento.pdf Acessado em 02/06/22.

5. Brasil. Agência Nacional de Vigilância Sanitária Prevenção de infecções por microrganismos multirresistentes em serviços de saúde – Série Segurança do Paciente e Qualidade em Serviços de Saúde/Agência Nacional de Vigilância Sanitária – Brasília: Anvisa, 2021. Disponível em: https://pncq.org.br/wp-content/uploads/2021/03/manual-prevencao-de-multirresistentes7.pdf Acessado em 02/06/22.

6. EBSERH. Hospital de Clínicas da Universidade Federal do Triângulo Mineiro. Cliente colonizado ou infectado por bactérias multirresistentes. 2020. Disponível em: https://www.gov.br/ebserh/pt-br/hospitais-universitarios/regiao-sudeste/hc-uftm/documentos/planos-e-programas/pl-de-002-plano-de-intervencoes-em-enfermagem-para-cliente-colonizado-ou-infectado-por-bacterias-multirresistentes.pdf Acessado em 02/06/22.

18 Escalas Utilizadas para Avaliação do Paciente Crítico

Fernanda da Silva Flores
Sofia Panato Ribeiro
Sabrina dos Santos Pinheiro

As escalas utilizadas no ambiente de terapia intensiva envolvem escalas de avaliação da dor, de avaliação do nível de sedação e *delirium*, avaliação neurológica, assim como escores de avaliação de risco de sepse e avaliação do risco de desenvolvimento de lesão por pressão (LP). A utilização de escalas validadas na avaliação do paciente crítico permite a mensuração quantitativa de sinais clínicos apresentados pelos pacientes, auxiliando no direcionamento de condutas terapêuticas e cuidados mais apropriados. Elas devem ser de fácil e rápida aplicação para que seja possível verificar seus resultados no momento em que a equipe de enfermagem está à beira do leito do paciente, propiciando uma melhor qualidade do cuidado.

Avaliação da dor

O que se define por dor? Qual sua fisiopatologia?

Conforme definição da International Association for the Study of Pain (IASP), a dor é definida como uma experiência subjetiva, sensorial e emocional desagradável, associada a um dano potencial ou real em tecidos. É classificada em dor aguda, crônica ou recorrente.[1]

- **Dor aguda:** dor de começo súbito e de curta duração, não mais que três meses. Surge a partir da ativação de terminações nervosas periféricas, conhecidas como nociceptores, as quais respondem aos estímulos nocivos. Podem ser causadas pela doença, assim como pela realização de procedimentos, cirurgias e traumas.[2]

- **Dor crônica:** a dor é considerada crônica quando persiste por mais de três meses seguidos, podendo ser contínua ou recorrente..[2] É neuropática, causada por uma disfunção do sistema nervoso somatossensorial central, após um estímulo doloroso. Tem como características sensação de formigamento, queimadura ou descarga elétrica.[2,3]

• **Dor psicogênica:** relacionada ao estado emocional, como enxaquecas, tensão muscular e dor epigástrica. É mais difícil de realizar o diagnóstico, pois não há lesão visível.[3]

Como avaliar a dor?

Em janeiro de 2000, a Joint Commission: Accreditation on Healthecare Organizations (JCAHO) estabeleceu a avaliação da dor como 5º sinal vital, devendo ser verificada e registrada em conjunto com os demais sinais vitais. A avaliação da dor inclui sua localização, características (pulsátil, queimação) e intensidade.[3]

Para auxiliar na identificação da dor, visando tornar uma avaliação objetiva, utilizam-se escalas específicas. Como técnico de enfermagem, é importante que sempre que você for verificar os sinais vitais do seu paciente, aplique escalas validadas e apropriadas para melhor mensuração do processo álgico de seu paciente. A seguir, apresentaremos algumas das escalas de dor mais utilizadas na UTI de acordo com o perfil e faixa etária de pacientes.

Autorrelato

É o padrão-ouro para avaliação da dor. Ocorre quando o paciente tem condições de verbalizar o seu desconforto e caracterizá-lo. Assim, é utilizado em crianças maiores, adolescentes e adultos.[4]

Escala numérica

Ocorre de maneira verbal e o paciente verbaliza a intensidade de sua dor, a qual varia de 0 a 10, sendo 0 considerado "nada de dor" e 10 equivalente a "muita dor".[1] Utilizada por adultos e crianças com noção de números.

Escala comportamental de dor

Validada no português Brasil a partir da Behavioral Pain Scale (BPS 2017). Utilizada na avaliação de dor em pacientes adultos críticos (com 16 anos ou mais), sedados e que estejam sob ventilação mecânica invasiva. Avalia expressão facial, movimentos dos membros superiores e a adaptação do ventilador[5] (Tabela 18.1).

Critical Care Pain Observation Tool (CPOT)

Utilizada na avaliação de dor em pacientes adultos críticos, sedados, sob ventilação mecânica invasiva ou não e com dificuldade de autorrelatar sua dor (Tabela 18.2). Avalia indicadores como a expressão facial, os movimentos corporais, a tensão muscular e a adaptação ao ventilador em pacientes em intubação orotraqueal, ou a vocalização em pacientes extubados. Diferente da BPS, a CPOT permite englobar pacientes fora da ventilação.[5] Na instituição das autoras, a CPOT é a escala utilizada da UTI para avaliar dor nos pacientes críticos.

Tabela 18.1. Escala comportamental de dor		
Indicador	**Item**	**Pontuação**
Expressão facial	Relaxada	1
	Parcialmente contraída = sobrancelhas franzidas	2
	Completamente contraída = pálpebras fechadas	3
	Careta = esgar facial	4
Movimentos dos membros superiores	Sem movimentos	1
	Parcialmente fletidos	2
	Muitos fletidos com flexão dos dedos	3
	Retraído, resistência aos cuidados	4
Adaptação ao ventilador	Tolera a ventilação	1
	Tosse, mas tolera a ventilação a maior parte do tempo	2
	Luta contra o ventilador, mas a ventilação ainda é possível algumas vezes	3
	Incapaz de controlar a ventilação	4
Escore total: 3 12 Dor mínima Dor máxima		

Fonte: Pinheiro, Marques.[5]

Tabela 18.2. Escala CPOT		
Indicador	**Item**	**Pontuação**
Expressão facial	Relaxada	0
	Tensa	1
	Esgar/careta	2
Movimentos corporais	Ausência de movimentos	0
	Movimentos de proteção	1
	Inquietação	2
Tensão muscular	Relaxada	0
	Tenso ou rígido	1
	Muito tenso ou muito rígido	2
Adaptação ao ventilador (pacientes IOT)/vocalização (pacientes extubados)	Tolera o ventilador ou movimento/fala em um tom normal ou sem som	0
	Tosse, mas tolerando o ventilador/suspiros ou gemidos	1
	Luta contra o ventilador/choro	2
Escore total: 0 8 Sem dor máxima		

Fonte: Pinheiro e Marques.[5]

Como as crianças manifestam a dor e como avaliá-la?

As crianças internadas sentem dores causadas por diversos procedimentos, como punção venosa, coleta de exames, curativos, inserção de cateter venoso e pelo próprio processo de doença. A maneira com que ela manifesta e comunica a sua dor estão relacionadas à sua idade e desenvolvimento neurológico.[2]

Assim, cada criança manifesta sua dor de diferentes maneiras e a sua queixa deve ser sempre valorizada e respeitada, devido ao desconforto que causa. No caso das crianças, consideram-se as variações do desenvolvimento neurológico e motor da criança.[1]

A seguir apresentaremos escalas específicas para avaliação de dor na criança.

Neonatal Infant Pain Scale (NIPS)

É utilizada para avaliar a dor em neonatos prematuros ou a termo (Tabela 18.3). Possibilita a avaliação dos estímulos dolorosos nas crianças de zero a seis semanas após o nascimento. Composta por cinco parâmetros comportamentais e um indicador fisiológico (respiração) e possui escore total variável de zero a sete em escala crescente de dor.[1,6] Define-se dor quando a pontuação for superior a quatro. Em pacientes intubados, para não ocorrer erros no momento da avaliação, não se avalia "choro", porém, no item "expressão facial" dobra-se a pontuação.[6]

Tabela 18.3. Escala NIPS			
NIPS	**0**	**1**	**2**
Expressão facial	Relaxada	Contraída	-
Choro	Ausente	"Resmungos"	Vigoroso
Respiração	Relaxada	Diferente do basal	-
Braços	Relaxados	Flexão ou extensão	-
Pernas	Relaxadas	Flexão ou extensão	-
Estado de alerta	Dormindo ou calmo	Desconfortável	-

Fonte: Silva.[6]

Children's and Infant's Postoperative Pain Scale (CHIPPS)

É uma escala comportamental, a qual pode ser aplicada em pacientes de 0 meses e 29 dias a 5 anos de vida. A cada item são atribuídos de zero a dois pontos, totalizando pontuação zero quando não há dor e dez pontos a dor máxima[7] (Tabela 18.4).

Tabela 18.4. Escala CHIPPS			
CHIPPS	**0**	**1**	**2**
Choro	Nenhum	Gemido	Grito
Expressão facial	Relaxada/sorrindo	Boca retorcida	Careta (olhos e boca)
Postura do tronco	Neutra	Variável	Arqueado para trás
Postura das pernas	Neutra/solta	Chutando	Pernas tensionadas
Inquietação motora	Nenhuma	Moderada	Inquieta

Fonte: Rupp.[7]

Escala de avaliação da dor de faces

Utilizada para crianças com idade maior que três anos, a qual consiste em faces desenhadas que variam da face sorridente, sem dor, à face chorosa com dor forte.[1]

Escala visual analógica (EVA)

Consiste em uma linha horizontal ou vertical, de 10 cm de comprimento, a qual possui nas extremidades "sem dor" e "dor máxima". A criança deve posicionar o dedo na parte da linha equivalente à intensidade da dor que está sentindo. Na parte posterior do instrumento, existem os números em centímetros para que seja possível "medir" a intensidade da dor do paciente, obtendo-se a classificação numérica – varia de 0 a 10.[1] Utiliza-se em crianças acima de 7 anos.

Como avaliar a dor em criança com dano cerebral?

Devido a suas incapacidades físicas e cognitivas, crianças com dano/paralisia cerebral são mais propícias à dor recorrente, não havendo sua devida expressão. Estudos mostram que os pais das crianças com dano cerebral têm conhecimento dos comportamentos apresentados pelos seus filhos e são capazes de identificar sua dor, contribuindo para adequada mensuração.[8]

A escala *faces, legs, activity, cry e consolability revised* (FLACCr), revisada em 2006, permite a avaliação da dor em crianças com dano cerebral (Tabela 18.5). Essa escala considera parâmetros comportamentais em crianças impedidas de relatar sua dor. O instrumento considera que a enfermagem pode revisar com os pais os descritores dentro de cada categoria e questionar se há comportamentos adicionais que melhor indiquem a dor de seus filhos. A FLACCr apresenta cinco categorias de avaliação com escores somados entre zero e 10 pontos, categorizados da seguinte forma: zero pontos (ausência de dor); 1 a 3 pontos (dor leve); 4 a 6 pontos (dor moderada) e 7 a 10 pontos (dor intensa).[9,10]

	Tabela 18.5. Escala FLACCr		
Categorias	**Pontuação**		
	0	**1**	**2**
F Face	Sem expressão particular ou sorriso	Presença ocasional de careta ou sobrancelhas salientes. introspecção, desinteresse. Parece triste ou preocupado	Sobrancelhas esporadicamente ou constantemente salientes, mandíbulas cerradas, queixo trêmulo. Face aparentando estresse: expressão assustada ou de pânico
P Pernas	Posição normal ou relaxada	Desconforto, inquietação, tensão. Tremores ocasionais	Chutes ou pernas soltas. Aumento considerável da espasticidade, tremores constantes ou sacudidelas
A Atividade	Em silêncio, posição normal, movimentando-se facilmente	Contorcendo-se, movimentando o corpo para frente e para trás, tensão. Moderadamente agitado (p. ex., movimento da cabeça para a frente e para trás, comportamento agressivo); respiração rápida, superficial, suspiros intermitentes	Corpo arqueado, rígido ou trêmulo. Agitação intensa, cabeça chacoalhando (não vigorosamente), tremores, respiração presa em gaspingou inspiração profunda, intensificação da respiração rápida e superficial

Continua...

Tabela 18.5. Escala FLACCr – continuação			
Categorias	**Pontuação**		
	0	**1**	**2**
c Choro	Sem choro (acordado ou dormindo)	Gemidos ou lamúrias, reclamações ocasionais. Impulsos verbais ou grunhidos ocasionais	Choro regular, gritos ou soluços, reclamações frequentes. Repetidos impulsos verbais, grunhidos constantes
c Consolabilidade	Contente, relaxado	Tranquilizado por toques ocasionais, abraços ou conversa e distração	Difícil de consolar ou confortar. Rejeita o cuidador, resiste ao cuidado ou a medidas de conforto
Orientações para aplicação da escala			

1 – Cada uma das cinco categorias (F) Face; (L) Pernas; (A) Atividade; (C) Choro; (C) Consolabilidade é pontuada de 0-2, resultando em um escore total entre zero e dez.
2 – Pacientes acordados: observe por pelo menos 1-2 minutos. Observe pernas e corpo descobertos. Reposicione o paciente ou observe a atividade, avalie tonicidade e tensão corporal. Inicie intervenções de consolo, se necessário.
3 – Pacientes dormindo: observe por pelo menos 2 minutos ou mais. Observe corpo e pernas descobertos. Se possível, reposicione o paciente. Toque o corpo e avalie tonicidade e tensão.
4 – A FLACC revisada pode ser utilizada para todas as crianças não verbais.
As descrições adicionais (em negrito) são descritores validados em crianças com dificuldades cognitivas. A enfermeira pode revisar com os pais os descritores dentro de cada categoria.
Pergunte a eles se há comportamentos adicionais que melhor indiquem a dor em seus filhos. Adicione esses comportamentos na categoria apropriada da escala.

© 2002, The Regents of the University of Michigan. All Rights Reserved 09-09-2009 Bussotti EA, Guinsburg R, Pedreira MLG. Traduzido para a língua portuguesa. Brasil - São Pauto, junho de 2013.
Fonte: Pasin.[9]

Avaliação da sedação

Por que utilizamos a sedação?

A administração de sedação em pacientes de unidade de tratamento intensivo (UTI) tem como objetivos reduzir o estado de consciência, promover conforto, controlar a ansiedade e agitação, reduzir movimentos indesejados e memórias traumáticas relacionadas à terapêutica.[11]

Quais os riscos ao paciente de uma sedação insuficiente ou excessiva?

Devemos manter um nível de sedação adequado para evitar riscos aos nossos pacientes. A sedação insuficiente pode levar a desconfortos, extubação acidental, perda de dispositivos como acessos vasculares e memórias dos procedimentos desconfortáveis, que podem culminar em transtorno de estresse pós-traumático.[12]

A sedação excessiva pode aumentar a duração da ventilação mecânica, aumentar as chances de falha de extubação, induzir tolerâncias e síndrome de abstinência. Sabe-se que a administração contínua de sedativos prolonga o tempo de ventilação mecânica e a permanência em UTI.[12]

Efeitos adversos relacionados à sedação podem ser reduzidos mediante a uma adequada avaliação da necessidade de sedação.

Qual o nível ideal de sedação?

Cada caso é um caso, ou seja, o nível de sedação ideal varia conforme cada paciente e sua situação clínica. Busca-se com a sedação que o paciente fique sonolento, responsivo a estímulos ambientais, mas sem risco de movimentação excessiva para evitar dor ou a extubação acidental. O paciente deve estar confortável e seguro. Por exemplo, podemos ter um paciente em ventilação mecânica acordado, respirando sincronicamente com o ventilador, tolerando manuseio, sem realizar movimentos excessivos, sendo assim, encontra-se em nível de sedação ideal.[13]

Caso perceba que seu paciente apresenta riscos a si próprio por agitação e sedação insuficiente, comunique o enfermeiro. Assim, o mesmo irá avaliar e mensurar o nível de sedação em que o paciente se encontra de maneira quantitativa por escalas validadas. Esse valor será analisado pelo médico, o qual lhe solicitará ou não a administração de um sedativo. Vale ressaltar, que as escalas de sedação devem ser aplicadas por médicos ou enfermeiros treinados, mas é importante que você saiba interpretar os seus valores. A seguir serão apresentadas as escalas de avaliação de sedação.

Escala Richmond Agitation Sedation Scale (RASS)

A escala RASS é uma ferramenta que avalia agitação e sedação em pacientes críticos adultos e pediátricos (Tabela 18.6). Deve ser aplicada por enfermeiros ou médicos, sendo possível aplicá-la em pacientes em ventilação mecânica ou não. É mensurada após estímulo verbal ou tátil do paciente.[14]

É importante você saber que a pontuação da escala de RASS varia entre -5 a +4. Pontuação zero refere-se a um paciente alerta, sem agitação. Níveis inferiores a zero significam algum grau de sedação e níveis superiores significam algum grau de agitação.[14]

Tabela 18.6. Escala RASS		
Pontuação	**Classificação**	**Descrição**
+4	Combativo	Claramente combativo ou violento: perigo imediato para a equipe
+3	Muito agitado	Puxa ou remove tubo(s) ou cateter(es) ou apresenta comportamento agressivo com a equipe
+2	Agitado	Movimentos frequentes sem objetivo ou assincronia paciente-ventilador
+1	Inquieto	Ansioso ou apreensivo, porém sem movimentos agressivos ou vigorosos
0	Alerta e calmo	
-1	Sonolento	Não totalmente alerta ao comando verbal, mas mantém despertar sustentado (mais de 10 segundos), com contato visual
-2	Sedação leve	Ao comando verbal, desperta brevemente (menos de 10 segundos), com contato visual
-3	Sedação moderada	Qualquer movimento ao comando verbal (mas sem contato visual)
-4	Sedação profunda	Sem resposta ao comando verbal, mas com qualquer movimento ao estímulo físico
-5	Não responde à estímulos	Sem resposta ao comando verbal ou ao estímulo físico

Fonte: Kerson _et al._[14]

Comfort-B

A escala Comfort-B é um instrumento utilizado para mensurar quantitativamente o nível de sedação em que uma criança em ventilação mecânica se encontra[15] (Tabela 18.7).

A Comfort-B (2008) é derivada/simplificada a partir da escala Comfort (1992). A primeira versão incluía itens fisiológicos como frequência cardíaca e pressão arterial na avaliação da sedação da criança. Estudos mostram que esses itens podem ser modificáveis por condições hemodinâmicas e uso de medicações, não sendo indicativos determinantes da necessidade de sedação. Sendo assim, a Comfort B leva em consideração itens comportamentais.[15]

Os itens do instrumento podem variar entre 1 a 5 pontos. A avaliação final dessa escala pode gerar escores entre 6 a 30 pontos. Escores entre 6 a 10 indicam supersedação, escores entre 11 a 23 indicam sedação moderada e escores de 24 a 30 pouca sedação.[15] Essa escala deve ser aplicada por enfermeiros ou médicos treinados, mas é importante você ter noção do significado desses escores.

Tabela 18.7. Comfort B	
Nível de consciência: alerta	
Sono profundo	1
Sono superficial	2
Letárgico	3
Acordado e alerta	4
Hiperalerta	5
Calma/agitação	
Calma	1
Ansiedade leve	2
Ansioso	3
Muito ansioso	4
Amedrontado	5
Resposta respiratória (apenas se paciente em ventilação mecânica)	
Ausência de tosse e de respiração espontânea	1
Respiração espontânea com pouca ou nenhuma resposta a ventilação	2
Tosse ou resistência ocasional ao ventilador	3
Respirações ativas contra o ventilador ou tosse regular	4
Compete com o ventilador, tosse	5
Choro (apenas se paciente com respiração espontânea)	
Respiração silenciosa, sem som de choro	1
Resmungando/choramingando	2
Reclamando (monotônico)	3
Choro	4
Gritando	5

Continua...

Tabela 18.7. Comfort B – continuação	
Movimento físico	
Ausência de movimento	1
Movimento leve ocasional	2
Movimento leve frequente	3
Movimento vigoroso limitado as extremidades	4
Movimento vigoroso que inclui tronco e cabeça	5
Tônus muscular	
Totalmente relaxado	1
Hipotônico	2
Normotônico	3
Hipertônico com flexão dos dedos e artelhos	4
Rigidez extrema com flexão de dedos e artelhos	5
Tensão facial	
Músculos faciais totalmente relaxados	1
Tônus facial normal, sem tensão evidente	2
Tensão evidente em alguns músculos faciais	3
Tensão evidente em toda a face	4
Músculos faciais contorcidos	5

Fonte: Amoretti *et al.*[16]

Avaliação da abstinência

O que é a síndrome de abstinência? Como ela se manifesta?

A síndrome de abstinência é o conjunto de sinais e sintomas físicos ocorridos devido à dependência de determinados medicamentos que surgem em até, aproximadamente, 48 horas após sua diminuição ou interrupção, cessando quando há retorno da sua administração ou o uso de drogas apropriadas.[13]

Manifesta-se de modo diferente em cada paciente, podendo haver sintomas como irritabilidade, ansiedade, tremores, convulsões, alucinações, taquicardia, taquipneia, hipertensão, febre, sudorese, diarreia, vômitos, entre outros.[17] Ressalta-se também, que a abstinência é uma possível causa de delírium.[18]

Como avaliar a síndrome de abstinência em crianças?

Para a avaliação da Síndrome de Abstinência em crianças, pode se utilizar a escala Sophia Observation Withdraqal Symptoms Scale (Escala SOS – Sophia) que será apresentada a seguir, a mesma possui a vantagem de ser de fácil aplicabilidade relacionada às demais escalas existentes de avaliação de abstinência. Esse instrumento é utilizado na UTI pediátrica da instituição em que as autoras trabalham.

Deve ser aplicado por enfermeiros ou médicos. Porém, fique atento aos itens apresentados na escala, pois eles sugerem os sinais em que você deve ficar atento em seu paciente. Comunique o enfermeiro caso você observar esses sintomas.

Sophia Observation Withdragal Symtoms Scale (Escala SOS – Sophia)

Indica-se para crianças entre 0 a 16 anos que esteja fazendo o uso de sedoanalgesia por mais de quatro dias. Preconiza-se que seja aplicada à beira do leito, três vezes ao dia e duas horas após a aplicação de intervenção para abstinência[17] (Figura 18.1).

SOS - Escala Sophia de observação de sintomas de abstinência

(Crianças de 0 – 16 anos)

Data: _____ Hora: _____ Observador: _____

Nome:
Registro:

Passo 1 — **Explicação**

Frequência cardíaca (FC)	/min.	*Coloque frequência mais alta das últimas 4h se presente, caso contrário veja o monitor primeiro ou palpe o pulso.*
Frequência respiratória (FR) (taquipnéia)	/min.	*Coloque frequência mais alta das últimas 4h se presente, caso contrário veja o monitor primeiro ou conte a respiração.*
Valor basal de frequência cardíaca (FC)	/min.	*Por favor veja instruções para determinar o valor basal.*
Valor basal da frequência respiratória (FR)	/min.	*Por favor veja instruções para determinar o valor basal.*

Passo 2 — **Assinale se afirmativo**

Disfunção Autonômica

1 Taquicardia — *Sim se a frequência cardíaca exceder 15% do valor basal.*

2 Taquipnéia — *Sim se a frequência respiratória exceder 15% do valor basal.*

3 Febre — *Sim se a temperatura corporal exceder 38,4 °C nas últimas 4hs.*

4 Sudorese — *Não causada por temperatura da sala, roupas e fraldas.*

Irritabilidade do sistema nervoso central

5 Agitação — *Sim se a criança apresenta um destes sinais: irritável, inquieto, agitado, nervoso.*

6 Ansiedade — *Face inquieta ou ansiosa (olhos bem abertos, sobrancelhas tensas e elevadas). Comportamento pode variar do pânico à regressão.*

7 Tremores: *(marque um)* — *Leves movimentos das mãos e/ou pés rítmicos involuntários.*

• Espontâneos — *Nota: por favor veja instruções.*

• Em resposta ao estímulo ambiental

8 Distúrbio motor: *(marque um de quatro)*

• Contrações musculares leves: — *Espasmos musculares involuntários dos braços e das pernas.*

• Espontâneos

• Em resposta ao estímulo ambiental

• Movimentos descontrolados robustos: — *Coreoatetose dos braços, pernas e cabeça.*

• Espontâneos

• Em resposta ao estímulo ambiental

9 Aumento da tensão muscular — *Punhos cerrados ou dedos (pés) tensos e fechados.*

10 Choro inconsolável — *Sim se a criança não pode ser consolada pelos pais ou por distração, por exemplo, chupeta, comida ou jogos para crianças maiores. Pontuar para choro sem som em crianças entubadas.*

11 Careta (Face de dor/desconforto) — *Sobrancelhas contraídas e rebaixadas, dobra nasolabial visível.*

12 Insônia — *Dorme não mais do que uma hora sem pausa.*

13 Alucinações — *Durante as últimas 4 horas a criança parece ver, ouvir ou sentir coisas que não estão ali.*

Disfunção gastrointestinal

14 Vômitos — *Pelo menos uma vez nas últimas 4 horas não relacionada a mudanças na dieta.*

15 Diarreia — *Fezes aquosas não relacionadas a mudanças na dieta (não pontua por exemplo quando resultado de aleitamento materno).*

Contar quadros marcados — **Pontuação máxima é 15** — *Por favor veja instruções*

Figura 18.1. Escala SOS – SOPHIA (Fonte: Curtinaz[13]).

Avaliação do *delirium*

O que é *delirium*? Como pode ser classificado?

Caracteriza-se como uma síndrome neuropsiquiátrica ocasionada por alterações do sistema nervoso central (SNC), com deterioração cognitiva, o qual se desenvolve em um curto período de tempo e flutua ao longo do dia. Pode ser classificado como:

- **Hiperativo:** manifesta-se por agitação psicomotora e agressividade.
- **Hipoativo:** nível de consciência rebaixado, prostração. Pode ser confundido com demência.
- **Misto:** ocorrem períodos de agitação e agressividade, intercalados com prostração e rebaixamento de sensório.

Ocorre durante longos períodos de internação hospitalar, assim como pós-operatório de cirurgias de grande porte.[19]

É importante avaliar alterações no nível de consciência e realizar cuidados, para prevenir que o paciente fique agressivo com os profissionais e com si próprio, assim como comunicar o enfermeiro.

Como pode ser avaliado o *delirium*?

A escala Confusion Assessment Method For the Intensive Care Unit (CAM-ICU) pode ser utilizada para verificar *delirium* nos pacientes adultos internados em UTI[19] (Figura 18.2).

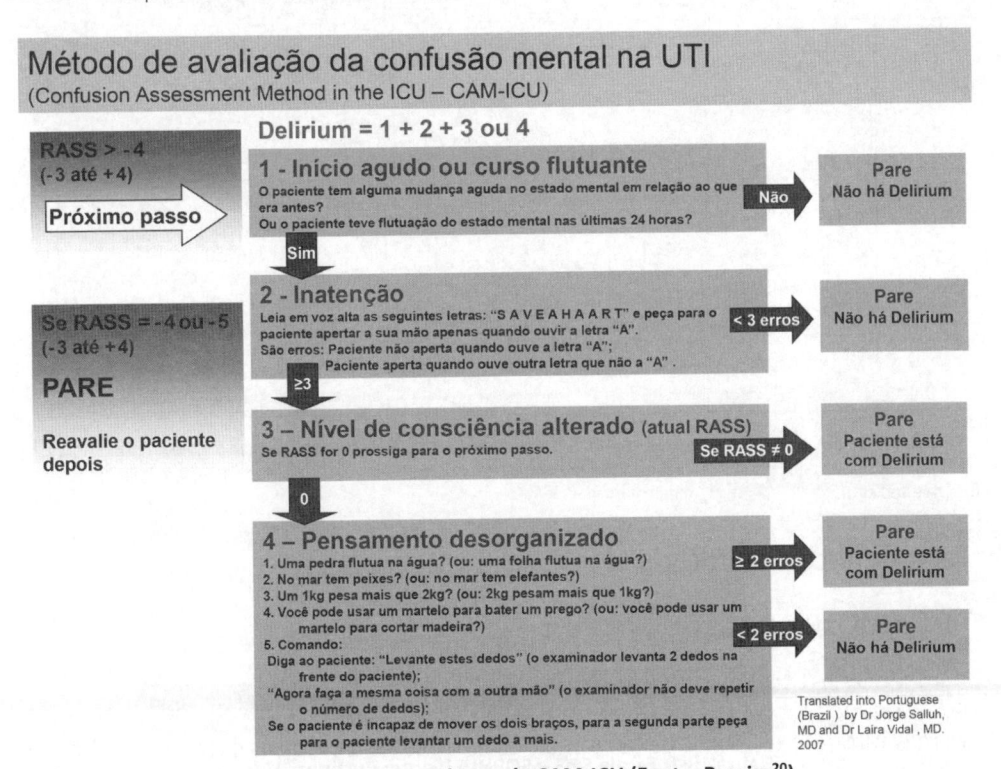

Figura 18.2. Fluxograma da escala CAM-ICU (Fonte: Pereira[20]).

Como se aplica a escala CAM-ICU?

A escala é aplicada pelo profissional enfermeiro. O mesmo deve seguir o fluxograma, de fácil aplicação, pois possui ordem de execução lógica, possibilitando uma parada precoce quando identificado ausência de sinais de *delirium*.[20]

Para iniciar a aplicação da escala, verifica-se a pontuação da escala RASS. Se o RASS apontar um nível alto de sedação (-4 ou -5), não deve-se aplicar a CAM-ICU, pois os pacientes devem ser minimamente responsivos ao estímulo verbal. Além disso, a escala é "dividida" em duas etapas, as quais avaliam atenção -etapa 1- e pensamento – etapa 2.[20]

Como avaliar o *delirium* em crianças?

Identificar o *delirium* em crianças é um processo difícil, pois seus sinais são semelhantes aos observados em condições como dor, angústia e abstinência. No entanto, é uma realidade em pacientes pediátricos críticos e devemos estar atentos aos sintomas. Observa-se na criança um quadro de desorientação, alteração no nível de consciência, irritabilidade, dificuldade de concentração.[17] A seguir descrevemos alguns sintomas apresentado pelas crianças após a aplicação de diferentes escalas para avaliação de *delirium* (Tabela 18.8).

Tabela 18.8. Sintomas de *delirium* avaliados em crianças × tipo de escala				
	PAED	**p-CAM-ICU**	**CAP-D**	**SOS-PD**
Faixa etária	*1-17 anos*	*> 5 anos*	*> 0-21 anos*	*0-16 anos*
Variáveis avaliadas	• Contato visual com o cuidador. • Ações com propósito. • Alerta ao ambiente. • Inquietação. • Estar inconsolável.	• 1. Mudança aguda ou flutuação do *status* mental. • 2. Desatenção. • 3. Nível alterado de consciência. • 4. Pensamento desorganizado.	• Contato visual com o cuidador. • Ações com propósito. • Alerta ao ambiente. • Habilidade para comunicar. • Inquietação. • Estar inconsolável. • Hipoatividade. • Resposta a inteiração.	• Inquietação, ansiedade, contato visual, fazer caretas. • Atenção prejudicada. • Discurso/linguagem. • Tremor. • Tônus muscular. • Ações propositadas. • Insônia. • Alucinações. • Desorientação. • Sudorese. • Flutuação/mudanças agudas.

PAED: Pediatric Anesthesia Emergence Delirum; pCAM_ICU: Pediatric Confusion Assessment Method for the Intensive Care Unit; CAP-D: Cornell Assessment of Pediatric Delirium; SOS-PD: Sophia Observation Withdrawal Symptoms-Pediatric Delirium Scale. Fonte: Schielved *et al*.[17]

Avaliação do nível de consciência

Como avaliar o nível de consciência?

A escala de Glasgow (1974) possibilita a avaliação do nível de consciência do paciente. É usada, principalmente, no atendimento às vítimas de traumatismo cranioencefálico, mas também é adequada às demais condições neurológicas capazes de alterar o nível de consciência.[21]

O instrumento avalia a abertura ocular, resposta verbal e resposta motora do indivíduo. Em 2018, foi sugerida a inclusão da avaliação da "reatividade pupilar", ou seja, a reatividade da pupila à luz. A avaliação de todos os itens é realizada pela observação de atividades espontâneas ou a aplicação de estímulos de pressão ao paciente. Não é obrigatória a inclusão da reatividade pupilar para pontuação final da escala, mas não deve ser deixado de lado na avaliação clínica. O escore final de Glasgow pode variar de 1 a 15 pontos se considera considerando a inclusão do novo item e de 3 a 15 pontos caso não considere.[21]

A escala de Glasgow pode ser aplicada em adultos e crianças (Tabelas 18.9 e 10). Porém, nas crianças, há algumas adaptações para se adequar ao público, devido à limitação da capacidade verbal das mesmas.

O que você precisa ter em mente enquanto técnico de enfermagem é que quanto menor o escore final da escala de Glasgow, pior o prognóstico desse paciente, pois há mais chances de o mesmo apresentar déficit cognitivo. Pontuação inferior a 8 indica lesão neurológica grave e necessidade de intubação orotraqueal, pontuação entre 9-12 indicam traumatismo moderado e entre 13-15 traumatismo leve.[21] Quando perceber sinais de inconsciência de seu paciente, comunique o enfermeiro.

Tabela 18.9. Escala de coma de Glasgow		
Parâmetro	_Resposta obtida_	_Pontuação_
Abertura ocular	Espontânea	4
	Ao estímulo sonoro	3
	Ao estímulo de pressão	2
	Nenhuma	1
Resposta verbal	Orientada	5
	Confusa	4
	verbaliza palavras soltas	3
	Verbaliza sons	2
	Nenhuma	1
Resposta motora	Obedece a comandos	6
	Localiza estímulo	5
	Flexão normal	4
	Flexão anormal	3
-	Extensão anormal	2
	Nenhuma	1
Trauma leve	Trauma moderado	Trauma grave
13-15	9-12	3-8
Reatividade pupilar		
Inexistente	_Unilateral_	_Bilateral_
-2	-1	0

Fonte: American College of Surgeons.[22]

Tabela 18.10. Escala de coma de Glasgow pediátrica			
Medida	*Criança > 1 ano*	*Criança < 1 ano*	*Escore*
Abertura dos olhos (AO)	Espontaneamente	Espontaneamente	4
	Ao comando	A fala	3
	À dor	À dor	2
	Nenhuma resposta	Nenhuma resposta	1
Resposta verbal (RV)	Orientada	Sorri, orientada	5
	Desorientada	Choro, consolável	4
	Palavra inapropriada	Choro persistente, gemente	3
	Sons incompreensíveis	Agitada e inquietação	
	Nenhuma resposta	Nenhuma resposta	1
Resposta motora (RM)	Obedece a comandos		6
	Localiza a dor	Localiza a dor	5
	Flexão à dor	Flexão à dor	4
	Flexão anormal à dor	Flexão anormal à dor	3
	Extensão anormal à dor	Extensão anormal à dor	2
	Nenhuma resposta	Nenhuma resposta	1
Escores totais normais	< 6 m 6-12 m 1-2 a 2-5 a > 5ª		13 13 14 15 15
Flexão anormal à dor – decorticação Extensão anormal à dor – descerebração			

Fonte: Tavares.[23]

Avaliação de sepse

O que se define por sepse?

A sepse pode ser definida como uma resposta inflamatória sistêmica de origem infecciosa, com causas bacterianas, virais ou fúngicas, a qual causa disfunção múltipla de órgãos.[24]

A mortalidade e morbidade dos pacientes acometidos ocorrem pela dificuldade na identificação dos sinais e, principalmente, pela rápida evolução da doença. Essas situações ocasionam um tempo de internação prolongado em UTI, característica associada à pior prognóstico e dificuldade de recuperação.[25,26] Por esse motivo, estabeleceu-se que o diagnóstico de sepse deve ser realizado dentro de 48-72 horas para uma melhor recuperação do paciente.[24]

Quais as etapas que levam à sepse?

Conforme definido pelo Instituto Latino Americano de Sepse (ILAS), ocorrem diversas alterações fisiopatológicas no paciente até que se constate a sepse ou o choque séptico.[27]

- **Síndrome da resposta inflamatória sistêmica (SIRS):** caracteriza-se pela presença de alteração da temperatura corporal; taquicardia ou bradicardia para crianças menores de 1 ano; taquipneia ou a necessidade de ventilação mecânica e alteração dos leucócitos (leucocitose, leucopenia ou a presença de formas jovens de neutrófilos). É necessária a presença de, no mínimo, dois critérios listado e a presença de alteração de temperatura ou alteração dos leucócitos.
- **Infecção:** pode ser suspeita ou confirmada, a partir de exames laboratoriais, causada por qualquer patógeno infeccioso.
- **Sepse:** caracteriza-se por, no mínimo, dois sinais de SIRS e a presença de infecção confirmada ou suspeita, a qual evolui rapidamente para Sepse Grave.
- **Sepse grave:** definida como a presença de sepse e disfunção em um dos principais sistemas, como cardiovascular ou respiratório, ou então a disfunção em dois dos demais sistemas, como neurológico, hepático, renal ou hematológico.
- **Choque séptico:** momento em que há uma combinação de sepse com disfunção cardiovascular. Entre os sintomas, podemos observar a diminuição da perfusão periférica, extremidades frias, alteração do estado mental, anúria etc. Muitas vezes, os profissionais identificam o choque séptico a partir da hipotensão, entretanto, esse é um sinal clínico de choque descompensado, sendo melhor a identificação precoce por meio dos demais sinais de instabilidade fisiológica.
- **Disfunção múltipla de órgãos.**

Quais os fatores de risco para o desenvolvimento de sepse?

Existem pessoas mais propensas à sepse, por fatores clínicos que são considerados de risco elevado, como os transplantados (órgãos sólidos ou transplante de medula óssea), pacientes que apresentam cateter venoso central, imunodeprimidos, pessoas com asplenia (pouco funcionamento do baço), pacientes oncológicos, além de crianças lactentes e recém-nascidas.[27]

Como avaliar um paciente com sepse?

Existem escores preditores de sepse ou disfunção orgânica que podem auxiliar os profissionais de enfermagem a avaliar os sintomas precocemente, proporcionando uma melhora no atendimento e um impacto significante no prognóstico do paciente.[28]

Os escores utilizados são aplicados somente pelos profissionais enfermeiros, entretanto, como técnico de enfermagem, é importante observar os sinais clínicos de sepse, como aumento de temperatura corporal, prostração, alterações nos parâmetros cardíacos e respiratórios e sinalizar o enfermeiro, para que o paciente seja avaliado pelos demais profissionais da equipe de saúde.

Sequential Organ Failure Assessment (SOFA)

O escore SOFA utilizado em pacientes adultos foi criado para descrever a gravidade do acometimento dos órgãos nos pacientes acometidos por sepse (Tabela 18.11). Assim, pontua de zero a 04, conforme a gravidade, em cada um dos seis sistemas orgânicos. O escore sinaliza para disfunção orgânica clinicamente relevante se a pontuação for maior ou igual a 02, sinalizando para um risco aumentado de eventos adversos.[29]

A escala de SOFA pediátrica ainda não foi validada e traduzida para o português Brasil.

Tabela 18.11. Escore SOFA					
	0	**1**	**2**	**3**	**4**
Respiração PaO_2/FiO_2	≥ 400	< 400	< 300	< 200 com suporte respiratório	< 100 com suporte respiratório
Coagulação Plaquetas/mm³	≥ 150 mil	< 150 mil	< 100 mil	< 50 mil	< 20 mil
Fígado Bilirrubinas (mg/dL)	< 1,2	1,2-1,9	2-5,9	6-11,9	> 12
Cardiovascular: drogas (mcg/Kg/min)	PAM ≥ 70 mmHg	PAM < 70 mmHg	Dopamina < 5 ou dobutamina (qualquer dose)	Dopamina 5,1-15 ou Adrenalina ≤ 0,1 ou Noradrenalina ≤ 0,1	Dopamina > 15 ou Adrenalina > 0,1 ou Noradrenalina > 0,1
SNC Glasgow	15	13-14	10-12	6-9	3-5
Renal Creatinina ou débito urinário	< 1,2	1,2-1,9	2-3,4	3,5-4,9 < 500 mL/dia	≥ 5 < 200 mL/dia

PaO_2: pressão parcial de oxigênio no plasma arterial; FiO_2: fração inspirada de oxigênio; SNC: sistema nervoso central.
Fonte: Singer *et al.*[29]

Avaliação de risco de lesão por pressão

O que é lesão por pressão (LPP)?

Conforme a definição da National Pressure Ulcer Advisory Panel (NPUAP), atualizada no ano de 2016, a LPP é um dano gerado à pele e tecidos subjacentes, o qual ocorre por pressão da pele sobre uma proeminência óssea ou relacionado a dispositivos médicos, como uso de ventilação mecânica, sonda nasogástrica e nasoenteral.[30]

A pressão não aliviada na pele ocasiona a compressão dos pequenos vasos sanguíneos e, consequentemente, a ausência de fornecimento de nutrientes e oxigênio à pele causa a morte dos tecidos.[30]

A classificação da LPP é realizada conforme o grau de comprometimento e será melhor detalhada em capítulo próprio.

Quais os locais mais acometidos?

Pacientes adultos e pediátricos possuem diferente estrutura corpórea, com variações nos tamanhos dos membros. Assim, os locais acometidos também variam conforme a idade e tamanho do paciente. Podem variar também conforme o decúbito do paciente.[31]

Sabe-se que em pacientes adultos, as regiões mais acometidas são lóbulo da orelha, sacra, trocânteres, região lateral dos joelhos, maléolos e calcâneos.[30]

Em pacientes pediátricos, o crescimento acelerado, a imaturidade dos sistemas e a rápida manifestação de distúrbios eletrolíticos a colocam em uma situação de maior vulnerabilidade.[31] Assim, há maior incidência de LPP em regiões como occipital e maleolar externa.[32]

Quais são os fatores que predispõem ao desenvolvimento das lesões?

A perda de sensibilidade na região, associada com o aumento da pressão sobre a pele, colocam em risco a integridade tissular. Existem outros fatores que intensificam o aparecimento das lesões, como o tempo de internação prolongado, o uso de ventilação mecânica (VM), realização de cirurgia cardíaca, uso de oxigenação por membrana extracorpórea (ECMO) e pacientes com perda de peso e déficit nutricional.[33]

Como se avalia o risco de desenvolver LPP?

A avaliação do risco de desenvolvimento é feita de duas maneiras. Primeiramente, realiza-se a inspeção da pele do paciente, a qual pode ser realizada sempre que for necessário manipular ou realizar cuidados com o paciente. Para tornar a avaliação mais objetiva, o profissional enfermeiro é responsável pela realização de escalas de risco a cada sete dias. As escalas de avaliação de risco de LPP mais conhecidas e utilizadas são a Braden-Q e Braden.[34]

Escala Braden

É utilizada em pacientes com idade superior a oito anos, incluindo pacientes adultos. Também se avaliam diversos fatores de risco para o desenvolvimento de LPP. Seus escores indicam baixo risco, risco moderado, alto risco ou risco muito alto de desenvolver lesões – menor ou igual a 18 pontos.[34]

A Escala de Braden está descrita no Capítulo 15.

Escala Braden-Q

Em crianças com idade de 21 dias de vida a 8 anos incompletos, utiliza-se a escala Braden-Q, a qual avalia diversos fatores, como percepção sensorial, mobilidade, entre outros. Após o preenchimento da escala, podemos predizer se o paciente tem baixo risco, risco moderado ou alto risco – escore é menor ou igual a 25.[34]

A escala de Braden Q está descrita no Capítulo 15.

Quais as ações de prevenção?

As ações de prevenção são simples e de fácil aplicação, como o uso de creme para hidratação e proteção da pele; realização de rodízio dos locais de dispositivos médicos; mudança de decúbito do paciente a cada 2 horas; uso de superfícies de redução de pressão, como colchão piramidal; proteção para alívio da pressão, como uso de curativos específicos; elevação da cabeceira da cama e, por fim, avaliação dos pacientes que já possuem LPP por enfermeiras especialistas em cuidados com a pele.[35]

Qual o meu papel como técnico de enfermagem?

É importante enfatizar que o técnico de enfermagem é o profissional que fica a maior parte do tempo com o paciente, portanto, é importante a inspeção minuciosa nas proeminências ósseas, identificando sinais que refletem no início do desenvolvimento de LPP e, consequentemente, realizando ações de prevenção. É importante comunicar o enfermeiro da unidade para aplicação das escalas e realização dos demais cuidados.

Referências bibliográficas

1. Santos JP, Gomes DM. Cuidado de Enfermagem e manejo da dor em crianças hospitalizadas: pesquisa bibliográfica. Vol. 16, Rev. Soc. Bras. Enferm. Ped. 2016.
2. Friedrichsdorf SJ, Goubert L. Pediatric pain treatment and prevention for hospitalized children. 2019 [cited 2021 Apr 13];1-13. Available from: http://dx.doi.org/10.1097/PR9.0000000000000804.
3. Sedrez ES, Monteiro JK. Avaliação da dor em pediatria. [cited 2021 Apr 1]; Available from: http://dx.doi.org/10.1590/0034-7167-2019-0109.
4. Alves R, Santello SBS, Adão AF. Dor pediátrica: percepções da equipe médica [Internet]. 2021 [cited 2021 Apr 1]. p. 1-8. Available from: https://acervomais.com.br/index.php/saude/article/view/6414/4004.
5. Pinheiro ARPQ, Marques RMD. Behavioral Pain Scale and Critical Care Pain Observation Tool for pain evaluation in orotracheally tubed critical patients. A systematic review of the literature. Rev Bras Ter Intensiva [Internet]. 2019 [cited 2021 Apr 13];31(4):571–81. Available from: http://www.scielo.br/scielo.php?script=sci_arttext&pid=S0103-507X2019000400571&lng=en&nrm=iso&tlng=pt
6. Silva ACOC. Implementação das escalas de dor em recém-nascidos internados na Unidade de Terapia Intensiva.
7. Rupp C. Terminalidade em oncologia pediátrica: avaliação e manejo da dor [Internet]. Porto Alegre; 2018 [cited 2021 Apr 13]. Available from: https://www.lume.ufrgs.br/bitstream/handle/10183/184592/001079651.pdf?sequence=1&isAllowed=y.
8. Pasin SS. Validação transcultural do instrumento Paediatric Pain Profile para avaliação de dor em crianças com paralisia cerebral grave. 2011.
9. Batalha L, Mendes V. Adaptação cultural e validação da versão portuguesa da Escala Face, Legs, Activity, Cry, Consolability – Revised (FLACC-R). Rev Enferm Ref. 2013;III Série(11):7-17.
10. Bussotti EA, Guinsburg R, Pedreira MLG. Adaptação cultural para o português do Brasil da escala de avaliação de dor Face, Legs, Activity, Cry, Consolability revised (FLACCr). Rev Latino-Am Enferm [Internet]. 2015 [cited 2021 Apr 19];23(4):651-9. Available from: https://www.scielo.br/pdf/rlae/v23n4/pt_0104-1169-rlae-23-04-00651.pdf.
11. Machado AQG et al. Sedação e Analgesia Pediátrica: comentários acerca das drogas utilizadas em procedimentos no pronto-socorro e os cuidados necessários antes, durante e após a sedoanalgesia. ID on line. Revista de psicologia, [S.l.], v. 12, n. 42, p. 805-822, nov. 2018. ISSN 1981-1179. Disponível em: <https://idonline.emnuvens.com.br/id/article/view/1549>. Acesso em: 24 nov. 2021. doi:https://doi.org/10.14295/idonline.v12i42.1549.
12. Faraco RB. Protocolo de sedaão e analgesia em pacientes pediátricos em ventilação mecânica [Internet]. Porto Alegre; 2020 [cited 2021 Apr 13]. Available from: https://www.lume.ufrgs.br/bitstream/handle/10183/206018/001111499.pdf?sequence=1&isAllowed=y
13. Curtinaz KALJ. Tradução e validação de escala para avaliação de síndrome de abstinência em crianças internadas em unidade de terapia intensiva pediátrica [Internet]. Porto Alegre; 2018 [cited 2021 Apr 13]. Available from: https://lume.ufrgs.br/bitstream/handle/10183/199016/001096504.pdf?sequence=1

14. Kerson AG et al. Validity of the Richmond Agitation-Sedation Scale (RASS) in critically ill children. J Intensive Care [Internet]. 2016 [cited 2021 Apr 19];4:1-6. Available from: https://jintensivecare. biomedcentral.com/track/pdf/10.1186/s40560-016-0189-5.pdf

15. Silva CC et al. Comparação dos níveis de sedação graduados pela escala Comfort-B e pelo índice biespectral de crianças em ventilação mecânica na unidade de terapia intensiva pediátrica. Rev Bras Ter Intensiva [Internet]. 2013 [cited 2021 Apr 13];25(4):306–11. Available from: https://www.scielo.br/pdf/ rbti/v25n4/0103-507x-rbti-25-04-0306.pdf

16. Amoretti CF et al. Validação de escalas de sedação em crianças submetidas à ventilação mecânica internadas em uma unidade de terapia intensiva pediátrica terciária. Rev Bras Ter Intensiva [Internet]. 2008 [cited 2021 Apr 19];20(4):325–30. Available from: https://www.scielo.br/pdf/rbti/v20n4/v20n4a02.pdf

17. Schieveld JNM, Ista E, Knoester H, Molag ML. Delirium pediátrico uma abordagem prática. In: Genebra: International Association for Child and Adolescent Psychiatry and Allied Professions, editor. Tratado de Saúde Mental da Infância e Adolescência da IACAPAP. 2019. p. 1–17. Disponível em: https://iacapap.org/ content/uploads/I.5-Delirium-Portuguese-2019.pdf

18. Ista E et al. Sophia Observation withdrawal Symptoms-Paediatric Delirium scale: A tool for early screening of delirium in the PICU. Aust Crit Care. 2018 Sep;31(5):266-273. doi: 10.1016/j.aucc.2017.07.006. Epub 2017 Aug 24. PMID: 28843537

19. Menez EF, de Jesus NF, Pinto da Silva MA. (2020). Avaliação da escala Confusion assessment method fir the intensive care unit (CAM-ICU) por enfermeiros intensivistas de um hospital privado. Revista Brasileira De Saúde Funcional, 12(1), 30. Disponível em: https://seer-adventista.com.br/ojs3/index.php/RBSF/ article/view/1258

20. Pereira MA. Modelagem dos processos de monitoramento do delirium utilizando o fluxograma do CAM-ICU : prototipagem de plataforma digital para atendimento ao paciente crítico /Mateus Antunes Pereira ; orientador, Jefferson Luiz Brum Marques, 2019.

21. Souza J, Andrade JV, Chaveiro RC, Pereira LP. As entrelinhas da literatura no tocante ao uso da escala de coma de Glasgow por enfermeiros. [cited 2021 Apr 13]; Available from: https://www.researchgate.net/ publication/346719408

22. American College of Surgeons. Student Course Manual ATLS ® Advanced Trauma Life Support ® [Internet]. 2018 [cited 2021 Apr 19]. Available from: https://viaaerearcp.files.wordpress.com/2018/02/atls-2018.pdf

23. Tavares S. Escala de Glasgow Pediátrica [Internet]. 2017 [cited 2021 Apr 7]. Available from: https://blog. maxieduca.com.br/escala-glasgow-pediatrica.

24. Weiss SL et al. Surviving sepsis campaign international guidelines for the management of septic shock and sepsis-associated organ dysfunction in children. Vol. 46, Intensive Care Medicine. 2020. 10-67 p.

25. Mcintosh AM et al. Validation of the Vasoactive-Inotropic Score in Pediatric Sepsis. 2017 [cited 2021 Apr 19];18(8):1–8. Available from: http://journals.lww.com/pccmjournal.

26. Killien EY et al. Health-Related Quality of Life among Survivors of Pediatric Sepsis HHS Public Access. Pediatr Crit Care Med [Internet]. 2019 [cited 2021 Apr 19];20(6):501–9. Available from: https://www.ncbi. nlm.nih.gov/pmc/articles/PMC6548660/pdf/nihms-1517386.pdf

27. Souza DC, Oliveira CF, Bossa AS, Machado FR. Campanha De Sobrevivência a Sepse Protocolo Clínico Pediátrico 2019. Inst Lat Am sepse. 2019;3.

28. Zanatta G. Avaliação do prognóstico com a utilização de dois escores de mortalidade em terapia intensiva pediátrica de nível de atendimento terciário [Internet]. São Paulo; 2016 [cited 2021 Apr 19]. Available from: https://teses.usp.br/teses/disponiveis/5/5141/tde-06062016-111322/publico/ GrazieladeAraujoCostaZanatta.pdf.

29. Singer M et al. The Third International Consensus Definitions for Sepsis and Septic Shock (Sepsis-3) HHS Public Access. JAMA [Internet]. 2016 [cited 2021 Apr 19];315(8):801-10. Available from: https://www. ncbi.nlm.nih.gov/pmc/articles/PMC4968574/pdf/nihms794087.pdf.

30. Edsberg LE et al. Revised National Pressure Ulcer Advisory Panel Pressure Injury Staging System: Revised Pressure Injury Staging System. J Wound Ostomy Cont Nurs. 2016;43 (6):585-97.

31. Rodrigues CBO et al. Management tools in nursing care for children with pressure injury. Rev Bras Enferm [Internet]. 2020 [cited 2020 Oct 3];73 4:e20180999. Available from: http://dx.

32. Aprea V, Barón FJ, Meregalli C, Sabatini MC. Impact of a health care quality improvement intervention to prevent pressure ulcers in a Pediatric Intensive Care Unit. Arch Argent Pediatr. 2018 Aug;116(4):e529-41.

33. Simsic J et al. Sustaining Improvements in the Prevention of Pressure Ulcers in a Pediatric Cardiac Intensive Care Unit. Pediatr Qual Saf [Internet]. 2019 [cited 2021 Apr 13];2:1–7. Available from: https://www.ncbi.nlm.nih.gov/pmc/articles/PMC6594780/pdf/pqs-4-e162.pdf.

34. BRASIL. Segurança do Paciente: prevenção de Lesão por Pressão (LP). In: Secretaria estadual de saúde, Governo do Distrito Federal. Protocolo de Atenção à Saúde [Internet]. Brasília; 2019. p. 22. Available from: http://www.saude.df.gov.br/wp-conteudo/uploads/2018/04/Seguranca-do-Paciente-prevencao-de-Lesao-por-Pressao-LP-2.pdf.

35. Simsic JM et al. Prevention of Pressure Ulcers in a Pediatric Cardiac Intensive Care Unit. Pediatr Qual Saf. 2019;4(3):e162.

19 Terapias Substitutivas Renais – Diálise Peritoneal e Hemodiálise

Sulevan Francis de Araújo Ferreira
Sabrina dos Santos Pinheiro

O que são as terapias substitutivas renais (TSR)?[1]

As TSR são os tratamentos que exercem a função dos rins do paciente, quando esses estão em falência renal progressiva, aguda ou crônica.

Tem por objetivos a correção das anormalidades metabólicas em decorrência da disfunção renal, a regulação do equilíbrio e balanços influenciados pelos rins, por exemplo, o ácido-básico e o eletrolítico. Além disso, visa o manejo do líquido extracelular em pacientes com falência orgânica múltipla, a preservação e o auxílio na recuperação das disfunções orgânicas.

Quais são os tipos de TSR?

- Hemodiálise.
- Diálise peritoneal.
- Transplante renal.

Quando iniciar uma TSR?[1,2]

É uma decisão médica conjunta, entre equipe assistencial e nefrologista, embasada nos itens a seguir:

- Valor da taxa de filtração glomerular.
- Presença e intensidade de sinais e sintomas de uremia.
- Disponibilidade de TRS.
- Preferências dos pacientes e seus familiares.

As indicações para iniciar a terapia substitutiva renal podem ser divididas entre urgência e eletiva (Quadro 19.1).

Quadro 19.1. Indicações para iniciar a TSR	
Condições clínicas de urgência	*Condições clínicas eletivas*
• Hiperpotassemia • Hipervolemia • Pericardite urêmica • Sinais e sintomas urêmicos (desorientação, redução do nível de consciência, soluços persistentes, anorexia, náuseas e vômitos)	Ausência de benefício para início precoce do tratamento dialítico. Geralmente três critérios, que muitas vezes se sobrepõem, norteiam a decisão de instituir o tratamento dialítico: • Possibilidade de manejo clínico das alterações metabólicas e da volemia. • Presença de sinais ou sintomas urêmicos. • Estado nutricional.

Fonte: Adaptado de Riella.[2]

O que é hemodiálise?[3,4]

A palavra hemodiálise tem origem grega na palavra *haima*, que significa sangue e *lisis*, que significa afrouxamento, separação ou decomposição.

É o processo de filtragem e depuração do sangue, que tem por finalidade substituir as funções renais prejudicadas por insuficiência renal crônica ou aguda.

O sangue do paciente é obtido por meio de um acesso vascular e impulsionado por uma bomba para um sistema de circulação extracorpórea, em que se encontra um filtro (dialisador). No filtro, ocorrem as trocas entre o sangue do paciente com as toxinas (solutos) e a solução de diálise (dialisato), por meio de uma membrana semipermeável artificial (dialisador). Os mecanismos de transporte nesse processo são a difusão e a ultrafiltração.

Entende-se por difusão a passagem de um soluto de um meio mais concentrado para outro menos concentrado, nesse caso das toxinas elevadas do sangue para o dialisato. Já a ultrafiltração é o processo de remoção de líquido por gradiente de pressão hidrostática, ou seja, ocorre quando a água impelida por uma força hidrostática ou osmótica, é empurrada através da membrana arrastando as toxinas e as moléculas residuais.

Quais os tipos de hemodiálise?[3]

Na prática clínica encontramos dois tipos de hemodiálise que podem ser realizadas nos pacientes em UTI:

- **Intermitente:** é a terapia realizada em um período igual ou inferior a 12 horas.
- **Contínua:** tem duração de 24 horas ou mais.

Qual a diferença da hemodiálise contínua e hemodiálise intermitente?[5]

A hemodiálise contínua é aquela em que o paciente fica "ligado" a máquina 24 h/dia. É utilizada nos pacientes instáveis hemodinamicamente, pois permite a manutenção do débito cardíaco, da pressão arterial, da pressão intracraniana e da pressão de perfusão cerebral durante a utilização da máquina. Exige os cuidados de uma equipe especializada e treinada para manejar o paciente de cuidados intensivos e a máquina extra corpórea (Figura 19.1). Essa terapia é realizada exclusivamente dentro da terapia intensiva e exige um acesso venoso calibroso.

A hemodiálise intermitente corresponde a remoção de 1 a 4 litros de fluido no período médio de quatro horas durante três dias por semana. É realizada pelo paciente com estabilidade hemodinâmica e que, na maioria das vezes, não está internado na instituição de saúde. Entretanto, é possível realizar esse modo dialítico em pacientes internados na UTI, a indicação é do nefrologista, que é o responsável por acionar e agendar a terapia com o setor de hemodiálise da instituição. Para a realização desse método faz necessário um acesso venoso, que pode ser um cateter duplo lúmen ou uma fístula arteriovenosa. Apesar de ser o tipo de hemodiálise mais realizada no Brasil existem controvérsias sobre o fato do paciente ficar 68 horas (nos finais de semana) sem realizar a terapia.

Quais são os métodos hemodialíticos contínuos?[2,6]

CVVH – hemofiltração venovenosa contínua: utiliza acesso venoso, exigindo bomba-rolete para a circulação do sangue. O filtro tem alta permeabilidade e é necessário repor os fluidos. A retirada dos solutos ocorre por convecção. O fluxo de sangue varia entre 100 e 150 mL/min não se utiliza solução de diálise.

SCUF – ultrafiltração lenta contínua: é uma terapia em que ocorre remoção contínua de líquidos por meio de uma membrana de baixa permeabilidade, sem a utilização da solução de diálise e sem a necessidade de reposição de líquidos. O mecanismo básico é a convecção. Indicações: remoção de líquidos em estados de sobrecarga hídrica, insuficiência cardíaca refratária e edema agudo de pulmão, com ou sem insuficiência renal.

CVVHDF – hemodiafiltração venovenosa contínua: é a modalidade mais utilizada em UTI, a solução de diálise é bombeada ao mesmo tempo que a solução de reposição é infundida.

A remoção de solutos é feita por convecção, difusão e adsorção, aumentando significativamente a eficácia do procedimento. Indicações: intoxicações, hiperpotassemia, IRA complicada, hipertensão intracraniana e pacientes hipercatabólicos.

CVVHD – hemodiálise venovenosa contínua (hemolenta): é o método mais empregado por utilizar equipamentos simples; o sangue é bombeado por meio de um acesso venoso por um hemofiltro e, em seguida, devolvido ao paciente pelo mesmo cateter. Entre as indicações, temos: sobrecarga de volume, hipertensão intracraniana, síndrome da angústia respiratória aguda, sepse e IRA não complicada.

CHFD – diálise de alto fluxo contínua: a remoção dos solutos depende do tipo de membrana utilizada. Quando utilizada as membranas de alto fluxo, os solutos são removidos por convecção e difusão. Limita-se a taxa de ultrafiltração por um sistema de controle com ultrafiltração retrógrada, sem necessidade de reposição.

HVHF – hemofiltração de alto volume: utilizada como terapia adjuvante em choque séptico. Preconiza altos volumes de ultrafiltrado (50 a 70 mL/kg/h) visando a imunomodulação pela redução da apoptose celular, que ocorre durante a sepse, por meio da retirada de mediadores inflamatórios.

CPFA – plasmafiltração acoplada com adsorção: terapia combinada na qual o plasma é separado do sangue e circula por meio de um sorbente. Após a fase de purificação, o sangue é reconstituído e dialisado por técnicas padrão. O efeito final é um aumento na remoção dos solutos ligados a proteínas e toxinas de alto peso molecular.

EDD ou SLED – diálise diária estendida ou diálise sustentada de baixa eficiência: é um método de diálise híbrido; utiliza a máquina de hemodiálise intermitente para realizar diálises mais extensas (6 a 12 horas) e com menores fluxos de sangue (cerca de 200 mL/min) e de banho (100 a 300 mL/min). A SLED, quando comparada à diálise convencional, oferece um maior clearance de solutos pequenos e menor risco de desequilíbrio.

Quando realizar hemodiálise na UTI?[3]

Na UTI as TSR não são indicadas apenas quando ocorre a injúria renal aguda (IRA). Existem indicações não renais, como: sepse, síndrome da angústia respiratória aguda (SARA), pacientes hipercatabólicos, pacientes com alterações eletrolíticas (principalmente hiperpotassemia), intoxicações, sobrecarga de volumes (edema agudo de pulmão e choque cardiogênico).

Quais os tipos de acessos venosos que podem ser utilizados na hemodiálise?[2,3]

O tipo de acesso venoso dependerá do objetivo da terapia, como nas UTI, na maioria dos casos, a injúria renal é aguda e reversível a escolha é pelos cateteres venosos centrais, por exemplo, os cateteres de Shilley®. Nos pacientes com danos renais permanentes que necessitam de longos períodos de hemodiálise a escolha será pela fístula arteriovenosa ou pela prótese ou pelo cateter PermCath®.

- **Cateteres venosos centrais de curta permanência – Cateter de Shilley®:** o uso desse cateter deve ser restrito aos casos com indicação de diálise em caráter de urgência, não havendo tempo suficiente para confecção e maturação do acesso definitivo. Os locais mais comuns para inserção desse cateter são as veias subclávia, jugular interna e femoral. O cateter é implantado sob anestesia local, com técnica asséptica, por equipe treinada na própria unidade e o cateter é fixado por fios cirúrgicos do tipo *mononylon*. É um cateter rígido e não tunelizado. Nos pacientes pediátricos a inserção do cateter pode ser realizada na UTI, porém é necessário a sedação e analgesia do paciente durante o procedimento.

- **Cateteres venosos centrais de longa permanência – Cateter PermCath®:** é um cateter parecido com o de Shilley®, porém é feito de material mais flexível e possui um manguito de Dacron® (*cuff*) para melhor fixação do cateter e para minimizar os riscos de infecção. É um cateter tunelizado implantado cirurgicamente em veias de grande calibre, como a jugular interna ou a subclávia (Figura 19.1).

- **Fístula arteriovenosa (FAV):** é considerado o padrão-ouro para acesso venoso nos doentes renais crônicos (Figura 19.2). Consiste em uma anastomose subcutânea de uma artéria com uma veia. Ao longo do tempo (cerca de 30 dias, no mínimo), o ramo venoso da fístula se dilata e suas paredes se espessam, o que

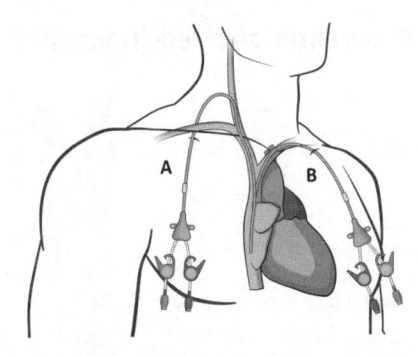

Figura 19.1. Locais de implantação do PermCath®. A: posição jugular interna. B: posição subclávia (Fonte: Fermi3).

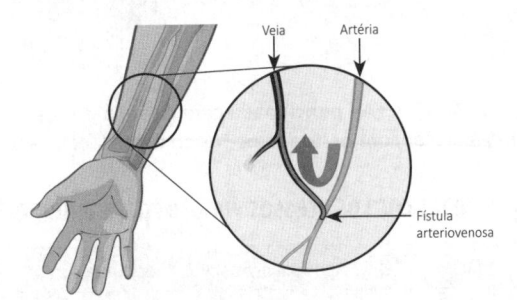

Figura 19.2. Fístula arteriovenosa (Fonte: https://baraovascular.com. br/todos-os-tratamentos/acesso-para-hemodialise/).

possibilita a inserção repetida das agulhas de diálise. A fístula geralmente é confeccionada no braço não dominante para não limitar as atividades do paciente. A primeira escolha como via de acesso é a confecção da fístula radiocefálica no punho por ser simples de ser criada, ter baixa morbidade e preservar um grande segmento de veia a ser puncionada. As fístulas ideais devem possibilitar um bom fluxo arterial (de no mínimo 300 mL/min).

- **Prótese ou enxerto:** é quando um tubo flexível é conectado a uma artéria, em uma extremidade e a outra na veia (Figura 19.3). Geralmente é utilizado em pacientes que não tiveram sucesso nas tentativas de confecção de uma FAV ou que não possuem uma rede venosa favorável. Essas próteses são de politetrafluoretileno (PTFE) e são implantadas, normalmente, nos membros superiores.

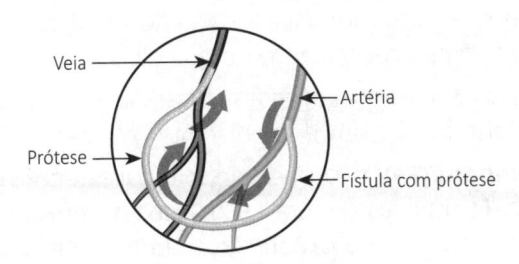

Figura 19.3. FAV com prótese (Fonte: https://angiovascrj.com.br/acessos-vasculares/).

Como puncionar a FAV sem e com enxerto/prótese (Figura 19.4)?

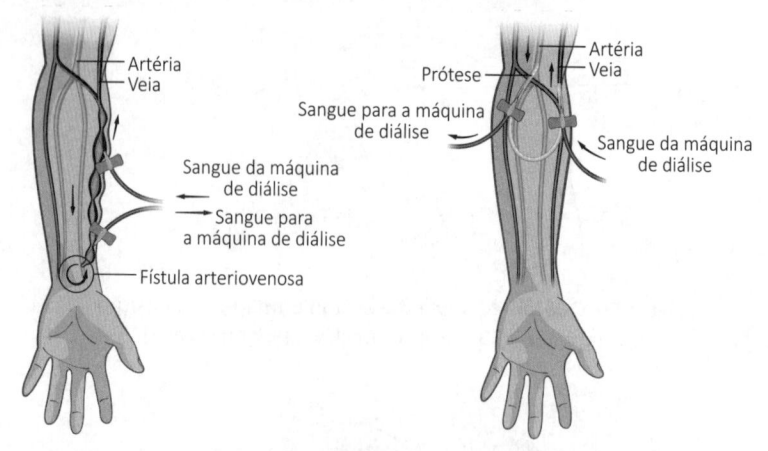

Figura 19.4. FAV puncionada com e sem a prótese
(Fonte: https://baraovascular.com.br/todos-os-tratamentos/acesso-para-hemodialise/).

Quais as possíveis complicações com os acessos venosos para a hemodiálise (Quadro 19.2)?

Quadro 19.2. Acesso venoso × complicações	
Cateteres venosos centrais	• Trombose venosa • Estenose venosa • Mau funcionamento do cateter por baixo • Fluxo • Infecção do cateter
Fístula arteriovenosa	• Falência primária • Isquemia do membro • Trombose • Infecção • Pseudoaneurisma • Estenose
Prótese ou enxerto	• Disfunção e trombose por estenose • Infecção

Fonte: Adaptada de Riella,[2] Fermi.[3]

Quais os cuidados de enfermagem com os diferentes tipos de acesso venoso para hemodiálise?[2,3,7]

- **FAV:** as punções dos ramos arterial e venoso devem ficar afastadas 5 cm uma da outra, de modo a evitar a recirculação sanguínea.

- **FAV:** a punção do ramo arterial deve ficar afastada 3 cm da anastomose para evitar trombose da fístula.

- **FAV – prótese:** as agulhas não podem ser unidirecionais, ou seja, inseridas no mesmo sentido. As agulhas devem ser colocadas em sentido contrário, com a agulha arterial voltada para a extremidade do membro e a agulha venosa em direção ao coração.

- **FAV – prótese:** as agulhas devem ser bem fixadas para evitar traumatismos, sangramentos e acidentes, como saída da inserção da agulha.
- **FAV:** a escolha do tamanho da agulha depende de cada tipo de fístula e do fluxo sanguíneo prescrito.
- **FAV – prótese:** qualquer extravasamento de sangue na punção e durante a terapia deve-se retirar a agulha, comprimir o local até a total hemostasia e usar compressas de gelo no local do hematoma.
- **FAV – prótese:** após a remoção das agulhas, deve-se exercer compressão até que ocorra total hemostasia e deve ser mantido por 6h. quando a punção foi realizada na prótese o tempo de hemostasia é maior.
- **FAV – prótese:** medir a pressão arterial durante a terapia, afim de evitar a hipotensão grave pois pode levar à paralisação total da fístula.
- **FAV:** monitorar a pressão venosa da fístula, pois o aumento da pressão venosa espontânea da significa que o acesso está com problemas.
- Prótese: recomenda-se a realização de rodízio nos locais das punções arterial e venosa para evitar a formação de aneurismas e grandes sangramentos.
- **Cateteres venosos:** a manipulação do cateter deve seguir os cuidados para prevenção de infecção da corrente sanguínea, descritas no Capítulo 11.
- **Cateteres venosos:** ao término da terapia as duas vias do cateter devem ser lavadas com soro fisiológico para remover qualquer coágulo que possa ter-se formado.
- **Cateteres venosos:** além da lavagem com soro fisiológico, deve-se administrar heparina pura ou diluída em cada via do cateter após o final de cada sessão de hemodiálise. A quantidade de heparina que deve ser colocada em cada via do cateter varia de acordo com a marca do cateter utilizado e, normalmente, no próprio cateter vem escrito o _priming_ de cada via.
- **Cateteres venosos:** a heparina deve sempre ser aspirada de cada via do cateter antes da sua utilização.
- **Cateteres venosos:** a equipe assistencial deve usar máscara cirúrgica durante os procedimentos de conexão e desconexão do cateter.
- **Cateteres venosos:** para o curativo é recomendado usar gaze estéril ou curativo semipermeável, transparente, estéril para cobrir o local do cateter. A validade do curativo com película estéril é de sete dias, o curativo com gaze estéril e película estéril deve ser trocado a cada 48 horas. Devido ao risco de sangramento, geralmente o curativo é realizado com gazes e película estéreis.
- **Cateteres venosos:** a ausência de fluxo em alguma das vias indica a completa obstrução da luz do cateter, para corrigir a disfunção do cateter, deve-se usar trombolíticos, preferencialmente a alteplase.

O que é diálise peritoneal?[2,6]

É o método dialítico que utiliza o peritônio como membrana semipermeável para eliminar as impurezas do sangue. O peritônio funciona como um equivalente "natural" do capilar de hemodiálise, regulando a troca de água e solutos entre os capilares do interstício peritoneal e o líquido de diálise infundido na cavidade peritoneal. É bastante utilizado em pacientes pediátricos devido à dificuldade de acesso venoso para realizar a hemodiálise e, também nas crianças que estão estáveis e podem realizar o tratamento no seu domicílio.

Qual dispositivo é utilizado para a realização da diálise peritoneal?[8]

A DP é realizada por meio do cateter de Tenckoff inserido no peritônio do paciente. É um cateter flexível que, preferencialmente, deve ser tunelizado com o intuito de reduzir o risco de peritonite e extravasamento ao redor do cateter. Possuem um diâmetro maior do lúmen e orifícios laterais que proporcionam um melhor fluxo do dialisato e menor risco de obstrução.

Esse cateter permanece sendo o padrão-ouro para o acesso à cavidade peritoneal e é o mais utilizado na diálise crônica.

Quais as modalidades de diálise peritoneal realizadas na UTI?[8]

Existem dois métodos possíveis para se realizar a diálise peritoneal: a diálise por sistema de buretas (utiliza a gravidade) e a diálise automatizada (utiliza a pressão). Em algumas UTI encontramos a diálise realizada por gravidade sendo a pesagem realizada por balança por meio do diferencial do peso das bolsas. A escolha do método é realizada pelo nefrologista conforme as condições clínicas e o peso do paciente, além da disponibilidade da máquina no serviço.

O que é e como fazer a diálise peritoneal por sistema de buretas?[6,8]

É um sistema fechado que utiliza buretas para medir os volumes de infusão e drenagem que deve ser usado quando trocas manuais estiverem sendo realizadas. Quando os recursos forem limitados, um sistema aberto com utilização de bolsas de diálise pode ser empregado; tomando-se o cuidado de controlar ao máximo as vias potenciais de contaminação desse sistema. A transferência da solução da bureta para a cavidade peritoneal acontece por gravidade. Essa modalidade de diálise é utilizada em pacientes neonatais e pediátricos que iniciam a terapia com baixo volume de infusão, em torno de 10 mL/kg do paciente, podendo chegar até 30-40 mL/kg. O balanço hídrico nessa modalidade é rigoroso e deve ser anotado em folha própria a cada banho e cada drenagem. Geralmente, na prática clínica o sistema é montado pelo enfermeiro e a realização da terapia é feita pelo técnico de enfermagem com a supervisão do enfermeiro.

O que é a diálise peritoneal automatizada?[6]

Essa modalidade utiliza uma máquina denominada cicladora que tem a terapia programada pelo nefrologista ou enfermeira especialista. O equipamento controla e realiza os três processos da diálise: infusão, permanência e drenagem por meio da conexão do equipo do cassete e o cateter de Tenckoff. Funciona com volume, normalmente acima de 150 mL, porém, o fabricante diz que o cassete de baixo fluxo possa ser utilizado para banhos a partir de 60 mL. Permite acoplar bolsas com grande volume de solução, evitando manipulação e trocas constantes.

Quais as vantagens da diálise peritoneal?[8]

- Menor custo.
- Pode ser realizada nos pacientes com dificuldade de acesso vascular ou aqueles com risco de sangramento.
- Baixo potencial para a síndrome do desequilíbrio e difusão de líquido intracraniano.
- Menor risco de instabilidade hemodinâmica.
- É mais fisiológica e menos inflamatória do que terapias extracorpóreas, porque não ocorre a exposição do sangue a membranas sintéticas.

Quais as contraindicações para realizar a diálise peritoneal (Quadro 19.3)?

| Quadro 19.3. Contraindicações diálise peritoneal ||
Relativas	*Absolutas*
• Enxerto aórtico abdominal recente. • Derivação ventriculoperitoneal. • Intolerância a fluido intra-abdominal. • Grande massa muscular. • Obesidade mórbida. • Desnutrição grave. • Infecção da pele adjacente. • Doença Inflamatória Intestinal.	• Perda da função peritoneal produzindo depuração inadequada. • Aderências bloqueando o fluxo do dialisato. • Hérnia abdominal cirurgicamente incorrigível. • Estoma de parede abdominal. • Vazamento de fluido pelo diafragma. • Ausência de cuidador em caso de incapacidade física ou mental do paciente para realizar trocas.

Fonte: Riella,[2] Johnson.[9]

Quais as soluções que podem ser utilizas para realizar a DP no paciente?[8]

Podem ser utilizadas bolsas estéreis de água destilada, bem como as bolsas específicas para diálise peritoneal (Quadro 19.4) acrescidas dos eletrólitos e de heparina, conforme a prescrição do nefrologista. Existe um risco em potencial de contaminação

Quadro 19.4. Exemplos de bolsas utilizadas na DP
• Solução para Diálise Peritoneal de 1,5% de glicose (3,5 mEq de cálcio por litro). Apresentações: 2.500, 5.000 e 6.000 mL
• Solução para Diálise Peritoneal de 1,5% de glicose (2,5 mEq de cálcio por litro – baixo teor de cálcio). Apresentações: 2.000 e 6.000 mL
• Solução para Diálise Peritoneal de 2,5% de glicose (3,5 mEq de cálcio por litro). Apresentações: 2.500 e 6.000 mL
• Solução para Diálise Peritoneal de 2,5% de glicose (2,5 mEq de cálcio por litro). Apresentações: 2.500 e 6.000 mL
• Solução para Diálise Peritoneal de 4,25% de glicose (2,5 mEq de cálcio por litro – baixo teor de cálcio). Apresentações: 2.500 e 6.000 mL
• Na maior parte das trocas normalmente se utiliza solução para diálise peritoneal com glicose a 1,5% ou 2,5%. As soluções contendo glicose a 4,25% são utilizadas quando se requer uma remoção extra do fluido.

Fonte: Baxter.[10]

quando o líquido de diálise é preparado localmente e todo esforço deve ser feito para que isso seja realizado por farmacêuticos em um meio estéril e não à beira do leito. Entretanto, quando realizado a beira do leito a técnica deve ser o mais estéril possível: limpeza da bancada com álcool 70%, uso de campo estéril sob as bolsas de diálise, uso de máscara cirúrgica, luvas de procedimento, antissepsia dos invólucros com álcool 70% e gazes estéreis; evitar conversar no momento da infusão dos eletrólitos na bolsa para evitar erros. É imprescindível, a colocação de rótulo na bolsa preparada a beira do leito. Geralmente, a preparação das bolsas de diálise é feita pelo enfermeiro, porém, o técnico de enfermagem quando com capacidade e competência técnica pode realizar essa tarefa supervisionado pelo enfermeiro.

Quando devo informar o paciente sobre as etapas do procedimento?

Conforme o Código de Ética do Profissional de Enfermagem,[11] no capítulo que dispõe sobre o tema "paciente e enfermeiro", intitulado também como "Direitos Humanos", os enfermeiros, técnicos de enfermagem e auxiliares de enfermagem são responsáveis por informar de maneira clara, detalhada e inteligível todo o processo terapêutico que o paciente será submetido, e elucidá-lo, dos possíveis danos e efeitos colaterais para garantir o entendimento máximo, de acordo com a terapia escolhida para seu tratamento, podendo o paciente, opinar e decidir livremente se vai recusar ou consentir a terapia proposta.

Quais são os cuidados com a montagem do sistema de diálise?[12-14]

- Higienizar das mãos antes de qualquer manipulação do circuito de diálise.
- Fazer uso de EPIS.
- Higienizar o circuito antes de conectá-lo ao paciente, lembrando que a conexão do circuito à bolsa é estéril.
- Realizar a inspeção de todo o circuito, preencher o sistema com a solução dialisadora e descartar a presença de ar (no caso do sistema de buretas), além de estar atenta a validade da solução dialítica.
- Antes de iniciar a diálise deve-se verificar a funcionalidade e a programação da máquina dialítica.
- Atentar-se aos dispositivos de clampeamento do sistema para o caso de alguma irregularidade.
- Em setores hospitalares que não possuem máquinas de diálise, essa terapia é realizada manualmente com o método de gavagem. Todo o circuito deve ser montado de forma estéril, da montagem do circuito a conexão com a bolsa dialítica e à conexão ao paciente. Em alguns serviços essa montagem é realizada exclusivamente pelo enfermeiro, mas a execução dos banhos fica a cargo da equipe técnica de enfermagem.
- **Cuidados específicos na DPA:** 1) A máquina deve ser programada pelo médico ou enfermeiro nefrologista antes de ser levada ao paciente; 2) Ela deve ficar sobre um móvel na mesma altura da cama do paciente; 3) Precisa ser higienizada com

álcool 70% toda vez que for utilizada; 4) É necessário um local para o descarte do efluente, na maioria das vezes é utilizado o ralo do banheiro; 5) Conforme o peso do paciente e o volume dos banhos é necessário confirmar o tipo de sistema de cassete que será utilizado, tem fornecedores que possuem cassetes padrão e os de baixo fluxo; 6) As soluções de diálise quando tiver acréscimo de eletrólitos deve ser preparadas de maneira asséptica; 7) Quando for conectar o paciente à máquina, fechar portas e janelas e desligar o ar condicionado para evitar correntes de ar; 8) A máquina orienta a instalação do cassete e indica o momento de conectar o paciente, é imprescindível que nesse momento o enfermeiro faça o procedimento da maneira mais asséptica possível, utilizando campo estéril abaixo do cateter, fricção com gazes e álcool 70% no cateter, uso de máscara e luvas, se possível estéreis; 9) Ao término da terapia é necessário verificar o valor do ultrafiltrado (UF) e incluir no balanço hídrico parcial do turno; 10) Lembrar sempre que a diálise precisa estar prescrita no prontuário do paciente na data vigente, contendo as informações da composição das bolsas, o tempo da diálise e o volume dos banhos.

- **Cuidados específicos no sistema de buretas:** a) Assim como a DPA, essa modalidade também precisa estar prescrita no prontuário do paciente com as informações da terapia e a constituição das bolsas; b) É recomendado que a solução de diálise seja aquecida antes de ser infundida, para prevenir o desconforto abdominal e a hipotermia, com auxílio de um foco de luz ou com equipamento para aquecimentos de fluidos; c) A bureta de infusão deve ser fixada ao suporte de soro em um nível mais alto do que o paciente e a bureta de drenagem em um nível mais baixo, pois o sistema funciona por gravidade; d) Nos sistemas prontos para a diálise de buretas, normalmente encontramos duas buretas para infusão de solução, cada bureta tem uso único, uma vez a bolsa de diálise conectada a bureta ela não deve ser retirada ou trocada; e) A validade do sistema é de 72 horas caso não tenha a necessidade de uma terceira troca de bolsa, pois duas buretas atendem a apenas duas bolsas; f) É imprescindível que no momento da conexão do sistema ao cateter o enfermeiro faça o procedimento da maneira mais asséptica possível, utilizando campo estéril abaixo do cateter, fricção com gazes e álcool 70% no cateter, uso de máscara e luvas, se possível estéreis; evitando correntes de ar e circulação de pessoas; g) O valor do ultrafiltrado (UF) é calculado ao final de cada turno e faz parte do balanço hídrico parcial.

Quais são os cuidados com a montagem do sistema de hemodiálise?

Durante a preparação do processo de hemodiálise a atenção aos cuidados deve ser redobrada. A higienização das mãos e o uso de EPIS são obrigatórios e imprescindíveis, pois haverá manipulação de uma via de acesso diretamente ligada a corrente sanguínea. A manipulação das vias de conexão venosas deve ser realizada de forma estéril. Antes de iniciar a hemodiálise, faz-se necessário a adoção de algumas condutas, como: higienização com álcool 70% das vias do cateter; retirar toda solução de heparina do cateter e certificar-se que a solução retirada está de acordo com o volume da solução infundida.

Estar com prontuário, prescrição médica e de enfermagem, bem como atento às soluções: bicarbonada; concentrado polieletrolítico (solução ácida); cloreto de sódio; soluções anticoagulantes e outras soluções, que deverão ser infundidas, antes, após e durante a hemodiálise conforme as prescrições.

Verificar a funcionalidade da máquina de hemodiálise e avaliar a integridade de todo o circuito antes de realizar suas conexões. Certificar, a integridade dos cabos e seu funcionamento. Por fim, atentar-se às programações e aos alarmes durante todo período de hemodiálise.

Em alguns serviços de saúde todo o processo de montagem e assistência em hemodiálise é exclusivo do enfermeiro. Entretanto, em alguns casos na UTI é realizado a hemodiálise intermitente e o técnico de enfermagem é o responsável pelo deslocamento da máquina até o paciente, providenciar o material adequado, organizar o ambiente ao redor do paciente, ligar a máquina, instalar o sistema extracorpóreo, acompanhar o enfermeiro no momento da conexão ao cateter venoso e ficar ao lado do paciente verificando sinais vitais, avaliando alterações no paciente até o término da terapia, que normalmente dura de 2-3 horas.

Quais são os cuidados do profissional de enfermagem na assistência ao paciente?[3,11,14,15]

- Proporcionar ao paciente uma assistência adequada, individualizada, personalizada.
- Acomodar o paciente no leito e monitorá-lo.
- Avaliar os dados vitais do paciente antes de iniciar a terapia de hemodiálise/diálise, não sendo indicado mensurar a pressão arterial no membro que contenha fístula arteriovenosa; se estiver internado na UTI os sinais devem ser verificados de hora em hora ou conforme o protocolo institucional.
- Atentar-se a temperatura corpórea do paciente e pressão arterial.
- Realizar, quando possível, a pesagem do paciente antes da hemodiálise/diálise. O peso do paciente pode sofrer alterações para mais ou para menos no final das sessões até mesmo se ele estiver internado na UTI.
- Verificar na prescrição médica os ciclos programados de diálise; o volume de solução dialítica que deve ser infundido na cavidade peritoneal, seu tempo de permanência e de drenagem.
- Verificar junto ao médico o volume das perdas programadas na hemodiálise/diálise e seu tempo previsto.
- Realizar de maneira asséptica a higienização das vias de acesso venoso ou peritoneal antes da conexão no sistema de diálise/hemodiálise.
- Higienizar as mãos antes e após o preparo de medicamentos que serão administrados nos cateteres e fístulas de hemodiálise, e realizar a desinfecção das ampolas dos medicamentos.
- Identificar antecipadamente as alterações no sítio de punção do cateter, avaliar sua permeabilidade, funcionalidade, seu posicionamento e estar atento aos sinais flogísticos.

- Em pacientes que possuam FAV, deve-se realizar a higiene da pele antes da punção, sendo indicado utilizar o dispositivo AVF NIPRO que comporta alto fluxo e é específico para punção de fístula arteriovenosa.

- Confirmar junto à prescrição médica, o volume da solução antiplaquetária que será administrado no processo de hemodiálise.

- Se o setor onde você atua não possui uma máquina de diálise que faça automaticamente o controle hídrico, o mesmo deve ser realizado conforme o protocolo da instituição.

- Preparar a máquina de hemodiálise/diálise, além de preencher todo o circuito com a solução prescrita, sem que haja resíduos de ar, verificando, ainda, a funcionalidade da máquina.

- Cabe ao profissional de enfermagem, técnico ou enfermeiro, estar de posse da prescrição médica, e aplicar os CERTOS da enfermagem, garantindo assim, a segurança do paciente e o sucesso terapêutico.

- Outro fator muito importante, são os medicamentos que esse paciente, seja ele, de uma unidade de terapia intensiva ou até mesmo ambulatorial, tem para receber. Há algumas restrições de administração e oferta desses medicamentos, principalmente durante o processo de hemodiálise. Essas medicações, como a classes de antibióticos, por exemplo, não devem ser administradas nesse período. Sendo assim, antes de iniciar qualquer medicação, consulte o enfermeiro ou o médico.

- Realizar anotações no prontuário do paciente, como: o início da terapia; as ações e condutas realizadas; registrar o início e o fim do balanço hídrico com o fechamento de ganhos e as perdas de volumes totais.

Como realizar controle do balanço hídrico em diálise peritoneal?

A evolução tecnológica tem contribuído para o controle do balanço hídrico, no entanto, essa ainda não é a realidade vivenciada na maioria dos serviços de saúde. Em muitas instituições esse controle é realizado de modo manual, e assombra muitos profissionais de enfermagem. Para elucidar esse processo têm-se duas etapas:

- **Primeira etapa:** criar uma planilha contendo informações como: nome do paciente, leito, data, números de banhos, início e fim da infusão na cavidade peritoneal, volume infundido, tempo de início de infusão, tempo do fim da drenagem, volume drenado, balanço parcial e balanço total (Figura 19.5).

Paciente:_____ Leito:_____ Registro:_____									
Data/nº do banho	Início da entrada	Final da entrada	Volume de entrada	Início de saída	Peso da bolsa	Volume de saída	Balanço parcial	Balanço total	Observação

Figura 19.5. Exemplo de como montar uma planilha de controle de balanço hídrico para diálise peritoneal (Fonte: Elaborado pelos autores).

- **Segunda etapa:** aplicar a regra matemática, "jogo dos sinais", onde as perdas são representadas pelo símbolo negativo (-) e ganhos pelo símbolo positivo (+). Uma vez entendido, agora é só aplicar a regra dos sinais (sinais iguais soma e conserva-se o sinal, sinais diferentes subtrai e conserva o sinal do maior).

Exemplo:

Prescrição DP – Paciente J.L, Leito 3, data 11/09/20
Tempo de permanência   10 minutos
Volume de infusão   50 mL
Concentração de glicose   1,5% sem adicionais

O balanço total é o saldo entre ganhos e perdas durante a terapia de diálise peritoneal. O Quadro 19.5 mostra como pode ser feito o registro e o cálculo de maneira organizada. E significa que durante o período de tempo abaixo o paciente reteve 16 mL do líquido de diálise no abdômen e esse valor deve ser colocado na folha de registro de sinais vitais do paciente como líquidos infundidos.

Quadro 19.5. Controle do balanço hídrico (aplicação da regra matemática)							
Data/banhos	Início entrada	Final entrada	Volume entrada	Início saída	Volume saída	BHP	BHT
19/12- 1	8:00	8:05	50	8:15	60	-10	-10
2	8:20	8:25	50	8:35	55	-5	-15
3	8:45	8:50	50	9:00	30	+ 20	+5
4	9:10	9:15	50	9:25	65	-15	- 10
5	9:35	9:40	50	9:50	56	+6	- 4
6	10:00	10:05	50	10:15	70	+20	+16

Fonte: Elaborado pelos autores.

Quais as possíveis complicações durante a realização da hemodiálise?

Durante o processo de hemodiálise o paciente pode evoluir para uma descompensação hemodinâmica, com isso é preciso estar atento aos sinais e sintomas, pois essas complicações podem ser fatais.

Atentar-se aos sinais vitais como frequência cardíaca (FC), frequência respiratória (FR), temperatura (T), pressão arterial (PA), saturação (Sat) de suma importância. A temperatura durante a terapia de hemodiálise pode sofrer leve variação, o que é esperado, entretanto, deve-se monitorar constantemente esse parâmetro vital.[13,15]

Outras complicações como: dor; rebaixamento sensório; crise convulsiva; hipotensão; hipotermia; queda de saturação; hipoglicemia; cãibras; cefaleias; náuseas; vômitos e outras descompensações podem ocorrer durante o tratamento paliativo. Nesses casos o enfermeiro e médico, devem ser comunicados imediatamente e a terapia deve ser suspensa até uma nova reavaliação médica além do restabelecimento do estado hemodinâmico do paciente.[13] As ocorrências mais comuns são episódios de hipoglicemia, hipotensão associado a distúrbios eletrolíticos.[11,16]

Quais as possíveis complicações durante a realização da diálise peritoneal?[2]

Durante a sessão de diálise peritoneal, o paciente pode evoluir com o aumento dos níveis glicêmicos (hiperglicemia), e em pacientes com restrição respiratória (ventilação mecânica, síndrome angústia respiratória, doença obstrutiva crônica etc.) pode ocorrer o agravamento do quadro respiratório, além do risco de desenvolver peritonite e perfuração intestinal.

Referências bibliográficas

1. Yu L et al. Sociedade brasileira de nefrologia. Insuficiência renal aguda. 2007. Disponível em: https://arquivos.sbn.org.br/uploads/Diretrizes_Insuficiencia_Renal_Aguda.pdf Acessado em 19/12/2021.
2. Riella MC. Princípios de nefrologia e distúrbios hidreletrolíticos. 6 ed. Rio de Janeiro: Guanabara Koogan, 2018.
3. Fermi MRV. Diálise para enfermagem: guia prático/Mareia Regina Valente Fermi. 2 ed. Rio de Janeiro: Guanabara Koogan, 2010.
4. Cruz SCGR, Oliveira SC, Matsui T. Curso de especialização profissional de nível técnico de enfermagem-livro do aluno: terapia renal substitutiva. São Paulo: FUNDAP, 2012.
5. Matos EF, Lopes A. Modalidades de hemodiálise ambulatorial: breve revisão. Acta Paul Enferm. 2009;22(Especial-Nefrologia):569-71 Disponível em: https://www.scielo.br/j/ape/a/YtFzSgKbkHJW8Qh6zBGqRhD/?format=pdf&lang=pt Acessado em 06/12/2021.
6. Pinheiro SS. Intensivismo pediátrico: o que todo enfermeiro deve saber. São Paulo: Editora Atheneu, 2020.
7. Daugirdas JT, Blake PG, Ing TS. tradução Claudia Lucia Caetano de Araujo; revisão técnica Luis Yu e Hugo Abensur. Manual de diálise – 5 ed. – Rio de Janeiro: Guanabara Koogan, 2016.
8. Cullis B et al. Peritoneal dialysis for acute kidney injury. Peritoneal dialysis international 2014 Jul-Aug;34(5):494-517. Disponível em: https://arquivos.sbn.org.br/pdf/ispd-guidelines-2014-portugues.pdf Acessado em 19/12/2021.
9. Johnson RJ, Feehally J, Floege J. Nefrologia Clínica: Abordagem Abrangente – 5ª edição. Rio de Janeiro: Elsevier. 2016.
10. Baxter. Bula da Dianeal PD-2 - Solução para diálise peritoneal glicose monoidratada + Associação. Disponível em: https://buladeremedio.net/pdfs/dianeal_pd_2_15163252019_11762800-repaired.pdf Acessado em 13/12/2021.
11. Conselho Regional de Enfermagem do Distrito Federal. Resolução Cofen nº 564/2017: Aprova o novo Código de Ética dos Profissionais de Enfermagem. In: Conselho Regional de Enfermagem do Distrito Federal. Legislação dos profissionais de enfermagem. Brasília-DF: Conselho Federal de Enfermagem. 2017. Disponível em: https://www.coren-df.gov.br/site/wp-content/uploads/2019/09/projeto-codigo.pdf Acessado em: 2/09/2020.
12. Oliveira JKA et al. Segurança do paciente na assistência de enfermagem durante a administração de medicamentos. Rev. Latino-Am. Enfermagem [Internet]. 2018 [acesso em 2020 set 3]; 26: e3017. Disponível em: https://www.scielo.br/pdf/rlae/v26/pt_0104-1169-rlae-26-e3017.pdf. DOI: https://doi.org/10.1590/1518-8345.2350.3017
13. Beltrame V et al. Intervenções de enfermagem nas intercorrências do tratamento hemodialítico. Ágora: R. Divulg. Cient [Internet]. 2011 [acesso em 2020 set 3]; 18(1): 2237-9010. Disponível em: https://www.periodicos.unc.br/index.php/agora/article/view/252. DOI: https://doi.org/10.24302/agora.v18i1.252
14. Censo da Sociedade Brasileira de Nefrologia 2014. [acesso 2015 Ago 4]. Disponível em: https://www.sbn.org.br/orientacoes-e-tratamentos/tratamentos/hemodiálise/#:~:text=O%20cateter%20de%20hemodi%C3%A1lise%20%C3%A9,f%C3%ADstula%20e%20precisam%20fazer%20di%C3%A1lise.
15. Ribeiro RCHM et al. Necessidades de aprendizagem de profissionais de enfermagem na assistência aos pacientes com fístula arteriovenosa. Acta Paul Enferm. Especial-Nefrologia [Internet]. 2009 [acesso em

2020 set 1]; 22: 515-518. Disponível em: https://www.scielo.br/pdf/ape/v22nspe1/12.pdf. DOI: https://doi.org/10.1590/S0103-21002009000800012.

16. Zica DS, Martínez BB, coordenadora. Cuidados e recomendações sobre acesso vascular para hemodiálise: prevenindo complicações: manual educativo para pacientes. Pouso Alegre: Univás, 2016. [acesso em 2020 set 4]. Disponível em: http://www.univas.edu.br/mpcas/egresso/publicac ao/201702219025839006573.pdf

Sites

- https://baraovascular.com.br/todos-os-tratamentos/acesso-para-hemodialise/
- https://angiovascrj.com.br/acessos-vasculares/

20 Cuidados de Enfermagem ao Paciente Crítico com Terapia Nutricional

Liege Lessa Godoy
Sabrina dos Santos Pinheiro

Qual a definição de terapia nutricional (TN)?

A terapia nutricional refere-se a um conjunto de procedimentos visando reconstituir ou manter o estado nutricional de um indivíduo, por meio da oferta de alimentos ou nutrientes para fins especiais.[1]

Qual legislação que norteia a atuação da enfermagem em terapia nutricional?[2,3]

Portarias do Ministério da Saúde (RDC nº 63 de 06/07/2000 e Portaria nº 272 de 08/04/1998) direcionam para as Boas Práticas de Administração da Terapia Nutricional Enteral e Parenteral pela equipe de enfermagem sob supervisão do enfermeiro. A Resolução do COFEN nº 277 (16/06/2003) também aprova as normas de procedimentos a serem utilizadas pela equipe de Enfermagem na Terapia Nutricional. É importante destacar que além de assumir o acesso ao trato gastrintestinal, o enfermeiro também possui a competência de sistematizar a assistência na Nutrição Oral Especializada.

O que regulamenta o Conselho Regional de Enfermagem em relação à TN?[3,4]

Por ser considerada uma terapia de alta complexidade, é vedada aos auxiliares de enfermagem a execução de ações relacionadas à TN podendo, no entanto, executar cuidados de higiene e conforto ao paciente em TN.

A equipe de enfermagem envolvida na administração da terapia nutricional é formada por enfermeiros e técnicos de enfermagem, executando esses profissionais suas atribuições em conformidade com o disposto em legislação específica – a Lei nº 7.498, de 25 de junho de 1986, e o Decreto nº 94.406, de 08 de junho de 1987, que regulamentam o exercício da Enfermagem no país.

Os técnicos de enfermagem, em conformidade com o disposto na Lei nº 7.498, de 25 de junho de 1986, e no Decreto nº 94.406, de 08 de junho de 1987, que regulamentam o exercício profissional no país, participam da atenção de enfermagem em TN, naquilo que lhes couber, ou por delegação, sob a supervisão e orientação do enfermeiro.

Nutrição enteral

Qual a definição de nutrição enteral?[5]

Consiste na administração de alimentos liquidificados ou de soluções nutricionalmente completas, com fórmulas quimicamente definidas, por infusão direta no estômago ou no intestino delgado, por meio de sondas oro/nasogástrica, oro/nasoentérica, gastrostomia, jejunostomia ou ileostomia. Tem indicação de ser utilizada em pacientes subnutridos ou em risco de subnutrição que apresentem trato digestório íntegro ou parcialmente funcionante.

Quais as indicações e contraindicações para a terapia nutricional enteral?[5]

Indicações

- Hiporexia/anorexia persistente devido a doenças consumptivas, infecciosas, crônicas e psiquiátricas. Rebaixamento do nível de consciência.
- Estado confusional agudo ou crônico.
- Coma devido a traumatismo cranioencefálico.
- Acidente vascular encefálico.
- Disfagia grave por obstrução ou disfunção da orofaringe ou esôfago (megaesôfago chagásico, neoplasias de orofaringe e esôfago).
- Broncoaspiração recorrente em pacientes com distúrbios de deglutição.
- Náuseas e vômitos, em casos de gastroparesia ou obstrução do trato gastrintestinal superior.
- Paciente hipermetabólico (aumento das necessidades nutricionais), devido a queimaduras extensas, traumatismos, fibrose cística etc.
- Doenças que requerem administração de formulações específicas como na pancreatite aguda, insuficiência hepática, insuficiência renal, doença de Crohn em atividade, fístulas de intestino delgado ou do cólon.
- Hipotrofia de mucosa intestinal pós-estresse orgânico grave (reação de fase aguda).
- Manutenção da integridade da mucosa intestinal e/ou a prevenção de sua hipotrofia (pacientes pós-cirúrgicos, pós-trauma, pacientes em jejum prolongado associado a doenças crônicas).
- Grandes cirurgias gastrintestinais.
- Ingestão alimentar insuficiente e sem previsão de evolução.

Contraindicações

- Obstrução intestinal.
- Íleo paralítico.
- Isquemia intestinal.
- Peritonite difusa.
- Diarreia intratável.

Quais os cuidados gerais a serem seguidos pela equipe de enfermagem em terapia nutricional?[2]

Considerando a TN como terapia de alta complexidade, é fundamental o conhecimento científico e colaboração da equipe, promovendo uma assistência segura e de qualidade.

Esse cuidado envolve:

- Prover e manter a via de acesso escolhida.
- Instalar e administrar a terapia prescrita em doses plenas (seja na forma gravitacional como em bombas de infusão).
- Controlar efetivamente os volumes infundidos em comparação com os volumes prescritos.
- Monitorar os efeitos das terapias e detectar e atuar precocemente, diante das intercorrências que os pacientes possam apresentar.
- Acompanhar a efetividade/tolerância às terapias por meio de controles clínicos como controle da glicemia capilar, evolução do peso corpóreo, eliminação intestinal.

Quais os tipos de sondas utilizadas na nutrição enteral?[1]

A escolha do acesso enteral depende da duração prevista para terapia, do grau de risco do deslocamento da sonda ou risco de aspiração, do estado clínico do paciente, do trato gastrintestinal e de alterações anatômicas individuais, como alteração de septo nasal. Quanto ao tempo previsto de administração da terapia nutricional enteral, podemos dividir em dois grandes grupos:

- Acesso enteral de curta duração: via nasogástrica (sonda nasogástrica) e via nasoentérica sondas duodenal e jejunal).
- Acesso enteral de longa duração: gastrostomia e jejunostomia.

Quais são os cuidados de enfermagem em pacientes críticos com ostomas para alimentação (gastrostomia, jejunostomia) em uso de dieta enteral?[5]

Pacientes adultos ou pediátricos quando têm indicação clínica de manter suporte nutricional enteral exclusivo, realizam estomas e inserção de sondas como gastrostomia ou jejunostomia.

Os cuidados incluem avaliar a área periestomal diariamente durante o banho e sempre que necessário. Deverão ser observados:

- Coloração da pele ao redor do estoma.
- Presença de lesões na pele originadas de contato com líquidos gastrintestinais.
- Presença de secreções, odor e coloração.
- Enchimento do balonete da sonda (gastrostomia).
- Presença de rachaduras, vazamentos, acotovelamentos, que comprometam a integridade da sonda.
- Permeabilidade da sonda.

Quais são os principais cuidados de enfermagem ao paciente crítico submetido a terapia nutricional enteral?[6-8]

- Realizar higienização das mãos antes e após a instalação da dieta.
- Conferir prescrição médica da dieta.
- Manter cabeceira do leito elevada.
- Utilizar os equipamentos de proteção individual.
- Atentar-se temperatura adequada para administração da dieta.
- Certificar-se do posicionamento correto da sonda, sabendo que o padrão-ouro para a certeza da localização é a realização de raio-X e por meio da imagem identificar o local onde a ponta da sonda está localizada (estômago ou duodeno). Existem instituições que utilizam métodos diferentes, como:
  - Teste de verificação do volume residual gástrico.
  - Teste auscultatório antes da administração da dieta.
  - Teste de pH gástrico.
  - Medida externa da SNE/SNG.
- Manter controle de infusão de dieta, se contínua, intermitente, por gravidade ou em *bolus* dependendo do estado do paciente, necessidades nutricionais, tipo de dieta e localização da sonda.
- Realizar pausas na alimentação no momento de procedimentos nas vias aéreas, trato gastrintestinal, banhos de leito e exames de imagem.
- Realizar lavagem da sonda antes e após administração de medicamento e dietas.
- Suspensão de dieta em casos de êmese, resíduo gástrico aumentado, instabilidade hemodinâmica ou presença de sangue na sonda.

Quais os riscos relacionados com o uso de TNE?[9]

- **Riscos relacionados com a sonda:** broncoaspiração da dieta, risco de tração inadvertida da sonda, risco de obstrução da sonda e risco de lesão de pele ocasionada pelo atrito.
  - Broncoaspiração da dieta, pode estar relacionado com a posição da cabeceira baixa do leito do paciente, enquanto está recebendo a TNE.

– Tração inadvertida da sonda pode ser ocasionada pelo paciente (agitação psicomotora, sedativos, confusão mental), ou quando existe a translocação do paciente pela enfermagem de maneira inadequada.

– Obstrução da sonda é uma das complicações mecânicas mais comuns em pacientes que fazem uso de TNE, o que pode ocorrer por falta de irrigação com água antes e após à administração de medicamentos, precipitação da dieta, dobras da sonda, incompatibilidade entre dieta e fármaco, aderência do fármaco à parede da sonda, características ou forma do medicamento.

– Lesões na pele podem estar relacionadas ao posicionamento inadequado da sonda e ao material usado para a fixação. Assim sendo, indica-se a avaliação periódica e a troca diária da fixação da sonda para prevenção dessas lesões, alguns sinais como hiperemia, umidade, tração, atrito e desconforto devem ser observados diariamente nos cuidados a esses pacientes.

- **Riscos relacionados com a dieta:** riscos estão de administração inadequada da dieta, tempo de infusão.

– Troca de dieta entre os pacientes pode estar relacionada à infusão de dietas e águas de hidratação, destinadas a um paciente, para outro. Salienta-se entre os cuidados de enfermagem a necessidade de dispensar atenção para a leitura dos rótulos e pulseiras de identificação, evitando as trocas de terapias entre pacientes.

– Tempo de infusão inclui seguir prescrição e uso de bombas de infusão e preferencialmente fazer uso de bombas de infusão específicas para TNE.

- **Riscos relacionados com a contaminação:** higiene de mãos e de dispositivos utilizados para manutenção da SNE, e a validade de insumos e da dieta.

– Higienização das mãos como modo de prevenir a disseminação de infecções intra-hospitalares e representar uma das principais estratégias para a prevenção das infecções relacionadas à assistência à saúde.

– Dispositivos utilizados para manutenção da SNE devem ser higienizados, a má higiene dos utensílios foi evidenciada como uma possível fonte de proliferação de bactérias. Orientações de limpeza e desinfecção devem ser realizadas conforme as recomendações da Comissão de controle de Infecção Hospitalar, com manutenção preventiva e corretiva para garantir o bom funcionamento.

– Tempo de validade dos insumos e da dieta utilizada na TNE, podem oferecer riscos ao paciente pela contaminação. De acordo com a resolução da Agência Nacional de Vigilância Sanitária (ANVISA), toda nutrição enteral deve apresentar no rótulo o prazo de validade com indicação das condições para sua conservação. O frasco de nutrição enteral (NE) em sistema aberto ou fechado, é inviolável até o final de sua administração. Da mesma maneira, o equipo para infusão da NE deve ser próprio para essa finalidade, e trocado a cada 24 horas de acordo com os Protocolos Operacionais Padrão (POPs) de Boas Práticas em TNE da instituição. O contato manual é uma das fontes de maior significância na problemática da contaminação de dietas enterais em ambientes clínicos.

Como deve ser o preparo de medicamentos que serão administrados pela sonda enteral e sondas de gastrostomias e jejunostomias?[6]

Os medicamentos não devem ser adicionados diretamente nas fórmulas de NE e devem ser administrados separadamente, devido aos riscos de incompatibilidades, obstrução das sondas ou alteração das respostas terapêuticas. Quando estão na forma de pó, inclusive aqueles obtidos a partir da trituração de apresentação sólidas, devem ser diluídos, para que possam ser adequadamente administrados e absorvidos.

Recomendações gerais para prevenção de erros na administração de medicamentos em pacientes em uso de nutrição enteral[5]

- Verificar a disponibilidade e compatibilidade de forma farmacêutica líquida para administração via sonda enteral.
- Diluir o medicamento líquido em água para minimizar efeitos adversos no trato gastrintestinal.
- Verificar se os medicamentos prescritos e dispensados são compatíveis com a trituração e administração via sonda enteral.
- Triturar os medicamentos separadamente até obter um pó fino e homogêneo.
- No caso de múltiplos medicamentos, triturá-los e solubilizá-los em água separadamente devido ao risco de incompatibilidades físico-químicas.
- Não adicionar medicamentos nas fórmulas enterais.
- Dois ou mais medicamentos prescritos para o mesmo horário devem ser preparados e administrados separadamente, sendo necessário lavar a sonda com 15 a 20 mL de água entre as administrações.
- Antes de administrar o medicamento, interromper a dieta e lavar a sonda com 15 a 20 mL de água.
- Lavar a sonda novamente após a administração do medicamento, considerando o balanço hídrico e a idade do paciente.

Cuidados para administração de alguns medicamentos específicos por sonda

Medicamento	Efeito	Recomendações
Inibidores da bomba de prótons (omeprazol, lansoprazol, pantoprazol)	Inativação pelo ácido gástrico.	Sonda de posição gástrica – misturar com suco de laranja ou maçã, por serem ácidos, para proteger os grânulos até que esses cheguem ao intestino. Sonda de posição intestinal – preparar a suspensão a partir dos grânulos, com solução de bicarbonato de sódio a 8,4%. Observação: omeprazol – disponível no mercado preparação específica para ser dissolvido em água e administrado via sonda (Losec Mups®).
Fenitoína	Redução de 50% a 75% da absorção quando associada a NE.	Diluir a fenitoína (disponível em forma líquida) com 20 a 60 mL de água, interromper a NE duas horas antes da administração e reiniciá-la duas horas após. Enxaguar a sonda com 60 mL de água antes e após a administração do medicamento.

Continua...

Continuação

Medicamento	Efeito	Recomendações
Varfarina	Efeito anticoagulante é antagonizado pela fitomenadiona (vitamina K), presente em dieta enteral.	Recomenda-se interromper a NE uma hora antes e reiniciá-la uma hora após a administração da varfarina. Pode ser necessário aumentar a dose de varfarina ou substituí-la por outro anticoagulante, como heparina. Observação: pacientes que recebem NE e varfarina devem ter o tempo de protrombina cuidadosamente monitorado.
Fluorquinolonas (ciprofloxacina)	Redução da biodisponibilidade pela presença de cátions multivalentes, como cálcio, magnésio, alumínio e ferro, presentes em fórmulas de NE. Observação: o comportamento das interações varia entre os representantes dessa classe de antimicrobianos.	De modo geral, recomenda-se a administração desses medicamentos por via parenteral quando a via oral não for acessível. Caso seja extremamente necessária a administração por sonda, pode-se triturar os comprimidos e diluir o pó em 20 a 60 mL de água estéril, imediatamente antes da administração; nesse caso, deve-se interromper a NE uma hora antes e reiniciá-la duas horas após. De maneira geral, recomenda-se a administração desses medicamentos por via parenteral quando a via oral não for acessível. Caso seja extremamente necessária a administração por sonda, pode-se triturar os comprimidos e diluir o pó em 20 a 60 mL de água estéril, imediatamente antes da administração; nesse caso, deve-se interromper a NE uma hora antes e reiniciá-la duas horas após.
Laxantes, como metilcelulose e _psyllium_	Não podem ser administrados por sonda, pois intumescem e obstruem a via quando misturados com fluidos.	Considerar a adição de fibras à fórmula de NE.

NE: nutrição enteral.
Fonte: EBSERH.[5]

Existem manobras técnicas capazes de prevenir ou desobstruir as sondas enterais, gastrostomias e jejunostomias?[6]

A medida indicada é a administração de água antes e após a administração de dietas ou medicamentos, apesar da inexistência de evidências na literatura que suportem essa recomendação. Quanto às medidas para desobstrução dos dispositivos, irrigação com água morna ou utilização de enzimas pancreáticas combinadas com bicarbonato de sódio são pouco eficazes. Em muitos casos, é necessária a troca do dispositivo.

Quais são as recomendações de manejo da NE em pacientes em posição prona?[6]

- Administração de agentes procinéticos endovenosos.
- Utilização de sondas nasoenterais em posicionamento pós-pilórico, sempre que houver alto volume residual gástrico.
- Avaliação abdominal a cada 4 horas.
- Monitoramento da frequência de evacuações.
- Administração da NE em bombas de infusão.
- Cabeceira elevada em Trendelenburg reverso.

Nutrição parenteral (NP)

Qual a definição de nutrição parenteral?[10]

Define-se como NP, solução ou emulsão composta basicamente de carboidratos, aminoácidos, lipídios, vitaminas e minerais, estéril e apirogênica, acondicionada em recipiente de vidro ou plástico, destinada à administração intravenosa em pacientes em que a nutrição oral ou por sonda é insuficiente ou contraindicado. Geralmente são pacientes desnutridos podendo estar em ambiente hospitalar, ambulatorial ou domiciliar, visando à síntese ou manutenção dos tecidos, órgãos ou sistemas.

Quais são os pacientes candidatos à nutrição parenteral periférica e central?[6]

Tem indicação os pacientes que não podem ingerir ou absorver mais de 60% das necessidades nutricionais, por via oral ou enteral. Indica-se NP periférica, para estimativa de até 14 dias de tratamento e rede venosa periférica acessível; e a NP central, para estimativa acima de 14 dias de tratamento.

Quais as vias de acesso que podem ser infundindo a NP?[2,10]

A NP pode ser administrada por via periférica ou central conforme a osmolaridade da solução. Dessa maneira pode ser administrada em via periférica, as soluções que possuírem uma osmolaridade de até 900 mOsm/L.

A NP por via periférica é ofertada por veias com baixo fluxo sanguíneo, como as veias da mão e do braço. Assim sendo, suas soluções devem ser de baixa osmolaridade (até 600 mOsm/L) e fornecer menor aporte proteico-calórico em relação às soluções infundidas pela NP de acesso venoso central. A NP periférica pode ser utilizada como via exclusiva em pacientes abaixo de 45 kg de peso corpóreo ou, nos demais, por um período de até sete dias, caso contrário, se for mantida por mais tempo, poderá aumentar o risco de desnutrição. Portanto, é indicada para pacientes que não suportam receber toda a oferta calórica necessária pela via oral ou enteral e/ou para pacientes em risco de desnutrição que necessitem de jejum por poucos dias consecutivos.

O acesso venoso central é indicado para soluções que têm osmolaridade maior que 900 mOsm/L, utilizando-se veia central de grosso calibre e alto fluxo sanguíneo, como: veias subclávias e jugulares. Estando contra indicada a veia femoral por possuir maior risco de infecção.

A NP em acesso central compreende o uso de veias de alto fluxo sanguíneo, como as veias subclávias e jugulares internas ao lado da veia cava superior ou, em casos excepcionais, a veia cava inferior. Utiliza-se essa via quando é necessário administrar todos os nutrientes por via parenteral, em soluções de grande volume e por tempo prolongado. As soluções infundidas pelo acesso venoso central podem ser de alta osmolaridade e o tempo de infusão costuma ser maior de sete dias, chegando a ter longa duração, dependendo do tipo e da técnica de inserção do cateter venoso utilizado.

Quais são os cateteres utilizados para a infusão da NP?[11]

As condições clínicas do paciente, a anatomia venosa e o estado de coagulação, determinam a escolha do acesso venoso; assim como a natureza da terapia, institui o período de utilização. O tempo de utilização superior a 15 dias, estipula preferencialmente o uso de cateter venoso central. Inclui-se o cateter de curta permanência nos quais citamos os cateter duplo lúmen, monolúmen e cateter central de inserção periférica e longa permanência no qual citamos como exemplo os cateter tunelizados como Broviac-Hickmann® e os totalmente implantados como os Portcath®. A ordem preferencial do vaso de escolha é: subclávia, jugular e femoral. A veia subclávia permite maior conforto à mobilização do paciente e menor índice de infecção.

O cateter central de inserção periférica (PICC) é confeccionado em silastic ou poliuretano (com lúmen simples ou duplo, cujo diâmetro varia de 1,1 a 7,0 Fr). É introduzido por via percutânea, perifericamente, até a veia cava superior, com menor risco de acidentes ao ser introduzido e de contaminação durante a sua permanência. As veias de escolha para canulação do PICC são: cefálica, basílica ou cubital média. É a via de escolha em pediatria e neonatologia, onde os riscos associados a outros dispositivos são maiores. Outras indicações para o PICC são pacientes traqueostomizados, distúrbios de coagulação ou com riscos inerentes à punção central.

O cateter central tunelizado, de Broviac-Hickmann®, é indicado para NP de longa permanência, principalmente para uso domiciliar. A inserção é realizada por ato cirúrgico. Os cateteres são confeccionados em silicone, podendo ter luz única, dupla ou tripla, com 90 cm de comprimento.

O cateter totalmente implantado (Porth's) é mais indicado para quimioterapia, sendo pouco utilizado para a TNP. Consta de duas porções: cateter de silicone e câmara.

Quando se faz necessário o uso de nutrição parenteral em acesso periférico podemos usar cateter sobre agulha (Abocath®), *scalp* ou cateter de linha média (Medline®).

Qual é o lúmen adequado para a instalação da NP em cateter multilúmen?[6]

Não há evidência do lúmen adequado, quer seja proximal, medial ou distal, mas sim de manter uma via/lúmen exclusivo para a infusão da NP.

Quais são as compatibilidades e incompatibilidades medicamentosas com a nutrição parenteral (NP)?

Compatibilidade dos medicamentos com nutrição parenteral dois em um e três em um.

Princípio ativo	NP sem lipídios dois em um	Concentração máxima	NP com lipídios três em um	Concentração máxima	Observação
Aciclovir	INC		INC		
Amicacina	C	250 mg/mL	C	5 mg/mL	

Continua...

Continuação

Princípio ativo	NP sem lipídios dois em um	Concentração máxima	NP com lipídios três em um	Concentração máxima	Observação
Aminofilina	C	2,5 mg/mL	C	2,5 mg/mL	
Ampicilina	C	20 mg/mL	C	40 mg/mL	
Anfotericina B lipossomal	INC		INC		Incompatível com cloreto de sódio
Caspofungina	INC		NT		
Cefazolina	C	10 mg/mL	C	20 mg/mL	
Cefepima	C	90 mg/mL	C	100 mg/mL	
Cefoxitina	C	200 mg/mL	C	20 mg/mL	
Ceftriaxona	INC		INC		Atenção às preparações que contenham cálcio na composição, incompatível com ceftriaxona
Ciprofloxacina	INC		C	1 mg/mL	Preparação pronta para uso na concentração 2 mg/mL
Claritromicina	NT		NT		
Clindamicina	C	150 mg/mL	C	12 mg/mL	
Clorpromazina	C	2 mg/mL	C	2 mg/mL	
Ciclosporina	C	0,15 mg/mL	C	5 mg/mL	
Dexametasona	C	1 mg/mL	C	4 mg/mL	
Diazepam	NT		NT		
Difenidramina	C	50 mg/mL	C	50 mg/mL	
Dimenidrinato	NT		NT		
Folinato de cálcio	C	2 mg/mL	C	2 mg/mL	
Foscavir	C	24 mg/mL	INC		
Furosemida	C	10 mg/mL	C	10 mg/mL	NP dois em um: compatível somente na concentração 10 mg/mL
Ganciclovir	C	1 mg/mL	INC		
Hidrocortisona	C	1 mg/mL	C	1 mg/mL	
Doxiciclina	C	10 mg/mL	NT		
Fenobarbital	C	5 mg/mL	INC		
Fentalina	C	0,05 mg/mL	C	0,05 mg/mL	
Fluconazol	C	2 mg/mL	C	2 mg/mL	
Ganciclovir	INC		INC		

Continua...

Continuação

Princípio ativo	NP sem lipídios dois em um	Concentração máxima	NP com lipídios três em um	Concentração máxima	Observação
Gluconato de cálcio	C	40 mg/mL	C	40 mg/mL	
Hidralazina	NT		NT		
Hidroxizina	C	2 mg/mL	NT		
Imipenem/ cilastatina	C	10 mg/mL	C	10 mg/mL	Compatível somente na concentração de 10 mg/mL
Imunoglobulina humana	NT		NT		
Insulina regular	C	2 UI/mL	C	1 UI/mL	
Levofloxacina	NT		NT		
Meropenem	NT		C	50 mg/mL	
Mesna	C	10 mg/mL	C	10 mg/mL	
Metilprednisolona	C	5 mg/mL	C	5 mg/mL	
Metoclopramida	C	0,58 mg/mL	C	5 mg/mL	
Metronidazol	C	5 mg/mL	C	5 mg/mL	
Micafungina	C	1,5 mg/mL	NT		
Midazolam	C	0,5 mg/mL	INC		
Morfina	C	30mg/mL	C	5 mg/mL	
Naloxona	NT		NT		
Oxacilina	C	167 mg/mL	C	20 mg/mL	
Penicilina G potássica	C	500.000 UI/ mL	C	40.000 UI/ mL	
Prometazina	INC		C	2 mg/mL	
Ranitidina	C	5 mg/mL			Varia de acordo com a composição da NP entrar em contato com o farmacêutico para avaliação da formulação
Sulfametoxazol + trimetoprima	C	4 mg/mL	C	4 mg/mL	
Sulfato de magnésio 10%	C	100 mg/mL	C	100 mg/mL	
Tacrolimus	C	1 mg/mL	C	1 mg/mL	
Teicoplamina	C	0,2 mg/mL	C	0,2 mg/mL	
Vancomicina	C	50 mg/mL	C	10 mg/mL	
Voriconazol	INC		INC		

Fonte: Miranda et al.[1]

Quais são os cuidados relacionados ao condicionamento e temperatura ideal das bolsas de NP?[10,12]

As bolsas de nutrição parenteral são acondicionadas em recipientes refrigerados para manter a temperatura em torno de 2 ºC a 8 ºC, devendo assegurar sua estabilidade físico-química e pureza microbiológica.

Quando transportadas, devem manter temperatura de 2 ºC a 20 ºC e deve ser protegida da luz solar. O tempo de transporte não deve exceder 12 horas.

Qual a validade da NP desde a sua fabricação e após a instalação no paciente?[12]

Nutrição parenteral total tem validade de 48 horas a contar da data de fabricação e 24 horas após a instalação no paciente.

Cuidados de enfermagem durante a administração da nutrição parenteral[10]

A instalação e administração da NP compete ao profissional enfermeiro, utilizando materiais e técnicas padronizadas. A via intravenosa deve ser exclusiva para a TNP, devendo ser utilizada em conjunto com outras infusões em casos excepcionais, após liberação da equipe multiprofissional, pois há risco de incompatibilidade entre as substâncias.

Todas as superfícies de trabalho devem ser limpas e desinfetadas antes e após o preparo da NP e é dever do profissional realizar a lavagem de mãos e antebraços corretamente.

Os equipos de infusão devem ser trocados a cada troca de NP e deve ser fotossensível, protegendo a solução da luz e calor solar.

Antes da instalação, é de extrema importância a verificação das informações contidas no rótulo, comparando-as com as informações contidas na prescrição médica.

A instalação é um procedimento asséptico, devendo ser realizado em até 24 horas de sua preparação. O recipiente é inviolável e uma vez conectado ao cateter venoso, não pode ser desconectado, pois há risco de contaminação.

Dentre os cuidados com NP, quais os principais itens que devem ser checados durante a instalação da mesma ou durante a infusão?[11]

- Nome do paciente; temperatura adequada; data de validade; composição da bolsa; tempo e volume de infusão; aspecto da solução (solução deve apresentar-se com homogeneidade); violação da embalagem (deve estar fechada e sem vazamentos); bolsas e materiais fotossensíveis.
- Evitar interrupções da infusão da NP.
- O encaminhamento do paciente a exames ou outros procedimentos necessários ao tratamento deve ser feito com a bomba de infusão ligada na modalidade de bateria.
- Em casos de cirurgia, suspender a NP, instalar soroterapia conforme prescrição médica e identificar a via da NP.

- Em caso de interrupção brusca da NP, instalar soroterapia conforme prescrição médica, evitando hipoglicemia.

Quais as complicações relacionadas à NP?[1]

- Hiperglicemia; hipoglicemia (interrupção abrupta da nutrição parenteral).
- Hepatomegalia (esteatose hepática).
- Colestase e hepatopatia da NP.
- Hipo/hipervitaminose e deficiência de oligoelementos.
- Acidose metabólica.
- Osteopatia ou osteopenia.
- Infecções relacionadas a cateter.
- Trombose de veia.
- Obstrução ou ruptura de cateter.
- Infiltração e lesão de partes moles.
- Migração do cateter (pleura, pericárdio).
- Complicações relacionadas à inserção do cateter venoso central: hemo/hidro/pneumotórax, hidromediatisno, laceração de veia, embolia aérea, corte da ponta do cateter pela agulha, lesão neural.

Quais os cuidados que devem ser seguidos durante a instalação da bolsa de NP?[11]

- Lavar as mãos para manipular a bolsa de NP.
- Conectar o equipo à bolsa no balcão do posto de enfermagem.
- Suspender a bolsa de NP no suporte de soro, abrir o equipo para preencher com a NP e instalar na bomba de infusão.
- Programar a bomba de infusão conforme a prescrição médica.
- Fazer assepsia da conexão do cateter com álcool a 70%.
- Realizar a lavagem do cateter com 10 mL de SF 0,9%.
- Clampar o cateter evitando entrada de ar, bem como refluir sangue.
- Conectar o equipo de NP.
- Iniciar a infusão de acordo com programação prévia de bomba de infusão.
- Conferir o funcionamento da bomba de infusão.
- Checar a prescrição médica, anotando o horário da instalação.

É necessário o controle glicêmico durante a administração de NP?[6]

É recomendado que protocolos institucionais sejam implementados para controle glicêmico dos pacientes em uso de nutrição parenteral, sugerimos a verificação da glicemia por meio do hemoglicoteste 1 × ao turno.

Quais são os cuidados imediatos após extravasamento de NP em acessos venosos periféricos e centrais?[6]

Proceder a interrupção imediata da infusão de NP e solicitar a avaliação da equipe médica para auxiliar na verificação da área afetada, na classificação do grau da lesão e na definição da correta conduta terapêutica. O tratamento com analgesia, elevação do membro afetado e aplicação de terapia fria está indicado para lesões de grau 1 e 2. A irrigação subcutânea com hialuronidase e solução fisiológica 0,9% pode ser benéfica para lesões de grau 3 e 4, principalmente se iniciada 1 hora após o extravasamento.

Cuidados em relação à assistência de enfermagem prestada pelo técnico de enfermagem ao paciente em uso de NP[11]

- Observar sinais e sintomas de complicações.
- Anotar as intercorrências e comunicar ao médico responsável pelo paciente.
- Controlar os sinais vitais conforme rotina da instituição.
- Realizar o controle da glicemia capilar a cada 6 horas.
- Controlar diurese e realizar o balanço hídrico.
- Verificar a altura do paciente na admissão e controlar o peso.
- Em caso de bacteremia com suspeita de contaminação da nutrição parenteral, seguir as orientações:
  - Suspender imediatamente a infusão.
  - Colher uma amostra da NP, colocar em frasco de cultura, identificar e encaminhar ao laboratório de análise.
  - Coletar hemocultura de vaso periférico e encaminhar ao laboratório de análise.
  - Desprezar a bolsa e o sistema de infusão e registrar o ocorrido no prontuário do paciente.

Referências bibliográficas

1. Miranda TMM, Ferraresi AA. Compatibilidade: medicamentos e nutrição parenteral. Einstein (São Paulo), v. 14, n. 1, p. 52-55, 2016.
2. Matsuba CST. Eventos adversos em terapia nutricional: percepção dos profissionais da equipe multiprofissional (tese). Universidade de São Paulo. 2019. Disponível em: https://www.teses.usp.br/teses/disponiveis/83/83131/tde-04032020-131503/pt-br.php Acessado em 25/11/2021.
3. COFEN. Resolução n. 277 de 16 de junho de 2003 (BR). Dispõe sobre a ministração de Nutrição Parenteral e Enteral. 2003. Disponível em: http://www.cofen.gov.br/resoluo-cofen-2772003_4313.html Acessado em 02/03/2021.
4. COREN-CE, Enfermagem em Terapia Nutricional, 2011. Disponível em: http://www.coren-ce.org.br/enfermagem-em-terapia-nutricional/ Acessado em 02/02/2021.
5. EBSERH. Protocolo: Terapia de Nutrição Enteral. – Equipe Multidisciplinar de Terapia Nutricional, Disciplina de Nutrologia e Unidade de Nutrição Clínica do HC-UFTM/Ebserh–– Uberaba, 2018. 28p.
6. Matsuba CST et al. Nursing Guidelines in Oral, Enteral and Parenteral Nutritional Therapy. BRASPEN Journal. Volume 36 – número 3 Suplemento 3 Diretrizes 2021. Disponível em: https://www.braspen.org/diretrizes Acessado em 25/11/2021.

7. Oliveira TGA et al. Cuidados De Enfermagem Ao Paciente Crítico Submetido À Terapia Nutricional Enteral. Revista De Trabalhos Acadêmicos-universo– Goiânia n.4 (2019). Disponível em: http://www. revista.universo.edu.br/index.php?journal=3GOIANIA4&page=article&op=view&path%5B%5D=3771 Acessado em 25/11/2021.

8. Trettene AS et al. Cuidados com a criança em terapia nutricional enteral: conhecimento teórico e prático de técnicos de enfermagem. Revista Enfermagem UERJ 27 (2019): 40917.

9. Corrêa APA et al. Riscos da terapia nutricional enteral: uma simulação clínica. Rev Gaúcha Enferm. 2020;41(esp):e20190159. doi: https://doi.org/10.1590/1983- 1447.2020.20190159

10. BRASIL. Ministério da Saúde. Secretaria de Vigilância Sanitária. Portaria n. 272, de 8 de Abril de 1998. Regulamento técnico para a Terapia de Nutrição Parenteral. Disponível em: https://bvsms.saude.gov.br/bvs/saudelegis/svs1/1998/prt0272_08_04_1998.html Acessado em 25/11/2021.

11. Ciosak SI et al. Projeto Diretrizes: Acessos para Terapia de Nutrição Parenteral e Enteral. 2011. Disponível em: https://amb.org.br/files/_BibliotecaAntiga/acessos_para_terapia_de_nutricao_parenteral_e_enteral.pdf Acessado em 25/11/2021.

12. Stofel EVP. Terapia De Nutrição Parenteral: Atribuições e Responsabilidades do Farmacêutico (monografia). Faculdade de Educação e Meio Ambiente- FAEMA, 2012. Disponível em: https://repositorio.faema.edu.br/bitstream/123456789/908/3/STOFEL%2c%20E.%20V.%20P.%20-%20TERAPIA%20DE%20NUTTRI%c3%87%c3%83O%20PARENTEAL..%20ATRIBUI%c3%87%c3%95ES%20E%20RESPONS%c3%81BILIDADES%20DO%20FARMAC%c3%8aUTICO.pdf Acessado em 25/11/2021.

21 Os Principais Drenos Utilizados no Paciente Crítico

Adriana Souza de Souza
Cíntia Souza
Sabrina dos Santos Pinheiro

Quais os drenos mais utilizados em UTIP?

- Dreno de tórax.
- Drenos de sucção.
- Dreno de Penrose.

Qual a diferença entre drenos, sondas e cateteres?[1]

- **Drenos:** são dispositivos que, colocados no interior de uma cavidade ou ferida, têm como finalidade possibilitar a remoção de fluidos ou ar.
- **Cateteres:** são tubos confeccionados de materiais diversos que podem ser inseridos em alguns segmentos corporais com a finalidade de remover líquido (p. ex.: cateter vesical) ou infundi-lo (p. ex.: cateter intravenoso).
- **Sondas:** são instrumentos utilizados para fins propedêuticos (detectar a presença de estenose, corpo estranho) ou terapêuticos (sonda esofagiana, lacrimal, uterina).

É comum encontrarmos esses dispositivos realizando desvio de função, por exemplo, cateter de infusão venosa utilizado como dreno abdominal, dreno utilizado para administração de dieta.

O que são drenos de tórax?[2,3]

São dispositivos tubulares inseridos no tórax, que têm por objetivos: promover a manutenção ou restabelecimento da pressão negativa do espaço pleural, manter a função cardiorrespiratória e a estabilidade hemodinâmica por meio da retirada de fluidos acumulados na cavidade pleural.

Quais as principais características dos drenos de tórax?[2,3]

- É um dispositivo tubular multiperfurado para permitir uma maior superfície de drenagem com uma menor chance de obstrução.
- É siliconado, para dificultar a aderência de coágulos.
- Tem a consistência firme para reduzir a chance de colapsar e de formar coágulos; deve-se evitar drenos rígidos que provocam dor e podem lesar o pulmão.
- Possuem diversos calibres, na pediatria normalmente se utiliza os drenos 14Fr, 16Fr, 18Fr, 20Fr e 22Fr (depende da idade do paciente e das características do líquido que será drenado).

Do que é composto um sistema de drenagem?[2]

- Dreno de tórax.
- Conexões intermediárias e extensões.
- Frasco selo de água.
- Frasco redutor (quando indicado).
- Frasco coletor (quando indicado).

Quais os tipos de sistema de drenagem de tórax comuns em pediatria?[3,4]

- **Sistema frasco selo d'água:** é o tipo de sistema composto por apenas um frasco, transparente de vidro ou plástico com uma escala graduada, com líquido (água destilada estéril) que impede o colapso pulmonar por meio da imersão da haste 2 cm abaixo do nível do líquido. Esse frasco de drenagem simples possui a conexão do dreno ao frasco por meio da haste imersa e contém ainda um ou dois orifícios na tampa abertos para o ar ambiente (Figura 21.1).

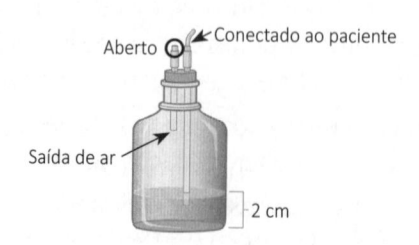

Figura 21.1 – Frasco selo d'água.

- **Sistema de aspiração com dois frascos:** é composto pelo frasco selo d'água e o frasco da aspiração que é conectado à rede de vácuo. A aspiração é ligada ao frasco selo d'água por meio de um dos orifícios da tampa, caso o frasco selo d'água tenha dois orifícios abertos ao ar ambiente o segundo orifício deve ser fechado.

A aspiração conectada ao frasco selo d'água anula a pressão atmosférica e produz uma pressão negativa no frasco facilitando a drenagem (Figura 21.2).

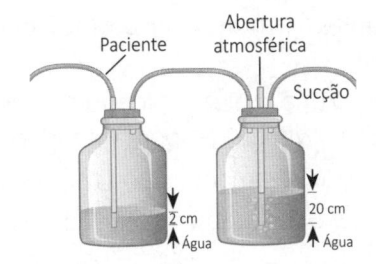

Figura 21.2 – Sistema de dois frascos.

- **Sistema de aspiração com três frascos:** é formado pelo frasco coletor (vazio) + frasco selo d'água + frasco da aspiração. É utilizado quando o volume de drenagem é alto reduzindo a manipulação do sistema com trocas constantes do frasco selo d'água. Entretanto, esse frasco aumenta o espaço morto do sistema funcionando como uma extensão do espaço pleural do paciente. Com isso, sempre se deve utilizar a aspiração associada ao sistema (Figura 21.3). Nesse sistema apenas no frasco da aspiração o orifício da haste deve ficar aberto ao ar ambiente, todos os demais orifícios devem ser selados.

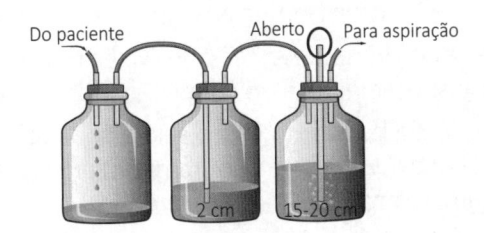

Figura 21.3 – Sistema de três frascos.

Como deve ser feito o controle da drenagem?[3]

O frasco selo d'água deve ter o líquido trocado, no mínimo uma vez por dia, quando a drenagem é aumentada ele pode ser medido até de h/h. É recomendado que a troca seja feita pela enfermeira com o auxílio do técnico de enfermagem, quando necessário. Entretanto o existe legislação do COFEN e COREN de diferentes Estados brasileiros que afirmam que o técnico de enfermagem pode trocar o selo d'água desde que tenha competência técnica e a supervisão do enfermeiro. O dreno deve ser pinçado para a troca do líquido, o procedimento deve ser rápido para evitar instabilidades no paciente. A tampa deve ser desconectada e a haste não pode ser contaminada, de maneira alguma o sistema pode ser contaminado, caso aconteça o cirurgião deve ser chamado para realizar a troca do sistema.

Cuidados gerais com dreno de tórax[3,4]

- Sempre que for manipular o dreno, realizar a higienização das mãos.
- Posicionar o dreno no piso, com suporte próprio, ou sustentado em local adequado. Não elevá-lo acima do tórax sem que esteja clampeado (fechado).

- Manter a pinça do dreno sempre abaixo do nível da cintura ou do leito do paciente.
- Verificar a oscilação na coluna líquida: deve subir na inspiração, e descer na expiração. Caso não haja esse movimento espontâneo, pode haver obstrução do tubo.
- Atentar para a presença de vazamentos e/ou risco de desconexão.
- Manter a cabeceira do leito relativamente elevada, para facilitar a drenagem.
- A fixação do dreno no tórax é feita pelo fio cirúrgico e curativos de fixação do dreno ao corpo do paciente utilizando fitas adesivas, são conhecidos como meso e contra-meso (Figura 21.4). Esse tipo de fixação é feito com uma tira de 20 cm de fita adesiva (micropore ou esparadrapo) e duas tiras de fita de 10 cm; envolva o dreno na metade da tira de 20 cm 2 cm abaixo da inserção do dreno, fixe o restante da fita na pele. O contra-meso é feito fixando as tiras de 10 cm sobre cada lado da fita de 20 cm.
- Atentar para a conexão do dreno com o sistema de drenagem, ela deve ser segura afim de evitar contaminação do sistema, pode utilizar fitar adesiva em espiral.
- Manter o dreno sob aspiração contínua, se indicado. A intensidade da aspiração do sistema é determinada pela quantidade de água no frasco de aspiração contínua, e não pela frequência de borbulhamento.
- Curativo da incisão do dreno deve ser oclusivo para evitar a entrada de ar pela ferida operatória; Inspeção e troca do curativo diárias.
- Para evitar formação de bolhas no frasco selo d'água recomenda-se a utilização de 10 gotas de silicone líquido ou álcool, também encontramos orientações para utilizar gotas de simeticona.
- Atentar para a ordenha do dreno pois esse procedimento é pouco efetivo e pode gerar uma pressão negativa muito alta, e é competência do enfermeiro.
- Para desligar o sistema de aspiração desconecte primeiro o sistema de aspiração do orifício do frasco selo d'água após retire do vácuo.
- O dreno deve ser retirado pelo médico. Para retirar o dreno, a enfermagem deve providenciar material para curativo compressivo para evitar a entrada de ar na cavidade pleural e após manter o curativo por 48 horas.
- Não ocluir o dreno durante o transporte.

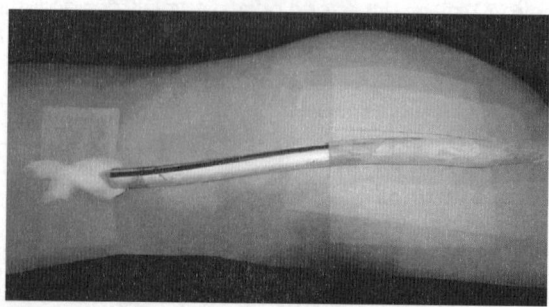

Figura 21.4 – Curativo do dreno de tórax (Fonte: https://enfermagemilustrada.com/tecnicas-de-curativos/).

O que são drenos de sucção?[5]

É um sistema de drenagem fechado que funciona por sucção contínua e suave, feito de material de polietileno ou de silicone. É formado por um reservatório com mecanismo de abertura para remoção do ar e do conteúdo drenado, um tubo longo com múltiplos orifícios na extremidade distal que fica inserida na cavidade cirúrgica. A remoção do ar do interior do reservatório gera uma condição de vácuo, promovendo uma aspiração contínua das secreções.

Quais são os tipos de drenos de sucção que encontramos na terapia intensiva?[5]

- **Dreno de Portovac® ou Hemovac®:** tem o objetivo de drenar secreções e/ou sangue dos tecidos próximos a ferida operatória utilizando um sistema de vácuo. A bomba de aspiração tem o formato de uma sanfona que quando pressionada gera vácuo no sistema que é selado (Figura 21.5).
- **Dreno de J-Black, Jackson Pratt e J-Vac:** são drenos que realizam uma lenta sucção dos fluidos no local operado; isso é feito por meio de um coletor fechado, que cria a sucção quando o ar é expulso do coletor e a tampa é selada (Figura 21.6).

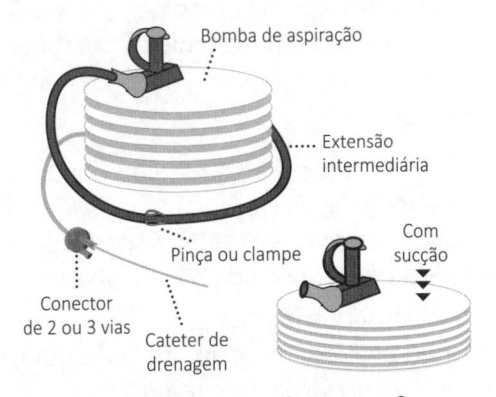

Figura 21.5 – Dreno de Portovac®.

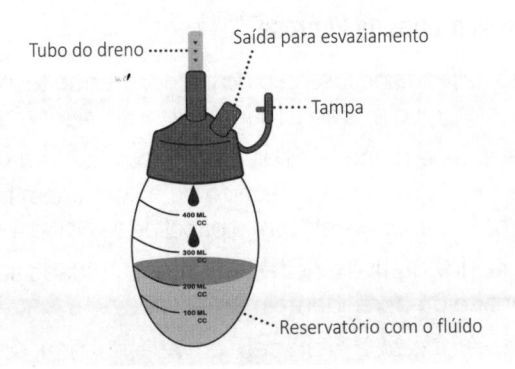

Figura 21.6 – Dreno Jackson Pratt.

Quais os cuidados com os drenos de sucção?[5,6]

- O frasco coletor deve ser posicionado abaixo do nível da cabeceira do paciente.
- Confirmar na prescrição médica se é para manter o dreno com vácuo, pois existem cirurgias que esse tipo de dreno é utilizado por gravidade e não devemos fazer o vácuo.
- Realizar o esvaziamento do dreno conforme a prescrição médica e comunicar caso perceba o aumento do volume da drenagem ou mudança na sua coloração.
- A inserção do dreno na pele do paciente deve ser mantida com curativo fechado e limpo, é recomendado a troca diária e utilizar técnica asséptica.
- Anotar o volume da drenagem no balanço hídrico do paciente e descrever as características nas anotações de enfermagem.
- No caso do Portovac® é necessário clampear a linha intermediária para após abrir a bomba de aspiração e esvazia-la.
- Atentar para trações e desconexões, avisando imediatamente a equipe assistencial caso aconteça.
- Ao transportar o paciente, o dreno não deve ser pinçado e deverá ser mantido abaixo da inserção do mesmo.
- Em caso de suspeita de obstrução do dreno podemos realizar uma massagem na extensão do dreno em direção ao frasco coletor.

O que são os drenos de Penrose?[6,7]

São drenos laminares com composição à base de borracha tipo látex, medem 30 cm e podem ser cortados na medida da necessidade sendo do tipo fino, médio e longo; utilizado em procedimentos cirúrgicos com potencial para o acúmulo de líquidos, infectados ou não; é considerado um sistema de drenagem aberto.

É um tipo de dreno que consegue moldar-se às vísceras sem lhes causar danos, podendo permanecer por longo período; ser quase inerte, causando o mínimo de reação inflamatória; ser atóxico; de fácil manipulação e remoção.

Quais os cuidados com os drenos de Penrose?[1,6]

- Realizar curativo na ferida de inserção do dreno, usando técnica asséptica, limpando-a com soro fisiológico morno e mantendo-a com cobertura ou bolsa coletora.
- Mobilizar ou tracionar o dreno laminar, aos poucos, até a sua retirada completa, segundo a orientação do cirurgião. O técnico de enfermagem não tem respaldo legal para fazer esses procedimentos, ele tem o papel de auxiliar o médico ou o enfermeiro.
- Ao realizar a troca do curativo é necessário muito cuidado ao retirar as gazes sujas para não tracionar o dreno acidentalmente.
- Registrar as características da drenagem em relação a cor, odor e volume nas anotações de enfermagem.

- Sobre tracionar o dreno laminar: remover o ponto que segura o dreno à pele, ao mobilizá-lo pela primeira vez, e tracioná-lo de 2 a 3 cm/dia. Toda vez que o dreno for tracionado faz-se necessário cortar o excesso da porção exteriorizada, não só para facilitar o manuseio, mas também prevenir a saída acidental causada pelo gradiente de pressão associado ao peso dessa porção; algumas instituições fazem uso de alfinete ou clipe, a rotina é inserir um alfinete longo e estéril, ou um clipe especial, na extremidade distal do dreno, após cada mobilização, a fim de assegurar que não haja migração para o interior da cavidade.

Referência bibliográficas

1. Cesaretti IUR, Saad SS, Leite MG. Revisão. ESTIMA. 2006. Disponível em: https://www.revistaestima.com.br/estima/article/view/197 Acessado em 08/05/2022.
2. Cipriano FG, Dessote LU. Derrame pleural. Ribeirão Preto: Medicina. 2011; 44(1):70-8. Disponível em http://www.fmrp.usp.br/revista Acessado em 07/05/2022.
3. Pinheiro SS. Intensivismo Pediátrico: o que todo enfermeiro deve saber. São Paulo: Editora Atheneu, 2020.
4. COREN-SP. Boas Práticas- Dreno de Tórax, 2011. Disponível em: https://portal.coren-sp.gov.br/sites/default/files/dreno-de-torax.pdf Acessado em 07/05/2022.
5. Oliveira TCSS. Como enfermeiros devem manejar drenos cirúrgicos com segurança. 2019. Disponível em: https://secad.artmed.com.br/blog/enfermagem/manejo-drenos-cirurgicos/ Acessado em 08/05/2022.
6. Reis BL et al. Cuidados com drenos cirúrgicos. EBSERH. Publicado em fev 2018. Disponível em: https://www.gov.br/ebserh/pt-br/hospitais-universitarios/regiao-sudeste/hugg-unirio/acesso-a-informacao/documentos-institucionais/pops/enfermagem-geral/pop-1-43_cuidados-com-drenos-cirurgicos.pdf Acessado em 07/05/2022.
7. COREN-BA - Parecer Nº 023/2014 - Troca de drenos e sondas por Enfermeiro. Disponível em: http://ba.corens.portalcofen.gov.br/parecer-coren-ba-n%E2%81%B0-0232014_15608.html Acessado em 08/05/2022.

Site

- https://enfermagemilustrada.com/tecnicas-de-curativos/

22

Transporte do Paciente Crítico

Merianny de Avila Peres
Sabrina dos Santos Pinheiro

Por que transportar o paciente crítico?

O paciente crítico exige cuidados específicos, que muitas vezes, não podem ser atendidos no local em que ele se encontra. Nesses casos, ele precisa ser transportado até outro local, temporariamente ou de maneira definitiva, seja dentro do próprio hospital (intra-hospitalar) ou para outra instituição (inter-hospitalar).[1,2] Os transportes intra-hospitalares são realizados para fins diagnósticos (p. ex.: exames de imagem como tomografias computadorizadas e ressonância nuclear magnética), terapêuticos (p. ex.: intervenções cirúrgicas) ou necessidade de cuidados especializados (p. ex.: transição do cuidado da UTI neonatal para UTI pediátrica). A necessidade de transporte inter-hospitalar se dá quando a instituição em que o paciente se encontra não oferece os recursos humanos e físicos indispensáveis ao seu tratamento. Além disso, o transporte do paciente crítico pode ser classificado quanto ao tipo de transferência que será realizada:[3]

- **SEM retorno do paciente:** transferência dos pacientes da UTI para áreas de menor complexidade devido à alta médica ou entre áreas críticas, devido à necessidade de assistência especializada (intra-hospitalar); transferências para centros de maior complexidade, muitas vezes localizados em outras cidades (inter-hospitalar).
- **COM retorno do paciente:** transferências para áreas onde serão realizados procedimentos diagnósticos e/ou terapêuticos, com retorno programado para seu hospital de origem (quando inter-hospitalar) ou para sua unidade de origem (quando intra-hospitalar). Com frequência, esse tipo de transporte exige que a equipe permaneça no local com o paciente, garantindo a continuidade do cuidado intensivo.

Dentro das unidades de tratamento intensivo, ainda podemos observar a transferência de pacientes entre os leitos. Essas situações ocorrem principalmente quando há necessidade de isolamento conforme recomendações das Comissões de Controle de Infecção Hospitalar, por agravamento da condição clínica ou por logística da unidade.

É importante compreender que independentemente do tipo de transporte a ser realizado há riscos inerentes ao processo, portanto, deve ser considerado uma extensão dos cuidados realizados na UTI.[1,4-5]

Quais os riscos envolvidos no transporte?

Transportar o paciente criticamente doente sempre envolverá riscos, mesmo com planejamento e execução adequados.[6,7] Portanto, cabe ao profissional médico avaliar os potenciais benefícios que um novo exame de imagem ou intervenção terapêutica trará ao paciente,[2,8] e decidir se esses benefícios compensarão os riscos.[3,6,9] Nenhum paciente deve ser transportado quando não há intenção de alterar tratamento com base no resultado do exame ou intervenção terapêutica.[2,4] Além do mais, pacientes com risco de vida só devem ser transportados após avaliação e atendimento das suas necessidades básicas hemodinâmicas e respiratórias.[8,9]

Aspectos como barulho e iluminação excessivos, vibrações, alterações na temperatura do ambiente,[5] instalações inadequadas, além da necessidade de movimentação e mobilização do paciente entre mesas e macas,[3] são considerados inevitáveis ao transporte e podem comprometer a estabilidade do paciente.[3,5,10] Ademais, quando pensamos em pacientes dependentes de cuidados intensivos relacionamos com instabilidade hemodinâmica, disfunções orgânicas, maior morbimortalidade e inúmeros dispositivos invasivos necessários para manutenção da vida. Transportar esse tipo de paciente incorre em somar riscos inerentes ao processo com os riscos pertencentes à condição clínica apresentada e o ambiente em que se encontra (Figura 22.1).[4,9]

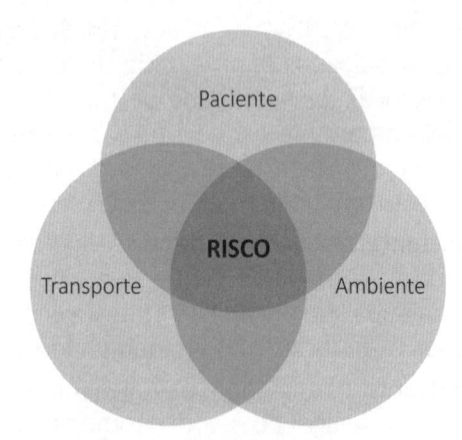

Figura 22.1. Representação esquemática dos principais fatores associados ao risco que o paciente está exposto durante transporte (Fonte: Adaptada de Knight[4]).

As intercorrências que podem acontecer durante o transporte incluem alterações relacionadas ao quadro clínico do paciente, ao equipamento utilizado para o transporte e à equipe multiprofissional envolvida no processo,[4-6,9] conforme exemplos descritos no Tabela 22.1.

Tabela 22.1. Intercorrências durante o transporte do paciente crítico	
Tipo de intercorrência	**Exemplo**
Alterações no quadro clínico	Alterações significativas nos sinais vitais (taqui ou bradicardia; taquipneia; hipotensão; hipotermia; dessaturação e dor)
	Queda ou trauma
	Instabilidade hemodinâmica
	Insuficiência respiratória
	Hipóxia, hipo ou hipercapnia e alcalose respiratória
	Rebaixamento do nível de consciência
	Hipoglicemia
Intercorrência com equipamentos	Deslocamento, perda ou obstrução de tubos, sondas, drenos ou cateteres
	Não funcionamento (ou funcionamento inadequado) de monitores multiparâmetros, ventiladores mecânicos e bombas de infusão
	Término de oxigênio antes do previsto
	Interrupção de terapias
Equipe de transporte	Falha de comunicação entre equipe de transporte e equipe de destino do paciente;
	Desconhecimento e/ou falta de preparo para atuação em urgências
	Esquecimento de materiais ou medicamentos necessários durante intercorrência com paciente

Fonte: Adaptada de Knight,[4] Ministério da Saúde,[5] Pinheiro.[7]

É bastante difícil prever todos os riscos aos quais o paciente estará suscetível durante o transporte. Entretanto, sabe-se que, quanto mais grave a condição clínica do paciente, maiores as probabilidades de ocorrência de eventos adversos.[7,9] Estudos realizados desde a década de 1970, descrevem uma incidência de até 70% de eventos adversos durante o transporte de pacientes.[9] Os fatores que predispõem os pacientes a maiores ocorrências de eventos adversos durante o transporte são descritos no Tabela 22.2.

Tabela 22.2. Fatores que aumentam os riscos para ocorrência de eventos adversos durante o transporte do paciente crítico
Fatores associados ao paciente
Tubo endotraqueal
PEEP > 6 cmH$_2$O
Pós operatório imediato
Gravidade da doença
Presença de comorbidades
Quantidade de dispositivos

Continua...

Tabela 22.2. Fatores que aumentam os riscos para ocorrência de eventos adversos durante o transporte do paciente crítico – continuação
Fatores associados ao ambiente
Distância do trajeto
Ausência de *checklists*
Falhas de equipamentos
Ventilação manual (bolsa-válvula-máscara)
Fatores associados à equipe de transporte
Comunicação ineficiente
Interrupção de terapias
Monitorização inadequada
Falta de conhecimento/treinamento
Transportes desnecessários
Ausência de médico

Fonte: Adaptada de Knight.[4]

Quem deve transportar?

Seja para o transporte inter-hospitalar, seja para o intra-hospitalar, para garantir a segurança do paciente e do processo como um todo, o transporte do paciente crítico deve ser realizado por equipe treinada e minimamente preparada para atendimento de quaisquer intercorrências que possam ocorrer.[3,11] A definição de quantos e quais profissionais que irão realizar o transporte dependerá principalmente da complexidade clínica apresentada e suporte terapêutico utilizado pelo paciente, sendo assegurado um quantitativo suficiente de profissionais de acordo com cada condição.[11] Em geral, o técnico de enfermagem estará presente em todo transporte realizado com o paciente sob seus cuidados. Considerando os critérios associados aos pacientes internados em UTI e as determinações de cada instituição, o transporte pode ser realizado conforme descrito no Tabela 22.3.

Tabela 22.3. Profissionais para transporte do paciente conforme complexidade clínica			
Complexidade do paciente	**Descrição**	**Quem transporta?**	**Exemplo**
Cuidados mínimos	Paciente estável sob o ponto de vista clínico	No mínimo 1 técnico de enfermagem	Paciente em condições de alta da UTI, transferido para unidade de internação
Cuidados semi-intensivos	Paciente estável, sem alterações críticas nas últimas 24 horas, mas com possibilidade de instabilização do quadro clínico	No mínimo 1 técnico de enfermagem e 1 médico	Paciente com necessidade de oxigênio suplementar por dispositivo não invasivo, transferido para realização de exame de imagem
Cuidados intensivos	Paciente grave, com risco iminente de morte	No mínimo 1 médico, 1 enfermeiro e 1 técnico de enfermagem especializados	Paciente em uso de droga vasoativa e/ou ventilação mecânica, transferido para realização de exame de imagem

Fonte: Adaptada de Cofen.[11]

Como garantir a segurança do paciente durante o transporte?

Reconhecer que o processo do transporte do paciente envolve riscos é imprescindível para a adoção de medidas preventivas que favoreçam a segurança do paciente durante o transporte. As medidas para reduzir a ocorrência de incidentes incluem:[12]

- Planejamento pré-transporte.
- Padronização de processos relacionados à equipe.
- Garantir a extensão dos cuidados intensivos durante todo o transporte.
- Uso de listas de verificação (_checklists_).

Identificar e sinalizar contraindicações para o transporte do paciente é responsabilidade de toda a equipe assistencial. O paciente não deve ser transportado quando:[12]

- Não for possível manter a oxigenação e ventilação adequadas durante o transporte ou durante o tempo de permanência na unidade destino.
- Não for possível manter a estabilidade hemodinâmica durante o transporte ou durante o tempo de permanência na unidade destino.
- Não for possível monitorizar o paciente crítico durante o transporte ou durante o tempo de permanência na unidade destino.
- Não houver quantitativo suficiente de profissionais capacitados para manter as condições acima descritas, durante o transporte e durante a permanência na unidade destino.

Existem três etapas no processo de transporte do paciente crítico que todo profissional intensivista precisa conhecer e se apropriar. Envolvem os períodos antes, durante e após o transporte.[2,3,7]

O que preciso fazer antes do transporte?

O transporte do paciente crítico deve iniciar muito antes de removê-lo do seu local de origem efetivamente. Além de protocolos operacionais, é comum que as unidades organizem materiais próprios para o transporte, como _kits_ de medicações e maletas para transporte, facilitando o momento do planejamento. É recomendável que sejam materiais portáteis, de fácil manutenção e que estejam sempre prontos e disponíveis.[5] A etapa pré-transporte é essencial para garantir que o processo ocorra adequadamente. Como técnico de enfermagem, você deve:

- Confirmar o tipo de transporte que será realizado e quando ocorrerá. Preparar-se com antecedência sempre que possível.
- Providenciar os materiais e equipamentos necessários para o transporte (Figura 22.2), conforme condição e tamanho de cada paciente, verificando a integridade, disponibilidade e funcionamento adequado de cada item (Tabela 22.4).
- Preparar o paciente no que for necessário, conforme condição de cada paciente (Quadro 22.4).
- Certificar-se que a unidade de destino já está aguardando o paciente e que o elevador foi providenciado.
- Registrar as condições do paciente e o horário de saída em prontuário.

| Tabela 22.4. Materiais, equipamentos e cuidados de enfermagem para o preparo do paciente para o transporte ||
Equipamento/material	Cuidados de enfermagem
Monitor multiparâmetros ou oxímetro de pulso	Observar e garantir a integridade de fixações de tubos, cateteres, drenos e sondas
Cilindro de oxigênio	Aspirar vias aéreas, tubo endotraqueal ou traqueostomia
Aspiração	Confirmar o nível do gás no cilindro de oxigênio
Ventilador de transporte	Interromper a infusão de dieta enteral, lavar e fechar a sonda (ou abrir em frasco, conforme orientação médica)
Bolsa-válvula-máscara (Ambu®)	Desprezar e registrar em prontuário o quantitativo de efluentes em bolsas/frascos coletores de sondas vesicais e gástricas
Bombas de infusão contínua	Confirmar as medicações que permanecerão em infusão contínua durante o transporte com o médico responsável
Estetoscópio	Garantir o volume adequado de medicamentos vasoativos e sedações para todo o período de transporte
Maleta de transporte (materiais para manejo de emergência de vias aéreas e venóclise)	Conferir condições de contenção mecânica de membros quando indicado
Kit de medicações	Averiguar permeabilidade de acessos venosos
	Garantir a manutenção da temperatura do paciente (lençóis, cobertores, toucas)
	Elevar as grades laterais da cama

Fonte: Adaptada de Santos,[2] Pinheiro.[7]

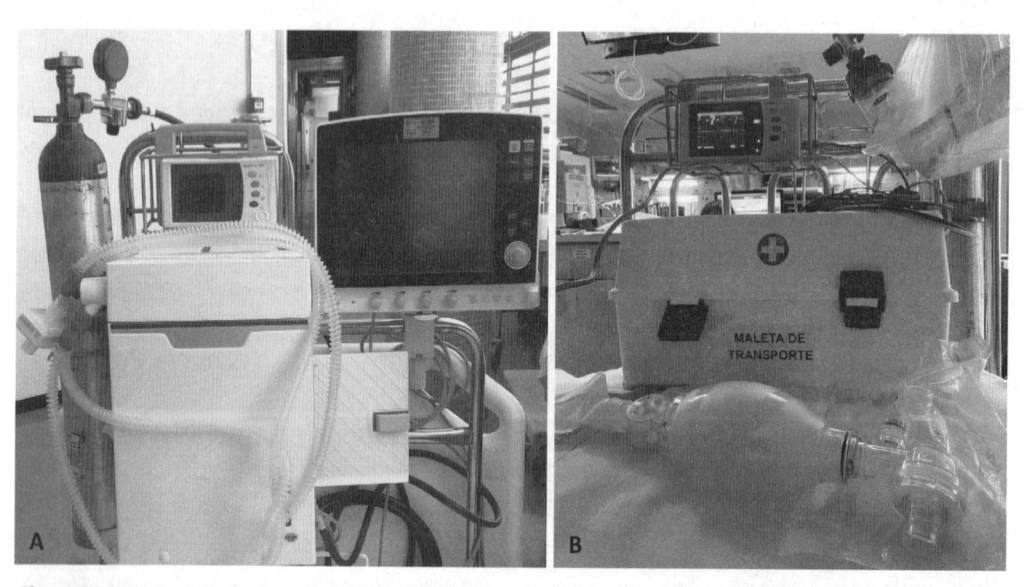

Figura 22.2. Materiais dispostos em leito para transporte de paciente. Obs.: Modelos diferentes de preparo do leito para o transporte, na A para paciente entubado e B para paciente sem necessidade de ventilação mecânica, em ambos os casos é imprescindível a maleta de transporte, a bolsa-válvula-máscara com reservatório e ligada a fonte de oxigênio e o monitor ou oxímetro de pulso. (Fonte: Acervo das autoras).

O que preciso fazer durante o transporte?

Durante o transporte a monitorização deve ser constante, com o objetivo de manter o paciente estável durante todo o processo. Por estarmos tratando de paciente crítico, o mínimo a ser monitorado deverá contemplar: frequência cardíaca com traçado de eletrocardiograma, frequência respiratória e oximetria de pulso. Pacientes em uso de drogas vasoativas necessitam de monitorização da pressão arterial invasiva ou não invasiva.[2,3,7]

O momento exige seriedade e atenção, devendo ser realizado com agilidade e destreza, sem correrias e com o mínimo de agitação. Os parâmetros vitais e condições do paciente devem ser checados constantemente, assim como as conexões e condições dos equipamentos e dispositivos utilizados pelo paciente.[2,7]

Deslocar o paciente entre macas, leitos e mesas de procedimentos e/ou exames é um momento crítico do transporte. É nesse momento em que se ocorre a maioria das perdas acidentais de sondas, acessos venosos, drenos e tubos. Portanto, exige concentração e empenho de toda equipe.[3]

Medicações básicas para reanimação cardiorrespiratória, sedações extras e bloqueadores musculares podem ser necessárias. Além disso, os *kits* de medicamentos para transportes costumam contar com anticonvulsivantes, antiarrítmicos, analgésicos, e outros medicamentos necessários para atendimentos de urgência. Soluções salinas em seringas prontas para uso também favorecem a agilidade de atendimento de uma possível intercorrência. Listas de medicamentos apropriados para transporte de pacientes críticos existem e são amplamente utilizadas nos hospitais, variando conforme o paciente (pediátrico, neonatal, obstétrico, adulto etc.). Em geral, essas listas incluem:

Tabela 22.5. Lista de medicamentos utilizados para transporte do paciente crítico	
Indicação	*Medicamentos*
Parada cardiorrespiratória	• Epinefrina/adrenalina • Amiodarona • Adenosina • Atropina
Analgesia e sedação	• Cetamina • Midazolam • Fentanil • Propofol • Morfina
Suporte hemodinâmico	• Noradrenalina • Dopamina • Dobutamina • Nitroglicerina • Nitroprussiato de sódio
Crise convulsiva	• Diazepam • Fenitoína
Hipoglicemia	• Glicose a 50%

Continua...

Tabela 22.5. Lista de medicamentos utilizados para transporte do paciente crítico – continuação	
Indicação	**Medicamentos**
Desequilíbrio ácido-básico	• Bicarbonato de sódio a 8,4% ou 10% • Gluconato de cálcio a 10%
Outros	• Soro fisiológico 0,9% • Soro glicosado 5% e 10% • Ringer Lactato • Água destilada 10 mL

Fonte: Adaptada de Santos,[2] Ministério da Saúde,[5] Pinheiro.[7]

Intercorrência com o paciente durante o transporte, e agora?

Será preciso manter a calma e colocar em prática o que já é exercido dentro da UTI. A coordenação e a comunicação entre a equipe que está realizando o transporte são vitais durante a ocorrência de eventos inesperados. Pode ser necessário retornar com o paciente para o local de origem, mesmo sem ter completado o transporte. Geralmente, conforme protocolos institucionais, um médico familiarizado com o quadro clínico do paciente será o coordenador designado para o transporte e será o responsável pelos julgamentos clínicos e decisões no atendimento da intercorrência.

O que preciso fazer após o transporte?

O transporte não acaba no momento do retorno do paciente para seu leito. Eventualmente, o paciente pode permanecer estável durante todo o transporte e apresentar alterações hemodinâmicas apenas na volta à UTI. Assim, considera-se a primeira hora após a chegada do paciente ao local de destino (em caso de transferência sem retorno), ou após retorno à unidade de origem, como uma extensão do mesmo.[11] Como técnico de enfermagem, você deve:

- Acomodar o paciente de volta ao leito.
- Manter a monitorização contínua, atentando para alterações nos parâmetros.
- Verificar a possibilidade de reiniciar infusões e dietas interrompidas para o transporte com o médico assistente.
- Verificar permeabilidade, presença de dobras, obstruções ou desconexões de dispositivos, drenos e sondas.
- Registrar quaisquer intercorrências ocorridas durante o transporte e condições de chegada do paciente em prontuário.
- Organizar e higienizar materiais e equipamentos utilizados, mantendo conectados à tomada quando necessário.

Referências bibliográficas

1. Matos EP, Almeida DB, Freitas KS, Silva SSB. Construção e validação de indicadores para a segurança do paciente no transporte intra-hospitalar. Rev Gaúcha Enferm. 2021;42:e20200442.

2. Santos MN, Medeiros RM, Soares OM. Emergência e cuidados críticos para enfermagem: conhecimentos – habilidades – atitudes. 1. Ed. Porto alegre: Moriá, 2018. 992p.

3. Júnior GAP, Nunes TL, Basile-Filho A. Transporte do paciente crítico. Medicina, Ribeirão Preto, 34, 143-153, abr./jun. 2001.

4. Knight PH. Complications during intrahospital transport of critically ill patients: Focus on risk identification and prevention. Int J Crit Illn Inj Sci. 2015; Oct-Dec; 5(4): 256-264.

5. Ministério da Saúde. Secretaria de Atenção à Saúde. Departamento de Ações Programáticas e Estratégicas. Manual de orientações sobre o transporte neonatal. Brasília, 2010.

6. Salt O et al. Intrahospital critical patient transport from the emergency department. Arch Med Sci 2020; 16 (2): 337-344.

7. Pinheiro SS. Intensivismo pediátrico: o que todo enfermeiro deve saber. 1. ed. Rio de Janeiro: Atheneu, 2020.

8. Conselho Federal de Medicina (Brasil). Resolução nº 1.672, de 09 de julho de 2003. Dispõe sobre o transporte inter-hospitalar de pacientes e dá outras providências. Brasília, DF. 2003.

9. Veiga VC et al. Eventos adversos durante transporte intra-hospitalar de pacientes críticos. Rev Bras Ter Intensiva. 2019;31(1):15-20.

10. Vaccari A, Herber S, Rodrigues FA. Intensivismo neonatal: o que todo enfermeiro deve saber. 1. ed. Rio de Janeiro: Atheneu; 2021. 492 p.

11. Conselho Federal de Enfermagem (Brasil). Resolução nº 588, de 03 de outubro de 2018. Dispõe sobre a atuação da equipe de enfermagem no processo de transporte de pacientes em ambiente interno aos serviços de saúde. Brasília, DF. 2018.

12. Brunsveld-Reinders AH et al. A comprehensive method to develop a checklist to increase safety of intra-hospital trasnport of critically ill pacientes. Crit Care. 2015; 19(1):214.

23 Assistência do Técnico de Enfermagem em Procedimentos Invasivos e Não Invasivos no Paciente Crítico

Matheus Daniel Santos Romualdo
Sabrina dos Santos Pinheiro

Mudança de decúbito e posicionamento dos dispositivos[1-3]

O que é mudança de decúbito?

Mudança de decúbito é um cuidado a ser realizado com certa frequência e padronização, visando fazer uma troca de posição corporal do paciente, que muitas vezes está restrito no leito.

Qual a frequência da mudança de decúbito?

O ideal é que seja feita a cada 2 horas. Importante se atentar para o quadro clínico do paciente. Muitas vezes, devido à gravidade do enfermo, não será possível a mudança a cada 2 horas, uma vez que essa conduta poderia resultar em uma instabilidade do paciente, levando à uma intercorrência indesejada. Nesses casos, será necessária uma avaliação da equipe visando sempre o custo-benefício para o doente. Vale ressaltar que muitas unidades de saúde dispõem do relógio marcador de mudança de decúbito, auxiliando a equipe nesse cuidado.

Como deve ser feita a mudança de decúbito?

Preferencialmente, deve ser feita por dois profissionais, principalmente em pacientes adultos. Poderão ser utilizados coxins e lençóis para ajudar no posicionamento e também deixar o paciente confortável, com alívio nas áreas de compressão e nas áreas de proeminência óssea. Deve-se atentar para os equipamentos e dispositivos conectados ao paciente, como: equipos, tubo orotraqueal, cabos, dentre outros. Esses equipamentos devem ficar bem posicionados a fim de não estarem em contato direto com a pele do paciente e também estarem livres para o manuseio, evitando torções ou trações.

Higiene corporal, oral e troca de fraldas[1-3]

Quando deve ser realizado?

Deverá ser realizado diariamente, observando, é claro, a condição de cada paciente e o custo-benefício do procedimento ao enfermo. É necessário que o profissional de enfermagem avalie o estado geral do paciente para que seja escolhida a melhor maneira de prestar o cuidado. Deve ser indicado ou contraindicado pelo enfermeiro. Sempre que possível, deve ser estimulado o banho de aspersão. Se tratando de uma unidade de terapia intensiva (UTI), a grande maioria dos pacientes receberá o banho no leito.

Quem deve realizar?

O técnico de enfermagem é o responsável pelo banho. Sempre que possível, o procedimento deverá ser realizado por dois ou mais profissionais, para evitar quaisquer complicações.

O que deve ser feito no banho de leito?

Deve ser realizado de acordo com a sistematização da assistência de enfermagem (SAE). Durante o procedimento, deve-se atentar para a ordem a ser seguida, cefalocaudal, começando pelo rosto, cabeça, membros superiores, tronco, membros inferiores e costas. Atentar para que a higiene seja realizada sempre da parte mais limpa para a mais suja. Outro fator importante a ser lembrado é a higiene oral, que pode ser realizada a qualquer momento e não somente durante o banho. Esse procedimento deve ser realizado com muita atenção para evitar acidentes tanto para o profissional (como uma mordida) quanto para o paciente (como uma extubação). No momento do banho, poderá também ser realizada a troca de roupas de cama.

Quando deverá ser realizada a troca de fraldas?

Deverá ser realizada durante o banho. Fora do horário do banho, a fralda deverá ser verificada a cada 2 ou 3 horas, e deverá ser trocada sempre que houver a presença de fezes ou urina (a quantidade de urina presente na fralda indicará para o profissional se a fralda deverá ou não ser trocada, para evitar a manipulação desnecessária do paciente). Vale ressaltar que a higiene íntima deverá ser realizada se for necessária e sempre no sentido anteroposterior. Pode ser necessário também aplicar pomadas preventivas de assaduras na região inguinal, genitália e perianal.

Quais os cuidados a serem tomados antes do banho?

O banho deve ter a indicação do enfermeiro para ser realizado. Após essa indicação, o técnico deverá preparar e organizar o material, orientar o paciente quanto ao procedimento que será realizado, preparar o ambiente, fechando cortinas, janelas, portas, colocar biombos, se necessário, avaliar as necessidades do paciente e atentar para os dispositivos e cabos conectados ao paciente, para evitar a perda acidental de algum cateter, tração de algum cabo ou até mesmo do tubo orotraqueal. É importante também suspender a infusão da dieta durante todo o procedimento. Atentar para: acessos venosos, tubo orotraqueal, drenos, sondas, cabos e curativos.

Rodízio do sensor de oximetria de pulso[4]

Quando deve ser realizado o rodízio do sensor?

Deverá ser realizado no máximo a cada 4 horas, preferencialmente a cada 2horas, para evitar queimaduras na pele do paciente.

Quais pacientes necessitam dessa monitorização?

Todos os pacientes internados em uma UTI necessitam dessa monitorização.

Dados vitais[1-3]

Quando deve ser aferido os dados vitais?

Os dados vitais devem ser aferidos de acordo com a prescrição médica. No geral, dentro de uma UTI, a aferição dos dados é prescrita de h/h ou de 2/2 horas. Cabe ao profissional aferir os dados, anotar no devido lugar e relatar nas anotações de enfermagem. Caso seja observada alguma alteração nos valores, comunicar ao enfermeiro e à equipe médica, visando a conduta a ser tomada para a recuperação do parâmetro.

Quais são os dados vitais aferidos em um paciente crítico?

Os dados vitais aferidos no paciente crítico são: frequência cardíaca, frequência respiratória, saturação de O_2 (por meio do sensor de oximetria), temperatura axilar e pressão arterial, que pode ser invasiva, por meio da pressão arterial invasiva (PAI), ou não invasiva. Esses são os mais comuns. Dependendo da gravidade e do quadro clínico do paciente pode ser que tenha outros dados prescritos, como: pressão venosa central (PVC), pressão intracraniana (PIC) e até mesmo glicemia capilar, que também pode estar prescrita.

Qual o intervalo de aferição em pacientes pós-operatórios imediatos?

A frequência de aferição em pacientes pós-operatórios imediatos pode variar, sendo mais frequente, na maioria dos casos. O tipo de cirurgia pode influenciar na prescrição. Cirurgias mais complexas, por exemplo, pode ser que seja prescrito a cada 15 minutos na primeira hora, a cada 30 minutos na segunda hora e a cada uma hora, da terceira em diante. Em muitos casos, é prescrito a cada uma hora, durante as primeiras 12 ou 24 horas de pós-operatório.

Qual a frequência de aferição em pacientes que estão recebendo hemoderivados?

Os dados nesses pacientes devem ser aferidos no início da infusão, após 10 ou 30 minutos do início da infusão (podendo variar de acordo com o protocolo da instituição) e ao término.

Curativos[1,3,5]

Quem deve fazer curativos no paciente crítico?

De acordo com o Conselho Federal de Enfermagem, o técnico de enfermagem pode realizar curativos em algumas feridas com prescrição e supervisão do enfermeiro e também o auxiliar na realização de curativos. Ou seja, alguns curativos podem ser realizados pelo técnico de enfermagem, como os curativos de ferida cirúrgica, desde que seja orientado.

É importante ressaltar que alguns curativos são privativos do enfermeiro, por exemplo: curativo de acesso venoso central e curativo de Cateter Central de Inserção Periférica (PICC). Qualquer anormalidade observada em algum desses curativos deverá ser informada imediatamente à supervisão.

O que deve ser relatado nas anotações de enfermagem?

Deve ser relatado o aspecto e o local da ferida, os procedimentos realizados, as coberturas utilizadas e também qualquer anormalidade observada.

O que fazer se durante o exame físico ou o banho observar uma nova lesão se formando?

Comunicar imediatamente o enfermeiro, apresentando a lesão. Após comunicá-lo, relatar nas anotações de enfermagem o aspecto da lesão, o momento em que foi encontrada e também a conduta tomada. Qualquer anormalidade observada ou algum fator que possa contribuir para a formação de uma nova ferida deverá ser comunicada ao enfermeiro, por exemplo: lesão por pressão, lesão causada por algum cabo ou dispositivo ou lesão causada por extravasamento de medicação no acesso venoso.

Qual a frequência da troca dos curativos?

A frequência da troca de curativos pode variar de acordo com a unidade. Em muitos casos, é realizada no momento do banho, do exame físico ou ainda no horário determinado na unidade. Vale ressaltar que em alguns casos, a validade do curativo é maior e assim não há necessidade de troca diária.

Qual material necessário para fazer um curativo simples?

- Bandeja com pacote de curativo.
- Carrinho de curativo ou mesa auxiliar.
- Adesivo (fita microporosa ou hipoalergênico, fita crepe para as ataduras).
- Agulha de grande calibre.
- Álcool gel.
- Apósito (se necessário).
- Atadura de crepe (se necessário).

- Cobertura primária quando prescrita.
- Compressa (se necessário).
- Cuba rim.
- Gaze estéril.
- Luvas de procedimento ou estéreis (se necessário).
- Solução fisiológica 0,9% (SF 0,9%) aquecida a 37 °C.
- Saco branco para material infectante.

Punção venosa periférica[3,5]

O técnico de enfermagem pode puncionar um paciente crítico?

Sim, a punção de acesso venoso periférico pelo técnico de enfermagem tem respaldo legal. Entretanto, é preciso conhecer o protocolo da instituição que você atua ou irá atuar, pois em alguns locais está padronizado em protocolos que apenas o enfermeiro pode realizar esse procedimento.

O que deve ser observado no local antes de puncionar?

Antes de realizar o procedimento, cuidadosamente deve ser escolhido o local da punção. A condição do paciente pode interferir nessa escolha. Locais que estão edemaciados, com flebite, com fístula arteriovenosa ou com lesões não são indicados. Se o membro possui algum trombo ou algum curativo grande, que dificulte a manutenção do acesso, também não é indicado. Veias próximas a articulações devem ser evitadas. Pacientes com distúrbios graves de coagulação necessitam de uma atenção especial e cabe à equipe multiprofissional avaliar a melhor conduta a ser tomada.

Como deve ser realizado o curativo do acesso venoso periférico?

A recomendação é que o curativo seja feito com filme transparente estéril, para que seja possível a visualização do local de inserção do cateter diariamente. Assim, será possível observar algum sinal flogístico (dor, calor, edema, rubor e perda de função) e a permeabilidade do acesso. Deve-se atentar também para não realizar um curativo que circule o membro, fazendo compressão e assim prejudicando a circulação sanguínea. Por fim, identificar o curativo da punção com: data e hora da punção, tipo e calibre do dispositivo e nome do profissional. O ideal é que o curativo realizado com fita microporosa e gazes estéreis seja trocado a cada 24 horas e que o curativo com filme transparente estéril seja trocado a cada sete dias, caso o curativo fique úmido, com sangue ou se desgrude da pele do paciente deve ser trocado imediatamente.

Apesar disso, cada instituição pode definir uma conduta e cabe à equipe de enfermagem avaliar quando é necessário realizar a troca do curativo. Vale ressaltar que o curativo do acesso venoso periférico pode ser realizado pelo técnico de enfermagem, enquanto o curativo do acesso venoso central e do PICC só pode ser realizado pelo enfermeiro.

O que deve ser observado em um paciente em uso de um acesso venoso periférico?

Diariamente deve ser observado o local da punção e alguma possível queixa do paciente. Em caso de algum sinal flogístico ou exsudato, o cateter deve ser removido e cabe à equipe avaliar a conduta a ser tomada frente a uma possível lesão no local e também a uma possível nova punção para a continuidade do tratamento.

Quais são as possíveis complicações do acesso venoso periférico?

Tendo em vista que o técnico de enfermagem é o profissional que passa mais tempo junto do paciente, é de suma importância que esse saiba as complicações que podem ocorrer. São elas: hematoma, trombose, infecção local, infiltração, flebite e extravasamento.

O técnico de enfermagem pode puncionar a veia jugular?

Esse profissional não tem respaldo legal para fazer esse procedimento. Conforme Parecer COREN-SP nº 045/2013-CT[6] e Parecer de Câmara Técnica nº 08/2013/CTAS/COFEN[7] o cabe ao Enfermeiro realizar a punção de jugular externa, nas situações em que avaliar necessário esse procedimento, considerando para isso sua competência técnica, ética e legal.

Quais os materiais necessários para uma punção venosa?

- Bandeja.
- Garrote.
- *Swab* de álcool 70% ou clorexidina alcoólica.
- Algodão/gaze.
- Cateter/agulha no calibre escolhido.
- Película transparente estéril.
- Seringa com solução fisiológica 0,9%.
- Luvas de procedimento.
- Fita adesiva hipoalergênica.

*No caso de pacientes pediátricos dependendo do local da punção venosa é recomendado utilizar tala de fixação e proteção do acesso venoso.

Manutenção e cuidados com acesso venoso[5]

Quais são os tipos de acesso venosos mais comuns em uma UTI?

Os acessos mais comuns são: acesso venoso periférico, acesso venoso central, PICC, cateter umbilical, cateter de artéria pulmonar – Swan-Ganz e cateter totalmente implantado.

O que fazer ao manipular um acesso venoso?

Sempre higienizar as mãos antes de manipular o acesso, verificar a fixação, a validade e a integridade do curativo do acesso, verificar se existe sinal de infecção, edema, infiltração, extravasamento ou sangramento, atentar para queixas do paciente, posicionar bem o acesso e os equipos durante a manipulação do paciente, seja no banho ou na mudança de decúbito, realizar a desinfecção da via de acesso da torneira de três vias antes de administrar medicação no acesso, encaixar bem as conexões para que não solte ou ocorra vazamento da medicação e sangramentos, verificar a data dos equipos, extensores, torneira de três vias e drogas de infusão contínua, atentar para que o acesso tenha vazão mínima suficiente para manter o acesso, fazer o *flush* do cateter com soro fisiológico periodicamente, entre outros.

Administração de medicamentos[1-3,5]

Quais são as vias mais utilizadas para administração de medicamentos no paciente crítico?

Via parenteral (endovenosa, intradérmica, subcutânea e intramuscular), via oral, via sublingual, via ocular, via cutânea, via nasal e via retal.

Quais os cuidados a serem tomados ao administrar alguma medicação e quais são os nove certos na administração de medicamentos?

Sempre realizar a lavagem das mãos antes de manipular o acesso ou preparar alguma medicação; realizar os nove certos na administração de medicamentos (paciente certo, medicamento certo, via certa, hora certa, registro certo, dose certa, ação certa, forma certa e resposta certa); confirmar a ausência de alergias; se possível, conhecer o histórico do paciente; realizar a desinfecção da via de acesso da torneira de três vias antes de administrar medicação no acesso venoso; lavar o acesso após a administração de medicamentos; certificar que o paciente deglute, em caso de medicação via oral; realizar a lavagem da sonda gástrica ou entérica, em caso de medicação por sonda, entre outros.

O técnico de enfermagem pode administrar qualquer medicação no acesso venoso?

Não, medicações de alta complexidade são administradas pelo enfermeiro, como quimioterápicos e nutrição parenteral. Em algumas instituições, somente o enfermeiro manipula o acesso venoso central e o PICC, seja para administrar drogas de infusão contínua ou medicações intermitentes.

O técnico de enfermagem tem que conhecer todas as medicações?

O ideal é que conheça no mínimo as medicações que esteja manipulando e administrando, para orientar o paciente ou o acompanhante quanto à medicação que está sendo administrada, observar se o efeito esperado está sendo atingido e também observar possíveis efeitos adversos. Em caso de dúvidas quanto ao medicamento, poderá ser realizada uma consulta rápida à bula, à fontes confiáveis de pesquisa ou a alguém da equipe multiprofissional. Quanto mais capacitado o profissional for, melhor será a assistência prestada.

Drogas de infusão contínua

De acordo com o Decreto nº 94.406/87[8], que regulamenta a Lei nº 7.498/86[9], cabe privativamente ao enfermeiro os cuidados aos pacientes graves, com risco de vida e os cuidados de enfermagem de maior complexidade técnica. Ao técnico de enfermagem, cabe atividades de nível médio técnico e assistir ao enfermeiro na prestação de cuidados diretos a pacientes em estado grave. Sendo assim, cabe ao enfermeiro o preparo e a administração de medicamentos de alta complexidade, sendo de sua responsabilidade e supervisão caso essa função de preparo e administração seja delegada ao técnico de enfermagem.

O que observar antes de preparar uma medicação de infusão contínua?

Antes de preparar e de iniciar a infusão, conferir rigorosamente a prescrição. Ao iniciar o preparo, o recomendado é que tenha outro profissional para realizar a dupla checagem.

Deve-se conhecer todas as bombas de infusão disponíveis no mercado?

Não, mas é indispensável que tenha domínio sobre a bomba de infusão disponível na respectiva unidade, para evitar programações erradas.

O técnico de enfermagem ou o enfermeiro pode alterar a vazão das drogas e comunicar ao médico posteriormente?

Não, a alteração das vazões, bem como a suspensão das drogas compete somente ao médico.

Todas as soluções necessitam ser rotuladas? E os equipos?

Sim, todas as soluções que estão sendo infundidas necessitam de rótulo e necessitam estar prescritas. Outro fator importante é identificar e datar os equipos, visto que muitas vezes os pacientes críticos recebem muitas medicações contínuas (Figura 23.1). A identificação dos equipos com a medicação que está sendo infundida permite a equipe localizar rapidamente onde está cada droga e assim evitar algum evento adverso. A torneira de três vias e os extensores também devem ser identificados com a data. A validade dos equipos e das torneiras de três vias pode variar de acordo com a instituição.

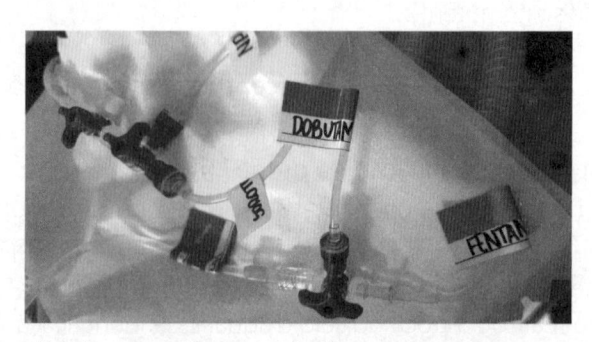

Figura 23.1. Identificação nos equipos das infusões contínuas (Fonte: Acervo dos autores).

As drogas vasoativas devem estar em via exclusiva?

Sim, o ideal é que as drogas vasoativas estejam em via exclusiva. Algumas outras drogas também necessitam de via exclusiva, como: bicarbonato de sódio, nutrição parenteral, imunoglobulina humana, dentre outras. Em caso de dúvida com relação a infusão de alguma droga, comunicar ao enfermeiro da unidade para que possa ser sanada. Jamais administrar ou preparar drogas com dúvidas.

Cuidados com drenos[1,2,5]

Quais são os drenos mais frequentes em uma UTI?

Os drenos mais frequentes são: dreno tubular (selo d'água), dreno laminar (dreno de Penrose), dreno de sucção e dreno de Kehr.

Quando deve ser mensurado o volume dos drenos?

Em geral, o volume é observado a cada 6, 12 ou 24 horas. Em muitos casos, esse intervalo pode variar, a critério médico.

O que fazer ao mensurar o dreno?

Preparar o material antes de começar o procedimento, higienizar as mãos antes e após o procedimento, zelar pela privacidade do paciente, pinçar o tubo coletor, mensurar o volume e esvaziar o conteúdo do recipiente (tendo o cuidado para não derramar), lavar o frasco com água destilada ou SF 0,9% estéril (no caso do dreno selo d'água), preencher aproximadamente 2,5 cm de altura do frasco com soro fisiológico 0,9% ou água destilada para manter o selo d'água, verificar o aspecto do líquido drenado, desclampear o tubo coletor e não elevar o frasco acima do tórax do paciente, sem que esteja clampeado (dreno selo d'água). No dreno de sucção, deve ser feita a compressão do frasco sanfonado e depois o seu fechamento, para que esse mantenha a função de sucção e após essa compressão, desclampear o tubo e posicionar o coletor abaixo da cabeceira do paciente (dreno de sucção). No dreno de Penrose, o ideal é que seja mensurado toda vez que a bolsa coletora atingir 50% de sua capacidade, para evitar um descolamento e assim uma perda do volume drenado.

Um aspecto importante em qualquer dreno é clampear durante a manipulação do paciente e desclampear assim que possível. Após a mensuração, atentar para o posicionamento dos circuitos, para evitar desconexões ou torções e registrar o volume e o aspecto da drenagem.

O que deve constar na identificação do dreno?

Ao mensurar o dreno selo d'água, deve ser realizada uma identificação para ser anexada do lado de fora do frasco. Essa identificação deve conter: local do dreno, quantidade de água destilada ou SF 0,9% colocada no frasco, data e hora, dia da troca e o nome do profissional que realizou a troca do selo d'água. Essa identificação permite avaliar o volume drenado na próxima troca.

Como evitar a perda acidental do dreno?

Avaliar a fixação e o curativo do dreno e, na presença de alguma inconsistência, comunicar ao enfermeiro, observar a permeabilidade do circuito, observar periodicamente o volume drenado nos frascos e nas bolsas coletoras, para evitar que encham acima da capacidade máxima e posicionar corretamente os circuitos, principalmente durante a manipulação do paciente.

Cuidados com pressão arterial invasiva[4]

O técnico de enfermagem pode realizar a punção arterial?

Não, a realização da punção compete ao enfermeiro e/ou ao médico.

O que deve ser avaliado no monitor? E no circuito?

O técnico de enfermagem deve se atentar para o valor pressórico e para a característica da curva, apresentados no monitor. No circuito, deve-se atentar para a validade da solução de soro fisiológico e do equipo, a pressão da bolsa pressurizadora, o posicionamento do transdutor (sempre na altura da linha axilar média – 4° espaço intercostal) e sangramentos no circuito. Em caso de anormalidades em algum desses parâmetros, comunicar imediatamente ao enfermeiro. É de suma importância que o circuito seja devidamente identificado e sinalizado, para evitar uma possível administração acidental de drogas.

Quais os cuidados ao paciente?

Deve ser avaliado o membro puncionado, bem como suas extremidades, o local de inserção do cateter e o curativo. Deve-se atentar também para sangramentos e possíveis desconexões do sistema. As principais complicações em decorrência da pressão arterial invasiva são: comprometimento vascular, isquemia, necrose, trombose, infecção, embolia, hemorragia, hematoma local e vasospasmo.

Cuidados com sonda vesical de demora (SVD)[1-3]

Quem realiza o cateterismo vesical?

A passagem de sonda vesical de demora compete privativamente ao enfermeiro. Ao técnico de enfermagem cabe auxiliar o enfermeiro durante o procedimento.

Qual o posicionamento correto da bolsa coletora?

A bolsa deve ser posicionada sempre abaixo da altura da bexiga. Em caso de manipulação do paciente, sempre clampear a sonda.

Quando a bolsa deve ser esvaziada?

A bolsa deve ser esvaziada regularmente, para evitar o refluxo. Em muitos casos, é esvaziada a cada 6 ou 12 horas, a critério médico. Sempre que realizar esse procedimento, clampear a sonda antes e desclampear logo após. Deve-se atentar também para o aspecto da diurese (cor, viscosidade e cheiro), o registro e a mensuração do volume drenado. Outro aspecto importante é não tocar a extremidade de saída da bolsa em qualquer lugar, evitando assim a contaminação do sistema. A bolsa não pode ser colocada em contato direto com o chão.

Como realizar a fixação da sonda?

A sonda poderá ser fixada em diferentes pontos, sendo eles: região suprapúbica, região inguinal ou face interna da coxa. O ideal é que seja feito um rodízio das regiões, para evitar lesões de pele. Ao realizar a fixação, atentar para não garrotear ou tracionar a sonda, evitando assim uma possível lesão de meato urinário, lesão de uretra ou distensão vesical (bexigoma). Outro aspecto importante é realizar um rodízio de posição da bolsa, alternando os lados do posicionamento, também para evitar lesões no meato urinário.

Qual o material necessário para o enfermeiro realizar uma sondagem vesical?

- Bandeja.
- Biombo.
- Cálice graduado.
- Pacote de cateterismo vesical: cuba rim, pinça e cuba redonda.
- Campo fenestrado
- Gaze (pacote).
- Lubrificante anestésico 2%.
- Luvas estéreis cirúrgicas.
- Antisséptico: clorexidina aquosa.
- Sonda uretral adequada a idade do paciente.
- Mesa auxiliar.
- Saco de lixo branco para descarte de material contaminado.
- Foco de luz ou lanterna, se for necessário.

Quando a sondagem vesical for de demora é necessário acrescentar seringa de 20 mL, agulha de grande calibre, flaconete de SF 0,9% ou de água destilada, fita para fixação da sonda e bolsa coletora de urina.

Cuidados com sonda nasogástrica/sonda nasoentérica (SNG/SNE)[1-3]

O técnico de enfermagem pode realizar o procedimento de passagem de SNG ou SNE?

Não. De acordo com a Resolução do COFEN nº 619/2019[10], esses procedimentos são privativos do enfermeiro.

O que fazer para evitar a obstrução da sonda?

Para evitar a obstrução da sonda, deve-se tomar alguns cuidados, como: lavar a sonda após a administração de medicamentos ou dieta e evitar torções na sonda.

Quanto tempo a sonda deve permanecer fechada após a administração de dieta ou medicação?

O ideal é que a sonda permaneça fechada por 30 minutos após a administração da dieta ou medicação.

Quando deverá ser realizada a troca da fixação da sonda?

A troca da fixação da sonda deverá ser realizada sempre que necessário (vômito, sujidade, sudorese, fixação solta, entre outros). A fixação pode ser realizada com uma fita adesiva hipoalergênica ou microporosa. Deve ser realizada de modo a evitar o deslocamento ou a retirada acidental da sonda. Outro fator importante é não deixar a sonda dobrada ou puxando a narina. Ao realizar a troca, atentar para não retirar a marcação do tamanho da sonda ou sua identificação. Caso a sonda não tenha identificação ou marcação, comunicar o enfermeiro imediatamente.

Como deixar a sonda aberta para drenagem?

Em caso de necessidade de deixar a sonda aberta para drenagem, conforme prescrição médica, deixá-la em um frasco coletor de modo que fique abaixo da linha da cintura. Deve-se atentar para o posicionamento da sonda ao manipular o paciente, evitando o tracionamento da sonda ou o derramamento da drenagem. Caso seja necessário administrar alguma medicação, fechar a sonda por 30 minutos após a administração e abri-la novamente depois desse tempo. O volume drenado poderá ser mensurado no intervalo de 6 ou 12 horas, quando o volume do frasco estiver chegando a sua capacidade máxima ou conforme a prescrição médica. Compete também ao técnico de enfermagem observar o aspecto da drenagem.

O que fazer em caso de suspeita de mau posicionamento da sonda?

Deverá ser comunicado ao enfermeiro do setor para avaliar a conduta a ser tomada. Caso o paciente esteja recebendo dieta, deve ser avaliado com o médico a interrupção da dieta para evitar futuras complicações.

Qual o material necessário para o enfermeiro realizar uma sondagem nasogástrica/nasoentérica?[11]

- Bandeja.
- Adesivo para fixar a sonda.
- Estetoscópio.
- Gaze.

- Luvas de procedimento.
- Seringa de 10 ou 20 mL.
- Sonda tipo Levine (nº 14 a 22 para uso adulto ou nº 6 a 12 para uso pediátrico). ou
- Sonda enteral (nº 6 a 10 para uso pediátrico ou nº 8 a 12 para uso adulto).
- Xilocaína tipo gel 2%.
- Tiras indicadoras de pH (se necessário).

O padrão-ouro para confirmação da localização das sondas gástricas e entéricas é o raio-X de abdômen, entretanto em muitas instituições de saúde ainda se utiliza a ausculta com estetoscópio do movimento do ar injetado pela sonda na região epigástrica ou na lateral esquerda da cicatriz umbilical. Também se utiliza as tiras para verificação de pH, aspirando o resíduo da sonda e colocando na fita teste que indica se o pH é ácido ou alcalino.

Administração de dieta[11]

Quais as vias de administração de dieta enteral?

A dieta enteral pode ser administrada no paciente crítico por sonda orogástrica/ nasogástrica, sonda oroentérica/nasoentérica, gastrostomia ou via oral.

O que fazer antes de administrar a dieta?

É de suma importância conferir a dieta e seu rótulo, para certificar que o paciente receberá a dieta correta. Após esse protocolo, lavar as mãos, conferir a marcação e a fixação da sonda e realizar a desinfecção com gaze e álcool das conexões da sonda e do equipo e programar a bomba de infusão de modo que a dieta seja infundida conforme a prescrição médica. Deve-se atentar para deixar a cabeceira elevada (35 a 45 graus) ou até mesmo em posição de Fowler durante a infusão da dieta. O ideal é que a troca do equipo seja realizada diariamente.

O que fazer após a administração da dieta?

Após a administração da dieta enteral, algumas instituições orientam deixar o paciente por no mínimo 30 minutos com a cabeceira elevada. Outro fator importante é realizar a lavagem da sonda com cerca de 20 mL de água filtrada (em adultos) após a infusão da dieta. Em crianças e neonatos esse valor pode ser de até 5 mL.

Após a dieta, o paciente pode apresentar diarreia, vômitos e náuseas. Qualquer anormalidade ou intercorrência observada deverá ser comunicada ao médico e ao enfermeiro.

Quando parar a infusão da dieta?

A infusão da dieta pode ser interrompida durante quaisquer procedimentos que manipulem o paciente. Durante o banho ou algum procedimento invasivo, como aspiração de vias aéreas, por exemplo, é recomendado que a infusão seja interrompida para evitar intercorrências.

Alguns pacientes na UTI se alimentam via oral?

Sim, alguns pacientes na UTI conseguem se alimentar via oral. É importante salientar que a administração da dieta nesses pacientes requer um cuidado especial, visto que muitas vezes esse processo é lento e progressivo.

Coleta de exames

Quais os exames que podem ser coletados pela enfermagem?

Conforme a Parecer COREN-BA N° 017/2014[12] podemos citar: coleta de sangue, urina, fezes, suor, lágrima, linfa (lóbulo do pavilhão auricular, muco nasal e lesão cutânea), escarro, esperma, secreção vaginal, *swab* anal, raspados de bubão inguinal e anal/perianal, coleta por escarificação de lesão seca/*swab* em lesão úmida e de pelos. Na experiência dos Autores é comum a coleta de secreção nasal para a identificação de vírus respiratórios, podendo ser feita tanto pelo enfermeiro como pelo técnico de enfermagem.

O técnico de enfermagem pode fazer coleta de exames na UTI?[13]

Legalmente a coleta de exames pelo técnico de enfermagem tem respaldo, porém em algumas instituições de saúde alguns tipos de coleta e de alguns materiais são exclusivos do enfermeiro. É necessário conhecer as rotinas padronizadas no seu local de atuação, por exemplo, na UTI pediátrica que um dos Autores trabalha a coleta de sangue é exclusiva do enfermeiro, tanto de veia periférica como de via central. Tem locais que o enfermeiro é responsável apenas por coletas de PAI e de acesso venoso central. Sobre coletas de urina é exclusivo do enfermeiro a coleta de urina por sondagem vesical de alívio e a da urina diretamente do coletor de urina da sonda vesical de demora, as demais coletas com saco coletor e jato médio são realizadas e orientadas pelo técnico de enfermagem.

Quais os meios para a obtenção da amostra de sangue para coleta de exames?[2]

Existem 3 métodos de obtenção de amostras de sangue que são:
• Punção percutânea.
• Punção venosa.
• Punção arterial.

A punção venosa é o método mais comum e envolve a inserção de uma agulha de calibre oco no lúmen de uma veia grande para obter uma amostra usando uma agulha, seringa ou um dispositivo Vacutainer® que permite a extração de múltiplas amostras. Esse método de punção pode ser realizado pelo técnico de enfermagem.

Sobre a coleta de punção arterial, segundo a Resolução COFEN nº 390/2011[14], no artigo 1º:

"No âmbito da equipe de Enfermagem, a punção arterial tanto para fins de gasometria como para monitorização da pressão arterial invasiva é um procedimento privativo do Enfermeiro, observadas as disposições legais da profissão."

Quais os materiais necessários para realizarmos uma coleta de sangue?

- Bandeja.
- Algodão seco.
- *Swab* de álcool 70%
- Luvas de procedimento.
- Seringa e agulha hipodérmica ou dispositivo intravenoso.
- Garrote e fita adesiva hipoalergênica ou esparadrapo.
- Etiqueta.
- Tubos de exame.

Após realizada a coleta de sangue qual a sequência preconizada para distribuir o sangue nos tubos de exames (Figura 23.2)?[15]

- Tubos de hemocultura.
- Tubo com citrato de sódio.
- Tubo seco.
- Heparina.
- Tubo com EDTA.
- Tubos com fluoreto de sódio.

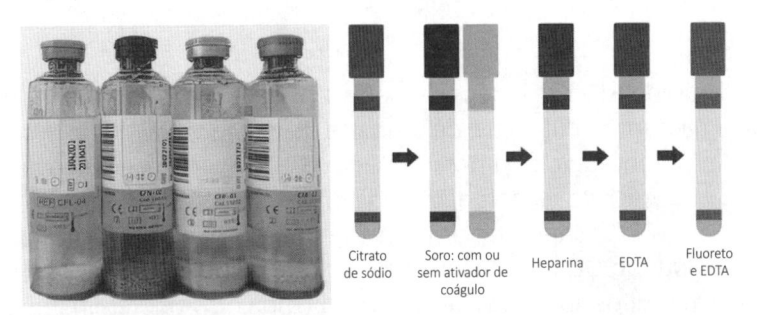

Citrato de sódio | Soro: com ou sem ativador de coágulo | Heparina | EDTA | Fluoreto e EDTA

Figura 23.2. Ordem correta dos tubos de coleta (Fonte: Adaptada de Recomendações da Sociedade Brasileira de Patologia Clínica[15]).

Cuidados gerais com a coleta de exames:[1-3,13]

- Confirmar o nome do paciente, conferindo a pulseira de identificação.
- Confirmar os exames solicitados com a identificação na pulseira do paciente e na ficha de requisição de exames.
- Conhecer os tipos de exames e a necessidade de algum preparo especial.

- Conferir o tempo de jejum, quando necessário.
- Identificar o(s) frasco(s) dos exames solicitados.
- Sempre puncionar a veia do paciente com o bisel voltado para cima.
- Respeitar a proporção sangue/aditivo no tubo.
- Imediatamente após a coleta, todos os tubos precisam ser homogeneizados, procedimento que deve ser realizado por inversão.
- Após coletar quantidade suficiente de sangue, liberar o torniquete. Nunca retirar a agulha antes de remover o garrote.
- Exercer pressão no local da coleta, em geral, de 1 a 2 minutos, evitando-se, assim, a formação de hematomas e sangramentos.
- Orientar o paciente a não dobrar o braço, não carregar peso ou bolsa a tiracolo no mesmo lado da punção por, no mínimo, 1 hora, e não manter a manga dobrada, pois pode funcionar como torniquete.
- Volume de sangue a ser coletado para hemocultura: a quantidade de patógenos recuperada aumenta proporcionalmente ao volume de sangue coletado. Portanto, em adultos, recomenda-se a coleta de 20 a 30 mL por amostra e nos pacientes pediátricos recomenda-se coletar não mais do que 1% do volume total de sangue (calculado pelo peso da criança). Na prática dos Autores o volume de sangue para hemocultura em crianças é de 2 mL.
- As agulhas devem ser descartadas em local apropriado imediatamente após o uso. Elas não devem ser reencapadas, entortadas, quebradas, ou removidas da seringa descartável/equipamentos de punção.

Hemoglicoteste (HGT)[2]

O que é o HGT?

É um teste rápido e fácil que permite medir o nível de glicose no sangue do paciente por meio de uma punção cutânea e de um teste de leitura visual ou de um medidor de reflectância. Após conseguir uma gota de sangue por punção percutânea precisamos coloca a gota em uma tira reagente, o medidor fornece um valor preciso do nível de glicemia entre 5 e 50 segundos. Os diversos métodos possibilitam a medição da glicemia entre 20 e 800 mg/dL, proporcionando, assim, uma medição sensível do nível de glicemia. Existem muitos aparelhos de HGT para venda e os valores limites de glicemia de cada marca podem variar. No caso de resultado fora dos valores de normalidade da glicemia a enfermeira e o médico precisam ser comunicados e, é imprescindível realizar o exame de glicose por punção venosa.

Quem pode realizar o HGT?

Muitos pacientes realizam o próprio exame, porém na UTI esse procedimento pertence a equipe de enfermagem, tanto o enfermeiro como o técnico de enfermagem têm competência técnica e respaldo legal.

Quais os valores de glicemia (Figura 23.3)?

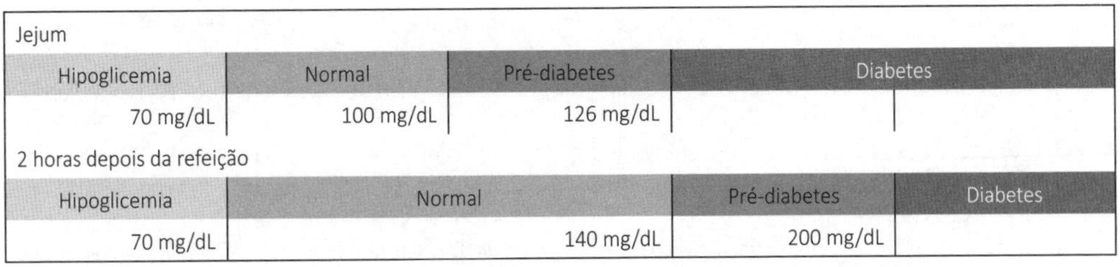

Jejum			
Hipoglicemia	Normal	Pré-diabetes	Diabetes
70 mg/dL	100 mg/dL	126 mg/dL	
2 horas depois da refeição			
Hipoglicemia	Normal	Pré-diabetes	Diabetes
70 mg/dL	140 mg/dL	200 mg/dL	

Figura 23.3. Valores de glicemia segundo as Diretrizes da Sociedade Brasileira de Diabetes (Fonte: Cobas *et al*.[16]).

Quais são os materiais necessários para realizar o HGT?[3]

- Algodão antisséptico.
- Bola de algodão.
- Dispositivo de lanceta, de ativação automática ou de ativação por botão.
- Medidor de glicemia (Figura 23.4).
- Tiras reagentes apropriadas para a marca do medidor usado.
- Luvas de procedimento.

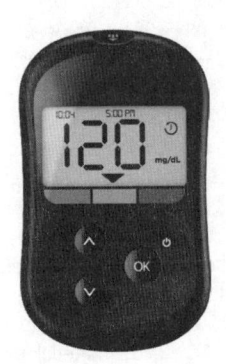

Figura 23.4. Modelo de medidor de glicemia (Fonte: Acervo dos autores).

Cuidados ao realizar o HGT:[2,3]

- Sempre explicar ao paciente o que será feito.
- O aparelho de HGT deve ser testado conforme orientação do fabricante, tem aparelhos de calibração diária, semanal ou mensal.
- As fitas reagentes são próprias de cada aparelho.
- Realizar rodízio do local da punção cutânea.
- Após a punção cutânea é necessário pressão no local para evitar sangramento.
- Com relação ao uso de álcool, como solução antisséptica antes da punção cutânea, a Resposta Técnica COREN-SC nº 021/CT/2015/RT[17] recomendada o uso do álcool 70%: *"Destaca-se a importância de respeitar o tempo de ação do antisséptico para não haver risco de interferência do álcool na leitura da glicemia capilar."*

Referências bibliográficas

1. Carmagnani MIS et al. Procedimentos de enfermagem: guia prático. 2. ed. -- Rio de Janeiro: Guanabara Koogan, 2017.
2. Perry & Potter. Guia Completo de Procedimentos e Competências de Enfermagem. 8ª ed. Rio de Janeiro: GEN Guanabara Koogan, 2015.
3. Souza EN et al. Manual de procedimentos básicos de Enfermagem [recurso eletrônico] Porto Alegre: Ed. da UFCSPA, 2016. Disponível em: http://www.ufcspa.edu.br/index.php/editora/ obras-publicadas Acessado em 15/05/2022.
4. Santana JBC et al. Monitorização invasiva e não invasiva- fundamentação para o cuidado. Rio de Janeiro: Editora Atheneu Rio, 2013.
5. Pinheiro SS. Intensivismo Pediátrico: o que todo enfermeiro deve saber. São Paulo: Editora Atheneu, 2020.
6. COREN-SP. Parecer 045/2013 – CT. Punção de veia jugular por Enfermeiro. Disponível em: https://portal.coren-sp.gov.br/wp-content/uploads/2013/07/parecer_coren_sp_2013_45.pdf Acessado em 15/05/2022.
7. COFEN. Parecer de câmara técnica nº 08/2013/CTAS. Punção de Acesso Venoso em Jugular Externa por Enfermeiro. Disponível em: http://www.cofen.gov.br/parecer-no-082013cofenctas_28107.html#:~:text=A%20administra%C3%A7%C3%A3o%20de%20medicamentos%20faz,prevista%20dentro%20de%20suas%20atribui%C3%A7%C3%B5es. Acessado em 15/05/2022.
8. Brasil. Presidência da República. Decreto nº 94.406, de 8 de junho de 1987. Regulamenta a Lei nº 7.498, de 25 de junho de 1986, que dispõe sobre o exercício da enfermagem, e dá outras providências. Disponível em: http://www.planalto.gov.br/ccivil_03/decreto/1980-1989/d94406.htm Acessado em 15/05/2022.
9. Brasil. Presidência da República. Lei nº 7.498, de 25 de junho de 1986. Dispõe sobre a regulamentação do exercício da enfermagem, e dá outras providências. Disponível em: http://www.planalto.gov.br/ccivil_03/leis/l7498.htm Acessado em 15/05/2022.
10. COFEN. Resolução nº 619/2019 - Normas para atuação da equipe de enfermagem na sondagem oro/nasogástrica e nasoentérica. Disponível em: http://www.cofen.gov.br/resolucao-cofen-no-619-2019_75874.html#:~:text=Normatiza%20a%20atua%C3%A7%C3%A3o%20da%20Equipe,Sondagem%20Oro%2Fnasog%C3%A1strica%20e%20Nasoent%C3%A9rica. Acessado em 15/05/2022.
11. Matsuba CST. Diretriz BRASPEN de Enfermagem em Terapia Nutricional Oral, Enteral e Parenteral. BRASPEN Journal. Vol. 36, nº 3,Suplemento 3. Disponível em : https://www.braspen.org/_files/ugd/66b28c_8ff5068bd2574851b9d61a73c3d6babf.pdf Acessado em 14/05/2022.
12. COREN-BA. Parecer N° 017/2014. Coleta de material para exames laboratoriais, inclusive sangue. Disponível em: http://ba.corens.portalcofen.gov.br/parecer-coren-ba-n-0172014_15595.html Acessado em 10/05/2022.
13. Brasil. Ministério da Saúde. Secretaria de Atenção à Saúde. Departamento de Atenção Especializada. Posto de Coleta / Ministério da Saúde, Secretaria de Atenção à Saúde, Departamento de Atenção Especializada. – 1. ed., 1.ª reimp. – Brasília: Ministério da Saúde, 2003.
14. COFEN. Resolução nº 390/2011. Normatiza a execução, pelo enfermeiro, da punção arterial tanto para fins de gasometria como para monitorização de pressão arterial invasiva. Disponível em: http://www.cofen.gov.br/resoluo-cofen-n-3902011_8037.html Acessado em 15/05/2022.
15. Recomendações da Sociedade Brasileira de Patologia Clínica/Medicina Laboratorial para coleta de sangue venoso – 2. ed. Barueri, SP: Minha Editora, 2010
16. Cobas, R. et al. Diagnóstico do diabetes e rastreamento do diabetes tipo 2. Diretriz Oficial da Sociedade Brasileira de Diabetes (2022). DOI: 10.29327/557753.2022-2, ISBN: 978-65-5941-622-6.
17. COREN-SC. Resposta Técnica COREN-SC nº 021/CT/2015/RT - Antissepsia para Realização de HGT. Disponível em: http://www.corensc.gov.br/wp-content/uploads/2016/01/RT-021-2015-diabetes-HGT-antissepsia.pdf Acessado em 14/05/2022.

24 Suporte Avançado de Vida

Sabrina dos Santos Pinheiro

O que é suporte avançado de vida (SAV)?[1]

O SAV busca melhorar a eficácia do suporte básico de vida. É desenvolvido por pessoal capacitado e, em geral, é realizado em ambiente hospitalar. Inclui suporte básico de vida e também instalação de acesso vascular, equipamento para ventilação pulmonar, drogas, expansores de volume, desfibriladores/cardioversores e monitoração cardiovascular.

O que é parada cardiorrespiratória (PCR)?[2]

É a cessação abrupta da respiração e dos batimentos cardíacos acompanhado por irresponsividade.

Quais os tipos de PCR?[3]

- **Ritmos chocáveis:**
  - **Fibrilação ventricular:** o coração não tem ritmo organizado nem contrações coordenadas. A atividade elétrica é caótica. O coração tremula e não cumpre a sua função de bombear o sangue. Não há pulsos palpáveis.
  - **Taquicardia ventricular:** se caracteriza por complexo QRS largos e organizados. Geralmente, esse ritmo é de breve duração se deteriorando para fibrilação ventricular.
- **Ritmos não chocáveis:**
  - **Assistolia:** é uma parada cardíaca sem atividade elétrica discernível. Representada por uma linha reta no ECG.
  - **Atividade elétrica sem pulso (AESP):** não é um ritmo específico, descreve qualquer atividade elétrica organizada em um ECG somada a ausência de pulsos palpáveis.

Como é a cadeia de sobrevivência do suporte avançado de vida?[4]

É uma série sequencial de eventos para avaliar, dar suporte ou reestabelecer a ventilação e circulação efetivas para a vítima que está sofrendo uma PCR. A American Heart Association, em 2020, por meio das atualizações das diretrizes para atendimento de RCP incluiu o sexto elo. Na Figura 24.1 temos a cadeia de sobrevivência do paciente adulto e na Figura 24.2 a do paciente pediátrico, percebemos que a diferença entre as duas se encontra no quarto elo: no adulto a desfibrilação é primordial, pois as causas das PCR não traumáticas são alterações cardíacas; já nas crianças as possíveis causas de PCR são o desconforto respiratório e o choque e o foco do atendimento são as compressões cardíacas e compressões.

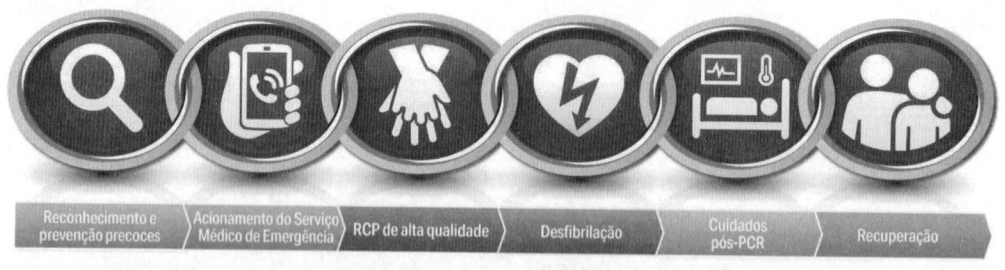

Figura 24.1. Cadeia de sobrevivência adulto (Fonte: American Heart Association[3,4]).

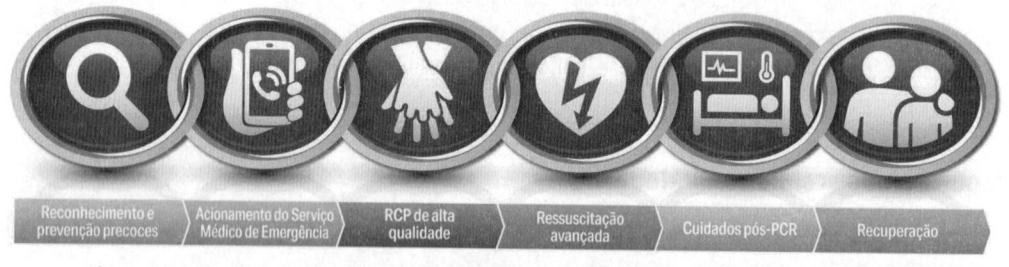

Figura 24.2. Cadeia de sobrevivência pediátrica (Fonte: American Heart Association[3,4]).

Quais as causas que podem ocasionar uma PCR em um adulto? Adultos e crianças fazem PCR pelas mesmas causas?[4-6]

Geralmente, o paciente adulto faz PCR não traumática por problemas cardíacos adjacentes, por isso a presença de um desfibrilador é fundamental para o atendimento. Já as crianças evoluem para PCR não traumática por distúrbio respiratório, choque ou parada súbita. A American Heart Association descreve as possíveis causas de qualquer tipo de PCR: 5H 5T (Quadro 24.1).[3,4]

O que é uma ressuscitação cardiopulmonar de qualidade?

É um conjunto de manobras realizadas por profissionais ou por leigos que buscam reverter a PCR e manter a oxigenação e perfusão tecidual adequadas. Dentre essas manobras podemos citar as compressões cardíacas e a ventilação pulmonar como os alicerces de uma RCP de qualidade.

Quadro 24.1. Possíveis causas reversíveis de PCR	
5H	**5T**
Hipóxia	Tóxicos
Hipovolemia	Tamponamento cardíaco
Hidrogênio (acidose)	Tensão no tórax
Hipo/hipercalemia	Trombose coronariana
Hipotermia	Tromboembolismo pulmonar

Fonte: American Heart Association,[3,4] Pinheiro,[6] Sociedade Brasileira de Cardiologia.[7]

O que é a avaliação inicial do paciente em PCR e como fazer a sequência ABCDE?[3,5]

A avaliação inicial consiste em reconhecer os sinais de PCR:

- Alteração de sensório por meio da irresponsividade.
- Ausência de batimentos cardíacos.
- Ausência de movimentos respiratórios.

Após a garantia da segurança da cena, o reconhecimento da PCR e o início da RCP devemos fazer a avaliação primária, que deve ser realizada por meio da sequência ABCDE. Deve ser repetida constantemente, principalmente após qualquer intervenção ou uma mudança no estado do paciente:

A- **Vias aéreas e coluna cervical:** estabilizar a região cervical quando existir suspeita de trauma e garantir a permeabilidade das vias aéreas.

B- **Respiração:** verificar se a criança está respirando e observar alterações significativas na dinâmica respiratória.

C- **Circulação:** identificar sinais de choque e manter a circulação avaliando: pele, pulso, perfusão e hemorragias.

D- **Avaliação neurológica:** avaliar o nível de sensório utilizando a escala de coma de Glasgow conforme a faixa etária.

E- **Exposição:** expor o paciente a fim de identificar lesões, traumas.

O que são as compressões cardíacas? Há diferenças entre o modo de fazer as compressões em pacientes adultos, pediátricos e neonatais?[1,3-7]

É a aplicação de pressão externa, das mãos do socorrista, sobre a área do esterno da vítima/paciente que visa o retorno do fluxo sanguíneo.

A realização das compressões cardíacas é diferente conforme a idade, pois as crianças possuem tórax menor e mais flexível do que os adultos. Muitas pessoas acreditam que ao realizar essa manobra nas crianças o tórax "vai quebrar" e que "é mais fácil" em adultos. Entretanto, a verdade é o inverso, a criança por ter o tórax em formação e ser constituído por cartilagem dificilmente sofre trauma ósseo, já o adulto e o idoso tem as junções dos ossos torácicos calcificados, deixando o tórax rígido e mais suscetível à trauma.

No Quadro 24.2 apresentamos as diferentes maneiras de fazer compressões cardíacas segundo a idade.

Quadro 24.2. Compressões cardíacas conforme a idade		
0 a 12 meses	*1 ano ao início da puberdade*	*Adolescentes, adultos e idosos*
Dois polegares: os polegares posicionados logo abaixo da linha intermamilar, poupando-se o apêndice xifoide. As palmas e os outros dedos devem circundar o tórax do RN.	Coloque a região hipotenar de uma das mãos sobre o tórax do paciente (área do esterno), com a outra mão segure e apoie o cotovelo do membro que fará a compressão. • Mantenha o braço esticado (nunca dobre o cotovelo). • Inicie a compressão do peito da vítima, imprimindo peso sobre ela e soltando.	Sobreponha as mãos e posicione-as em cima do osso esterno do peito da vítima. • Mantenha os braços esticados (nunca dobre os cotovelos). • Inicie a compressão do peito da vítima, colocando peso sobre peito e soltando.
Dois dedos: posicionando-se o dedo indicador e o médio no terço inferior do esterno, usando a outra mão como contraforte, no dorso do paciente.		

Fonte: PALS, Pinheiro.

Quais as características de uma compressão cardíaca de qualidade?[4,6,7]

- Comprimir o tórax na frequência de 100 a 120/min e profundidade adequadas (adulto: em torno de 5 cm, evitando ultrapassar 6 cm; criança: em torno de 5 cm; bebês: 4 cm).
- Permitir o retorno do tórax a cada compressão, para isso o socorrista não deve apoiar-se no tórax entre as compressões.
- Minimizar interrupções nas compressões por mais de 10 segundos.
- Alternar o socorrista a cada 2 minutos.
- Evitar ventilação excessiva.

Como deve ser o manejo da via aérea?[4,7,8]

As ventilações são aplicadas após 30 compressões torácicas durante a RCP, caso só tenha um socorrista a prioridade é realizar as compressões cardíacas seguindo a sequência C-A-B. O foco nas compressões torácicas deve-se ao fato da necessidade em gerar fluxo de sangue e também evitar os atrasos práticos inerentes às tentativas de ventilações adequadas. Além disso, se a vítima possui uma via aérea patente, ocorre a chamada ventilação passiva durante as compressões torácicas. Quando tiver dois socorristas, as ventilações devem ser realizadas em sincronia com as compressões torácicas na proporção 2:15 e 2:30, crianças e adultos respectivamente. Caso o paciente/vítima já tenha uma via aérea avançada, TET ou traqueostomia, ventilações e compressões ocorrem de forma assincrônica. Um socorrista deve realizar 2 minutos de compressões cardíacas e o segundo socorrista ventila o paciente com o auxílio da bolsa-válvula-máscara, no caso de crianças 1 ventilação a cada 2-3 segundos e nos adultos 1 ventilação a cada 6 segundos.

As ventilações devem ser realizadas em 1 segundo. Utilizar a técnica C-E (Figura 24.3) para segurar a máscara no rosto do paciente e manter a posição de cheirar em bebês e crianças pequenas para abrir as vias aéreas. É imprescindível utilizar a máscara de tamanho adequado ao socorrer a vítima, ela deve abranger boca e nariz.

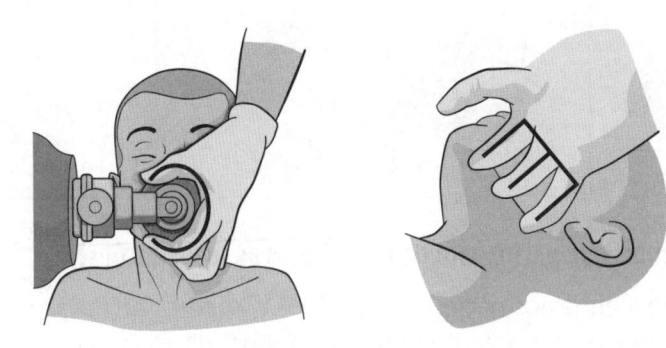

Figuras 24.3. Técnica C-E.

O que é a bolsa-válvula-máscara (BVM)?[8,9]

Uma bolsa autoinflável é conectada a uma válvula não respiratória e então a uma máscara facial que se adapta a face do paciente. A extremidade oposta da bolsa é conectada a uma fonte de oxigênio e a um reservatório. A máscara é mantida manualmente firme contra a face, e o ato de apertar a bolsa, ventila o paciente pelo nariz e pela boca.

O uso da BVM exige prática e deve ser feito na presença de dois socorristas: um responsável pelas compressões e outro que realiza as ventilações com o dispositivo.

Esse equipamento causa a hiperinsuflação pulmonar com oferta de volume corrente maior do que o volume fisiológico do paciente, e tem como principais objetivos: melhorar a oxigenação; auxiliar na remoção de secreções e; promover a expansão de atelectasias.

- **BVM crianças/neonatos:** bolsa inflável de 450 a 500 mL, utilizado em crianças de até 20 quilos.
- **BVM adolescentes/adultos:** bolsa inflável de 1.000 mL, indicado para pacientes com mais de 20 quilos.

Para garantir altas concentrações de oxigênio (60 a 95%) a BVM deve estar conectada a uma fonte de oxigênio, 10 a 15 litros de oxigênio para o dispositivo pediátrico e 15 litros para o adulto. No paciente prematuro/neonato a concentração de oxigênio na BVM deve ficar em torno de 5 litros.

Esses dispositivos estão equipados com uma válvula limitadora de pressão que se abre quando a pressão na válvula atinge aproximadamente 40 cm H_2O, prevenindo barotraumas.

Quais os locais para verificar o pulso do paciente durante a PCR?[3,6]

Conforme a idade do paciente encontramos diferentes locais para verificar a presença de pulso central, a seguir no Quadro 24.3 destacamos esses locais:

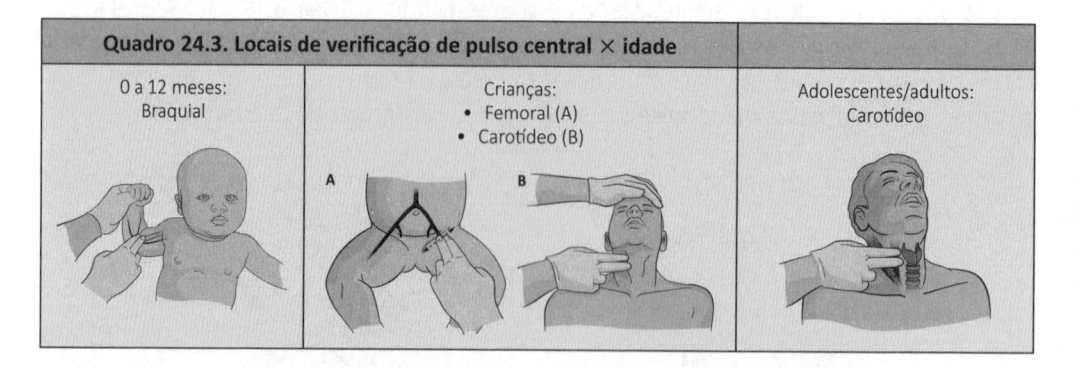

Quadro 24.3. Locais de verificação de pulso central × idade		
0 a 12 meses: Braquial	Crianças: • Femoral (A) • Carotídeo (B)	Adolescentes/adultos: Carotídeo

Quais os profissionais que participam da RCP e quais as suas funções?[3]

A equipe que atende aos pacientes em PCR é composta de médicos, enfermeiros, técnicos de enfermagem, entretanto não existem impeditivo para outros profissionais qualificados auxiliarem no atendimento. É imprescindível a definição dos papéis de cada profissional no início do atendimento:

- **Líder:** tem a função de organizar o grupo, monitorando a atuação de cada membro e corrigindo sempre que necessário. Orienta a equipe sobre as ações a serem executadas. Geralmente fica nos pés da cama do paciente, com a visão ampla do local do atendimento.

- **Responsável pelas compressões cardíacas:** profissional que faz as compressões cardíacas no paciente. Normalmente nessa posição temos mais de um profissional para garantir a troca do socorrista a cada 2 minutos. Qualquer profissional qualificado pode ocupar essa posição.

- **Responsável pela administração de medicamentos:** papel desempenhado pelo enfermeiro podendo ser delegado ao técnico de enfermagem. A administração de medicamentos durante a RCP apresenta alguns diferenciais, por exemplo: a prescrição médica é verbal e não escrita, quem administra o medicamento não é a mesma pessoa que prepara, é necessário fazer a dupla checagem, a pessoa que entrega a seringa com o medicamento diz o nome do medicamento e quem recebe e irá administrar repete o nome do medicamento. O médico solicita que o enfermeiro faça o medicamento e no momento da administração o enfermeiro confere e repete o nome do medicamento em voz alta para a ciência de toda a equipe.

- **Responsável pela monitorização contínua e desfibrilador:** pode ser desempenhado por qualquer profissional capacitado.

- **Responsável pela via aérea:** papel desempenhado pelo médico, ações a desempenhar: ventilação e intubação traqueal.

- **Observador/anotador:** ações realizadas pelo técnico de enfermagem, que também tem a função de fazer a contagem do tempo do atendimento, bem como do tempo do intervalo entre as medicações.

Além desses papéis recomendados pela AHA sabemos que ainda contamos com profissionais que fora da cena auxiliam no atendimento com participação fundamental para o sucesso do mesmo, por exemplo: técnicos de enfermagem que são responsáveis pelo carro de parada, preparando as medicações e providenciando materiais, profissionais que auxiliam e atende a família durante a RCP, como psicólogos, entre outros.

Quais são as vias de administração de medicamentos que podem ser utilizadas durante a RCP?[3-5,9,10]

- **Via endovenosa (EV):** via principal para a infusão de medicamentos e fluidos durante a RCP. Se possível, puncionar dois acessos para minimizar o risco de perder o acesso EV durante a RCP. Acessos periféricos de grande calibre, nas veias intermédias dos cotovelos, como fossa cubital, são preferidos.
- **Via intraóssea (IO):** método rápido de acesso vascular, pode ser puncionado pelo médico e pelo enfermeiro com competência técnica. Pode ser realizada na porção anterior da tíbia, na porção distal do fêmur ou na espinha ilíaca anterossuperior. Pode ser utilizada desde o período neonatal até em adolescentes e adultos. É segura para infusão de qualquer medicação, fluido ou derivados do sangue. As complicações incluem osteomielite, síndrome compartimental, fratura e extravasamento de drogas. O acesso IO pode ser considerado se as tentativas para acesso EV não forem bem-sucedidas ou não forem viáveis.
- **Via endotraqueal (VT):** permite a administração de medicamentos solúveis em gordura dentro dos alvéolos pulmonares e circulação sistêmica através dos capilares pulmonares. Utiliza-se dose duas a três vezes maior que a habitualmente indicada, sem diluição. Quando a administração de medicamentos for por VT, interrompa temporariamente as compressões torácicas e instile a medicação, seguida de administração de 5 mL de soro fisiológico ou água, e 5 ventilações com pressão positiva.

Medicações que poder ser realizadas pela VT: mneumônico NAVEL – naloxona, atropina, vasopressina, epinefrina e lidocaína.

Quais são os principais medicamentos utilizados durante a RCP?

Medicamento	Dosagem	Observações
Epinefrina	Adultos: EV/IO: 1 mg a cada 3 a 5 minutos **Crianças:** EV-IO: 0,01 mg/kg (0,1 mL/kg de uma solução 1:10.000) VT: 0,1 mg/kg (0,1 mL/kg de uma solução 1:1.000)	Tem o objetivo de aumentar o fluxo sanguíneo cerebral e miocárdico. Aumenta a contratilidade do coração Recomendada em ritmos não chocáveis. Administrar a adrenalina o quanto antes possível. Infunde-se a epinefrina, de preferência em uma via de acesso central. Via endotraqueal não deve ser diluída. Diluição: 1 mL de adrenalina em 9 mL de água destilada; 1 ampola = 1 mL = 1 mg.

Continua...

Continuação

Medicamento	Dosagem	Observações
Amiodarona	**Adultos:** EV/IO – 1ª dose: 300 mg 2ª dose: 150 mg **Crianças:** EV/IO bolus de 5 mg/kg, podendo ser repetida até 3 × durante a RCP	É utilizada no tratamento da fibrilação ventricular e da taquicardia ventricular sem pulso. Produz vasodilatação e supressão do nó atrioventricular. Deve ser intercalada com um vasopressor. Tem como efeito adverso a hipotensão.
Lidocaína	**Adultos:** EV/IO – 1ª dose: 1 a 1,5 mg/kg 2ª dose – 0,5 a 0,75 mg/kg **Crianças:** EV/IO – dose de ataque 1 mg/kg VT – 2 a 3 mg/kg	É um antiarrítmico com uso indicado no tratamento de fibrilação ventricular e taquicardia ventricular sem pulso em pacientes resistentes ao choque. Reduz a pressão intracraniana por meio da inibição dos canais de sódio nos neurônios, o que diminui a atividade metabólica. É uma escolha se a amiodarona não estiver disponível.

Fonte: La Torre,[1] American Heart Association,[3,4] Pinheiro,[6] Scharvstsman *et al*,[9]

O que é desfibrilação cardíaca? Quando ela deve ser aplicada?[1,4]

- É a despolarização assincrônica do miocárdio, que, se bem-sucedida, encerra a fibrilação e a taquicardia ventricular sem pulso.
- A desfibrilação é aplicada na forma de choques e leva à recuperação da repolarização espontânea.
- Não é efetiva na assistolia.
- A desfibrilação é realizada por meio de pás que são posicionadas no tórax do paciente, essas pás podem ser de tamanhos adulto e pediátrico e é imprescindível utilizar o tamanho correto de pá para cada paciente. Pás infantis: utilizadas em pacientes até 10 kg; pás adulto: utilizadas em pacientes com mais de 10 kg.
- Recomenda-se usar um creme ou pasta apropriados com a interface entre eletrodo (pá) e parede torácica. É contraindicado utilizar gel de ultrassonografia por ser um mal condutor de energia.
- **Carga para choque em crianças: 1º choque** – 2 J/kg, 2º choque – 4 J/kg, choques posteriores de até 10 J/kg ou carga adulta.
- **Carga para choque em adultos:** o nível de energia para desfibriladores bifásicos é entre 150 e 200 joules para o choque inicial; desfibriladores monofásicos são calibrados em 360 joules para o choque inicial.

Referências bibliográficas

1. La Torre, et al. UTI pediátrica. Barueri, SP: Manole, 2015.
2. Santos NCM. Enfermagem de pronto atendimento: urgência e emergência. 1. ed. São Paulo: Érica, 2014.
3. American Heart Association. Suporte Avançado de Vida em Pediatria. Manual do profissional. 2015
4. American Heart Association. Destaques das diretrizes de RCP E ACE. 2020. Disponível em: https://cpr.heart.org/-/media/CPR-Files/CPR-Guidelines-Files/Highlights/Hghlghts_2020ECCGuidelines_Portuguese.pdf Acessado em 22/04/22.
5. Aehlert B. PALS. Suporte Avançado de Vida em Pediatria. Emergências Pediátricas. Guia de Estudo. 3ª ed. Rio de Janeiro: Elsevier, 2014.

6. Pinheiro SS. Intensivismo Pediátrico: o que todo enfermeiro deve saber. São Paulo: Editora Atheneu, 2020.
7. Sociedade Brasileira de Cardiologia. Atualização da Diretriz de Ressuscitação Cardiopulmonar e Cuidados Cardiovasculares de Emergência da Sociedade Brasileira de Cardiologia – 2019. Disponível em: http://publicacoes.cardiol.br/portal/abc/portugues/2019/v11303/pdf/11303025.pdf Acessado em 22/04/22.
8. Pereira EC et al. Manual para Abordagem das Vias Aéreas. Capítulo 10- Princípios da Assistência Ventilatória Básica. Disponível em: https://editoradoseditores.com.br/wp-content/uploads/2019/01/Capi%CC%81tulo-01_Vias-Ae%CC%81reas.pdf Acessado em 20/04/22.
9. Scharvstsman C et al. Pronto-socorro. 3ª ed. Barueri, SP: Manole, 2018.
10. Ferreira La Torre FP et al. Emergências em pediatria: protocolos da Santa Casa. 2ª ed. Barueri, SP: Manole, 2013.

Índice remissivo

Este livro foi impresso nas oficinas gráficas da Editora Vozes Ltda.,
Rua Frei Luís, 100 – Petrópolis, RJ.